针灸推拿与中医内科学

胡三霞 等 主编

吉林科学技术出版社

图书在版编目（CIP）数据

针灸推拿与中医内科学 / 胡三霞等主编 . -- 长春：
吉林科学技术出版社，2024.3
ISBN 978-7-5744-1105-0

Ⅰ . ①针 … Ⅱ . ①胡 … Ⅲ . ①针灸学②推拿③中医内
科学Ⅳ . ① R24 ② R25

中国国家版本馆 CIP 数据核字 (2024) 第 059762 号

针灸推拿与中医内科学

主　　编	胡三霞　等
出 版 人	宛　霞
责任编辑	张　楠
封面设计	刘　雨
制　　版	刘　雨
幅面尺寸	185mm×260mm
开　　本	16
字　　数	311 千字
印　　张	14.375
印　　数	1~1500 册
版　　次	2024 年 3 月第 1 版
印　　次	2024 年 12 月第 1 次印刷

出　　版	吉林科学技术出版社
发　　行	吉林科学技术出版社
地　　址	长春市福祉大路5788 号出版大厦A 座
邮　　编	130118
发行部电话/传真	0431-81629529 81629530 81629531
	81629532 81629533 81629534
储运部电话	0431-86059116
编辑部电话	0431-81629510
印　　刷	廊坊市印艺阁数字科技有限公司

书　　号	ISBN 978-7-5744-1105-0
定　　价	87.00元

前 言

我国的中医药是世界医学宝库中独具特色的财富，是人类历史上的伟大发明之一。中医药作为重要的卫生资源，不仅在疾病治疗上具有显著疗效，而且在治疗疑难杂症和预防保健方面具有独特的作用。随着人民生活水平的提高、健康观念的变化和现代医学模式的改变，中医药在人民的疾病预防和保健方面将会发挥越来越大的作用。中药的处方调剂、剂型质量控制和中药品种、质量的鉴定在临床上尤为重要。

本书主要介绍了内科病症、妇科病症、儿科病症、皮外骨伤科病症、液体制剂、注射剂、推拿手法和针灸处方等内容。在中药药剂方面，着重介绍了液体制剂和注射剂，贯彻理论联系实际的原则，以阐明剂型和制剂处方设计与组成、制备工艺、质量控制的基本理论、基本知识和基本技术为重点，强调了中药知识的系统性、传承性、科学性、代表性、适用性、指导性。

由于我们的学术水平、写作能力有限，对于书中可能存在的谬误或缺点，热诚希望使用者给予赐教。

目 录

第一章 内科病症

第一节 感 冒

感冒是感受触冒风邪或时行病毒，引起肺卫功能失调，出现鼻塞、流涕、喷嚏、头痛、恶寒、发热、全身不适等主要临床表现的一种病症。感冒又有伤风、冒风、伤寒、冒寒、重伤风等名称。一年四季均可发病，以冬春季为多。

轻型感冒虽可不药而愈，重症感冒却会影响工作和生活，甚至危及小儿、老年体弱者的生命，尤其是时行感冒暴发时，迅速流行，感染者众多，症状严重，甚至导致死亡，造成严重后果。而且，感冒也是咳嗽、心悸、水肿、痹病等多种疾病发生和加重的因素。

汉代《伤寒论》所列中风、伤寒的桂枝汤、麻黄汤证是关于感冒风寒轻重两类症候治疗的代表方剂。

一、病因病机

(一) 六淫病邪

风、寒、暑、湿、燥、火均可为感冒的病因，但风为六气之首、百病之长，故风为感冒的主因。六淫侵袭有当令之时气和非时之气。前者由于气候突变，温差增大，感受当令之气，如春季受风、夏季受热、秋季受燥、冬季受寒等病邪而病感冒；后者则是气候反常，春应温而反寒，夏应热而反凉，秋应凉而反热，冬应寒而反温，人感"非时之气"而病感冒。六淫之间可单独致感冒，但更多的则是互相兼夹为病，如以风邪为首，冬季夹寒，春季夹热，夏季夹暑湿，秋季夹燥，梅雨季节夹湿邪等。由于临床上以冬、春两季发病率较高，故而以夹寒、夹热而成的风寒、风热之证为最常见。

(二) 时行病毒

时行病毒主要是指具有传染性的时行疫毒之气，人感时行病毒而病感冒则为时行感冒。以风为首的六淫病邪或时行病毒，侵袭人体的途径或从口鼻而入，或从皮毛而入。因此感冒的病位在肺卫，其基本病机是卫表不和，肺失宣肃，尤以卫表不和为主要方面。卫表不和，故见恶寒、发热、头痛、身痛、全身不适等症；肺失宣肃，故见鼻塞、流涕、喷嚏、喉痒、咽痛等症。感冒起病较急，骤然发病，无潜伏期 (或潜伏期极短)。病程短，一般 3 ～ 7 天。

二、辨证论治

（一）辨证

临床上感冒首先应分清风寒、风热两证。风寒证恶寒重发热轻，无汗，鼻流清涕，口不渴，舌苔薄白，脉浮或浮紧；风热证发热重恶寒轻，有汗，鼻流浊涕，口渴，舌苔薄黄，脉浮数。其次，还须辨清普通感冒与时行感冒。普通感冒呈散发性发病，肺卫症状明显，但病情较轻，全身症状不重，少有传变；时行感冒呈流行性发病，起病急，传染性强，肺系症状较轻而全身症状显著而重，常可见高热，体温可达39℃～40℃，且可以发生传变，入里化热，合并他病。

感冒的治疗应遵循《素问·阴阳应象大论》"其在皮者，汗而发之"之意，以解表达邪为主兼以宣肺。

1. 风寒感冒

主症：恶寒重，发热轻，无汗，头痛，肢节酸疼，鼻塞声重，时流清涕，喉痒，咳嗽，痰吐稀薄色白；舌苔薄白，脉浮或浮紧。

症候分析：风寒外束，卫阳被遏，故恶寒重，发热轻，无汗；清阳不展，卫阳被遏则头痛，肢节酸疼。肺失宣肃则鼻塞声重，时流清涕，喉痒，咳嗽，痰吐稀薄色白；舌苔薄白，脉浮或浮紧为风寒表证之象。

治法：辛温解表，宣肺散寒。

2. 风热感冒

主症：发热，微恶风寒，或有汗，鼻塞喷嚏，流稠涕，头痛，咽喉疼痛，咳嗽痰稠，舌苔薄黄，脉浮数。

症候分析：风热犯表，卫表失和故发热，微恶风寒，或有汗。风热犯肺，肺失清肃则鼻塞喷嚏，流稠涕，头痛，咽喉疼痛，咳嗽痰稠；舌苔薄黄，脉浮数，为风热表证之象。

治法：辛凉解表，宣肺清热。

（二）治则治法

1. 针灸治疗

(1) 风寒感冒

处方：列缺、风门、风池、合谷、印堂。

操作：列缺向上沿皮刺，施捻转泻法；印堂向下斜刺，施捻转泻法；余穴直刺1寸，均施提插泻法。

方义：取肺经络穴列缺，宣肺解表止咳。太阳为人身藩篱，风门为太阳经散风驱寒要穴，风池为阳维与手足少阳之会，功擅疏解表邪，故取上二穴解表散寒。手阳明经夹鼻终于迎香，取其原穴合谷配印堂止疼痛、通鼻窍。

(2) 风热感冒

处方：大椎、曲池、合谷、鱼际、外关。

操作：大椎直刺，施捻转泻法，高热者点刺放血；余穴均直刺，施提插泻法。

方法：督脉为阳脉之海，大椎为督脉与诸阳经交会穴，功专泻邪而解热。合谷、曲池同属大肠经，手阳明与手太阴相表里，两穴并用，具有清肺利气、解表退热的功能。鱼际为肺经荥穴，可泻肺热而利咽止痛。外关属三焦经，通阳维脉，可解表退热。

2. 推拿治疗

推拿对感冒的治疗原则是以疏风解表为主。如属风寒者，治宜散寒宣肺；风热者，治宜清热利肺。

(1) 基本治法

手法：按、揉、擦、推、拿、一指禅推法。

取穴：大杼、风门、肺俞、膀胱俞、攒竹、通天、印堂、鱼腰、太阳、风池、风府、天柱穴。

操作：患者取俯卧位：①用拇指按、揉法于大杼、风门、肺俞穴，每穴操作1分钟，以酸胀的感觉为度；②用擦法自大杼穴部位，沿背部两侧足太阳膀胱经擦至膀胱俞部位，以透热为度。

患者取仰卧位：①用一指禅推法自攒竹穴沿两侧足太阳膀胱经推至通天穴，反复操作3～5遍；②用双手拇指分推法自印堂穴沿眉弓，经鱼腰推至太阳穴，反复操作3～5遍；③用双手中指钩揉法于风池穴，操作1～2分钟。

患者取坐位：①用拇指按法于风府、天柱穴，每穴操作1分钟；②用拿法自两侧风池穴沿顶部两侧膀胱经操作至大杼穴，反复操作3～5遍。

(2) 辨证施治

1) 风寒感冒：①加用五指拿法自头顶拿至风池，反复操作3～5遍，以头顶部出现快然的感觉为度；②用擦、捏法于颈肩部，并用较重的拿法于肩井穴部位，以汗出为度。

2) 风热感冒：①加用拇指直推法于印堂穴，沿督脉循行推至神庭穴，自下而上反复操作3～5遍；②用拇指分推法自神庭穴沿发际分别向两侧推至头维穴，反复操作3～5遍；③用拇指按、揉法于两侧合谷穴，以酸胀的感觉为度，并用拿法于合谷、肩井穴，结束操作。

3. 耳针治疗

选肺、内鼻、下耳屏、额、三焦等，用中强刺激，留针20～30分钟。咽喉痛者加咽喉、扁桃体。

4. 拔罐治疗

取穴方一：大椎

方法：梅花针叩击由轻至重以微出血为度，留罐5～10分钟。每日1次，或隔日1次，至症状消失。

取穴方二：太阳(轻拔)、风池闪罐，肺俞、大椎、列缺。喉痒配天突、鼻塞配印堂。

风寒感冒：单纯拔罐，留罐10～15分钟，或走罐、闪罐至皮肤潮红充血为度。

风热感冒：用刺络拔罐法。三棱针点刺后拔罐。

5.皮肤针治疗

主穴：脊柱两侧，肘窝，大、小鱼际，鼻部、合谷、曲池、外关。

配穴：风寒感冒：风池、风门、列缺；风热感冒：风池、大椎、尺泽；暑湿感冒：足三里、中脘。

方法：持皮肤针在脊柱两侧，分成3行，第一行距脊柱1cm，第二行、第三行各相距1cm，分别叩刺2～3行或滚刺1行。再用皮肤针分别在肘窝，大、小鱼际，各穴位皮肤区做局部刺激。鼻部叩刺1～3行，或滚刺1行。以上操作均使局部皮肤潮红为度。

第二节 哮喘病

哮喘病是由于宿痰伏肺，遇诱因引触，导致痰阻气道，痰气搏结，气道挛急，肺失宣肃，肺气出入不利所致的发作性痰鸣气喘疾患。发时喉中哮鸣有声，呼吸气促困难，甚则喘息不能平卧。哮喘病是内科临床常见病症之一。

一、病因病机

哮喘病的发生，乃宿痰内伏于肺，复因外感、饮食、情志、劳倦等诱因引触，以致痰气交阻于气道，肺失宣肃，肺气出入为艰而成。

（一）外邪侵袭

风为六淫之长，外风易从肺入，外感风寒、风热或暑湿之邪，未能及时表散，邪气内蕴于肺，壅遏肺气，气不布津，聚液生痰，正如《临证指南医案·哮》曰："宿哮……沉痼之病……寒入背腧，内合肺系，宿邪阻气阻痰。"此外，尚有某些体质、禀赋特殊者，吸入花粉、烟尘、异味等，影响肺气之宣降，致津液凝聚，痰浊内蕴而发哮喘病。

（二）饮食不当

贪食生冷，寒饮内停，或嗜食酸咸肥甘，积痰蕴热，或因进食海腥鱼虾蟹等发物，而致脾失健运，饮食不归正化，痰浊内生，上干于肺，塞阻肺气亦可致哮。《医碥·哮喘》说："哮者……得之食物酸咸太过，渗透气管，痰入结聚，一遇风寒，气郁痰壅即发。"由于体质特异，可因进食不同食物而发病。

（三）情志失调

主气在肺，调气在肝，二者共司气机升降，肝胆相表里，为少阳开阖之枢机。情志不遂，肝气郁结，枢机不利，则肝气不能升发，肺气难以肃降；郁怒伤肝，肝气亢旺，不受金制，反侮肺金；或肝郁化火，木火刑金，或肝郁化风，或肝之阴血不足，血躁生风，阴虚风动,内风自伏,皆可上扰肺金,使肺气肃降无权。其气滞、火郁侮金者称为"木叩金鸣",伏风上扰肺金者称为"风摇钟鸣"。另外,肝气郁结,疏泄失职,木不疏土,或木旺乘土,均可致脾失健运,运化转输不能,酿液为痰。此皆因肝郁而生之痰,谓之郁痰。郁痰上贮于肺,阻遏肺气,痰气相搏,风火相煽即可发生哮喘病。

(四)体虚

病后素体禀赋薄弱。体质不强,或病后体弱(如幼年患麻疹、顿咳,或反复感冒,咳嗽日久等)导致肺、脾、肾虚损。若肺气耗损,气不布津,痰饮内生;或阴虚火旺,热蒸液聚,痰热胶固;脾虚水湿不运,肾虚水湿不能蒸化,痰浊内生,均可成为哮喘病之因。一般体质不强多以肾虚为主,多见于幼儿,故有"幼稚天哮"之名。病后所致者以肺脾虚为主。

综上所述,哮喘病的病理因素以痰为主,痰的产生主要责之于肺不能宣散津液,脾不能转输精微,肝不能疏布津液,肾不能蒸化水液,以致津液凝聚成痰,伏藏于肺,成为哮喘病发生的"夙根"。此后每遇气候突变、饮食不当、情志失调、劳累过度等诱因导致气机逆乱而发作。以上各种病因既是生痰聚浊之原因,又是引起哮喘病发作的诱因。正如《景岳全书·喘促》所云:"喘有夙根,遇寒即发,或遇劳即发者,亦名哮喘。"

二、辨证论治

哮喘病首先要辨发与未发,发作时以邪实为主,未发时以正虚为主,久病正虚者,发时每多虚实错杂。发作时还须辨寒热,寒哮多兼痰色白,形寒怕冷,口不渴或渴喜热饮,天冷或遇寒而发,面色晦暗,舌苔白滑,脉弦紧或浮紧;热哮多兼咳痰色黄黏稠,烦闷不安,面赤,口渴喜冷饮,舌质红,苔黄腻,脉弦数或滑数。未发时辨证当明确虚之阴阳属性和虚之脏腑所在,是为肺虚、脾虚或肾虚。其次还要与喘证鉴别,概言之,哮指声响言,为喉中有哮鸣音,是一种反复发作的疾病;喘指气息言,为呼吸气促困难,是多种急、慢性疾病的一个症状。另外,哮必兼喘,喘未必兼哮,哮喘病久延可发展成经常性的痰喘。

哮喘病的治疗,丹溪提出"未发以扶正为要,已发以攻邪为主"。故发时治标,平时治本是本病的治疗原则。发时治以驱邪治标,豁痰利气;平时治以扶正固本,阳虚予温补,阴虚予滋养,肺虚补肺,脾虚健脾,肾虚益肾。

(一)辨证

1. 发作期

(1)寒哮

主症:喉中哮鸣有声,呼吸急促,胸膈满闷如室,痰白咯出不爽,面色晦暗,形寒怕冷,口不渴或渴喜热饮,天冷或遇寒而发,舌苔白滑,脉弦紧或浮紧。

症候分析:寒痰伏肺,遇感触发,痰升气阻,痰气搏击以致呼吸急促哮鸣有声;肺气闭郁则胸膈满闷如室；阴盛于内，阳气不能宣达，故面色晦暗，形寒怕冷；病因于寒，故口不渴或渴喜热饮；外寒每易引动内饮，故天冷或遇寒而发；舌苔白滑，脉弦紧或浮紧皆为寒盛之象。

治法：温肺散寒，化痰平喘。

(2) 热哮

主症：喉中痰鸣如吼，气粗息涌，胸高胁胀，张口抬肩，咳痰色黄或白、黏稠，烦闷不安，汗出，面赤，口渴喜冷饮，舌质红，苔黄腻，脉弦数或滑数。

症候分析：痰热壅肺，肺失清肃而上逆，故喘而气粗息涌，张口抬肩，肺气壅阻则胸高胁胀，痰气相搏则喉中痰鸣如吼；热复蒸液生痰，痰热胶结，故咳痰黏浊稠厚，色黄或白；痰火郁蒸则烦闷，汗出，面赤，舌质红，苔黄腻，脉弦数或滑数均为痰热内盛之征。

治法：清热宣肺，化痰定喘。

2. 缓解期

(1) 肺虚

主症：气短声低，动则尤甚，常自汗畏风，易感冒，每因劳倦、气候变化等诱发哮喘病，发前鼻塞流涕或喉中有轻度哮鸣声，咳痰清稀色白，舌淡苔白，脉细弱或虚大。

症候分析：肺气虚弱，不能充实腠理以卫外，气不摄津，玄府不密，故自汗畏风，外邪易侵而易感冒；肺虚不能主气则气短声低，动则尤甚，气不化津，痰饮蕴肺，故咳痰清稀色白；舌淡苔白，脉细弱或虚大为气虚之证。

治法：补肺固卫。

(2) 脾虚

主症：平时食少脘痞，大便不实，或食油腻易于腹泻，痰多气短，倦怠无力，面色萎黄，每因饮食不当则易诱发哮喘病，舌淡苔薄腻或白滑，脉细弱。

症候分析：脾虚健运无权，故食少便溏，每因饮食不当易诱发；脾虚生痰故平素痰多；中气不足则气短倦怠无力；脾虚气血不充故面色萎黄；舌淡，脉细弱属气弱之象，苔薄腻或白滑为夹痰湿。

治法：健脾化痰。

(3) 肾虚

主症：平素短气息促，动则尤甚，吸气不利，腰膝酸软，脑转耳鸣，劳累后易诱发哮喘病；或畏寒肢冷，面色苍白，舌淡质胖嫩苔白，脉沉细；或颧红，烦热，汗出黏手，舌红苔少，脉细数。

症候分析：久病肾虚，纳摄失常，气不归元，故短气，动则喘甚，吸气不利；腰为肾之府，耳为肾窍，精气亏乏，不能充养，故腰膝酸软，脑转耳鸣，劳累更伤精气则易发。若属阳虚可见外寒之证如畏寒肢冷，面色苍白，舌淡，质胖嫩，苔白，脉沉细等均为阳虚之证；阴虚则生内热之候，故见颧红，烦热，汗出黏手，舌红苔少，脉细数为阴虚内热之证。

治法：补肾摄纳。

（二）治则治法

1. 针灸治疗

发作期，冷哮宜温肺散寒、豁痰利窍，热哮宜宣肺清热、化痰降逆。取手太阴经、手阳明经及任脉经穴为主。缓解期宜扶正益肺，补肾健脾。取手足太阴经、足少阴经及背俞穴为主。

(1) 处方

主穴：发作期：肺俞、列缺、合谷、天突、丰隆。缓解期：肺俞、脾俞、肾俞、膻中、定喘。

配穴：冷哮加风门、尺泽；热哮加大椎、曲池；缓解期加肩井、足三里、膏肓。

(2) 刺灸方法

毫针刺，急性期用泻法，冷哮可加灸肺俞、风门，缓解期用补法，可用灸，每日 1 次，留针 30 分钟。

2. 耳针

取下屏尖、肾上腺、肺、气管、交感，每次选 2～3 穴，强刺激，每日 1 次，留针 5～10 分钟。

3. 水针

发作期取定喘、合谷，每穴注射 0.1％肾上腺素 0.1～0.2mL，可迅速缓解症状。缓解期取肺俞、膏肓或胸 1～6 夹脊穴，每次取 1～2 对，每穴注射胎盘组织液 0.5～1mL，由上而下，逐日更换穴位，每日或隔日 1 次。

第三节　胃　痛

胃痛是由于胃气不和，气机阻滞或胃失所养，导致剑突下脐以上的胃脘部发生疼痛为主要表现的病症，又称胃脘痛。

古代医家常将心痛与胃痛混为一谈，明代以后诸医家对此有了较为明确的区分。故《医学正传·胃脘痛》有"古方九种心痛，详其所由，皆在胃脘而实不在心也"之说。

现代医学的急性胃炎、慢性胃炎、消化性溃疡、胃痉挛、胃下垂、胃黏膜脱垂症、胃神经官能症等疾病，有胃脘疼痛为主要临床表现时，均可参照本病症辨证论治。

一、病因病机

胃痛的发生，主要责之于外邪犯胃、饮食伤胃、情志不畅和先天脾胃虚弱等，致胃气瘀滞，胃失和降，不通则痛。

（一）外邪犯胃

外邪之中以寒邪最易犯胃，夏暑之季，暑热、湿浊之邪也间有之。邪气客胃，胃气受伤，轻则气机壅滞，重则和降失司，而致胃脘作痛。寒主凝滞，多见绞痛；暑热急迫，常致灼痛；湿浊黏腻，常见闷痛。

（二）饮食伤胃

若纵恣口腹，过食肥甘，偏嗜烟酒，或饥饱失调，寒热不适，或用伤胃药物，均可伤伐胃气，气机升降失调而作胃痛。尤厚味及烟酒，皆湿热或燥热之性，易停于胃腑伤津耗液为先，久则损脾。

（三）情志不畅

情志不舒，伤肝损脾，亦致胃痛。如气郁恼怒则伤肝，肝失疏泄条达，横犯脾胃，而致肝胃不和或肝脾不和，气血阻滞则胃痛；忧思焦虑则伤脾，脾伤则运化失司，升降失常，气机不畅也致胃痛。

（四）脾胃虚弱

身体素虚，劳倦太过，久病不愈，可致脾胃不健，运化无权，升降转枢失利，气机阻滞，而致胃痛；或因胃病日久，阴津暗耗，胃失濡养，或伴中气下陷，气机失调；或因脾胃阳虚，阴寒内生，胃失温养，均可导致胃痛。

二、辨证论治

胃痛的辨证须注意：①辨寒热。寒证胃痛多见胃脘冷痛，因饮冷受寒而发作或加重，得热则痛减，遇寒则痛剧。热证胃痛多见胃脘灼热疼痛，进食辛辣燥热食物易于诱发或加重，喜冷恶热，胃脘得凉则舒。②辨虚实。虚证胃痛多见于久病体虚者，其胃痛隐隐，痛势徐缓痛，喜按喜揉得食痛减。实证胃痛新病体实者，痛势急剧而拒按，食后痛甚。③辨气血。胃脘胀痛以胀为主，痛无定处，时痛时止，常由情志不舒引起，伴胸脘痞满，喜太息，得嗳气或矢气则痛减者，多属气分；胃痛久延不愈，其痛如刺，持续不解，痛有定处，痛而拒按，伴食后痛增，舌质紫黯，多属血分。胃痛的治疗，以理气和胃止痛为基本原则。

（一）辨证

1.寒邪客胃

主症：胃痛暴作，得温痛减，遇寒加重；恶寒喜暖，口淡不渴，或喜热饮，舌淡，苔薄白，脉弦紧。

症候分析：寒凝胃脘，气机阻滞，则胃痛暴作，得温痛减，遇寒加重；阳气被遏，失去温煦，则恶寒喜暖，口淡不渴，或喜热饮；舌淡，苔薄白，脉弦紧，为内寒之象。

2. 饮食伤胃

主症：胃脘疼痛，胀满拒按，嗳腐吞酸，或呕吐不消化食物，其味腐臭，吐后痛减，不思饮食，大便不爽，得矢气及便后稍舒，舌苔厚腻，脉滑。

症候分析：饮食积滞，阻塞胃气，则胃脘疼痛，胀满拒按；食物不化，胃气上逆，则嗳腐吞酸，或呕吐不消化食物，其味腐臭，吐后痛减；胃失和降，腑气不通，则不思饮食，大便不爽，得矢气及便后稍舒；舌质淡，苔厚腻，脉滑，为饮食内停之症。

3. 肝气犯胃

主症：胃脘胀痛，连及两胁，每因情志不遂而加重，善太息，不思饮食，精神抑郁，夜寐不安，舌苔薄白，脉弦滑。

症候分析：肝气郁结，横逆犯胃，肝胃气滞，故胃脘胀痛；胁为肝之分野，故胃痛连胁，因情志不遂加重气机不畅，故以息为快；胃失和降，受纳失司，故不思饮食；肝郁不舒，则精神抑郁，夜寐不安；舌苔薄白，脉弦滑为肝胃不和之象。

4. 湿热中阻

主症：胃脘灼热而痛，得凉则减，遇热加重。伴口干喜冷饮，或口臭不爽，口舌生疮，甚至大便秘结，排便不畅，舌质红，苔黄少津，脉滑数。

症候分析：胃气阻滞，日久化热，故胃脘灼痛，得凉则减，遇热加重，口干喜冷饮或口臭不爽，口舌生疮；胃热久积，腑气不通，故大便秘结，排便不畅；舌质红，苔黄少津，脉象滑数，为胃热蕴积之象。

5. 瘀血停胃

主症：胃脘疼痛，状如针刺或刀割，痛有定处而拒按，入夜尤甚。病程日久，胃痛反复发作而不愈，面色晦暗无华，唇黯，舌质紫黯或有瘀斑，脉涩。

症候分析：气滞则血瘀，或吐血、便血之后，离经之血停积于胃，胃络不通，而成瘀血，瘀血停胃，故疼痛状如针刺或刀割，固定不移，拒按；瘀血不净，新血不生，故面色晦暗无华，唇黯，舌质紫黯，或有瘀点、瘀斑，脉涩，为血脉瘀阻之象。

6. 胃阴亏耗

主症：胃脘隐痛或隐隐灼痛，伴嘈杂似饥，饥不欲食，口干不思饮，咽干唇燥，大便干结，舌体瘦，质嫩红，少苔或无苔，脉细而数。

症候分析：气郁化热，热伤胃津，或瘀血积留，新血不生，阴津匮乏，阴津亏损则胃络失养，故见胃脘隐痛；若阴虚有火，则可见胃中灼痛隐隐；胃津亏虚则胃纳失司，故嘈杂似饥，知饥而不欲纳食。阴液亏乏，津不上承，故咽干唇燥；阴液不足、肠道干涩，故大便干结；舌体瘦舌质嫩红，少苔或无苔，脉细而数，皆为胃阴不足而兼虚火之象。

7. 脾胃虚寒

主症：胃脘隐痛，遇寒或饥时痛剧，得温或进食则缓，喜暖喜按。伴面色不华，神疲肢怠，四末不温，食少便溏，或泛吐清水。舌质淡而胖，边有齿痕，苔薄白，脉沉细无力。

症候分析：胃病日久，累及脾阳。脾胃阳虚，故胃痛绵绵，遇寒或饥时痛剧，得温熨或进食则缓，喜暖喜按；气血虚弱，故面色不华，神疲肢怠；阳气虚不达四末，故四肢不温；脾虚不运，转输失常，故食少便溏；脾阳不振，寒湿内生，饮邪上逆，故泛吐清水；舌质淡而胖，边有齿痕，苔薄白，脉沉细无力，为脾胃虚寒之象。

(二) 治则治法

1. 针灸治疗

(1) 实证

治法：温中散寒，缓急止痛。

处方：中脘、足三里、内关、公孙、行间。

操作：中脘、足三里施捻转补法；内关、公孙、行间施提插泻法；中脘、足三里多加灸。

方义：中脘、足三里分别为胃之募穴及下合穴，功专温中健胃、散寒止痛；内关、公孙为八脉交会配穴法，功擅宽胸利气、行郁止痛。兼肝郁者，选肝之荥穴行间，疏泄肝气，抑木扶土。

(2) 虚证

治法：温阳益气，健脾养胃。

处方：脾俞、胃俞、中脘、关元、内关、足三里。

操作：诸穴均直刺，施捻转补法，并可加用各种灸法。

方义：脾俞、胃俞为背俞穴，中脘为胃之募穴，胃俞、中脘相伍为俞募配穴法，强健脾胃；取关元益火之源，温阳健中；补足三里，合于本腑，扶正益胃；配内关畅利中焦，宽胸止痛。

2. 推拿治疗

推拿对胃痛的治疗原则是理气止痛，以通为用。如属肝气犯胃，治宜疏肝理气；脾胃虚寒，治宜温中散寒；饮食停滞者，治宜消食导滞；寒邪犯胃者，治宜散寒止痛。

(1) 基本治法

手法：按、揉、摩、一指禅推、抹法。

取穴：中脘、足三里、脾俞、胃俞穴。

操作：患者取仰卧位。①用腹部按法于中脘穴，取其"胃募中脘"之意，使热觉深透胃腑；②用摩法于胃脘部，操作 3～5 分钟，使患者腹部出现快的感觉；③用拇指按、揉或一指禅推法于足三里穴，取其"合治内腑"之意，操作 1～2 分钟，以酸胀的感觉为度。

患者取俯卧位，用擦法于背部两侧膀胱经，并用拇指按、揉法于脾俞、胃俞穴，取其"脏腑腹背，气相通应"之意，操作 5 分钟。

(2) 辨证施治

1) 肝气犯胃：①加用轻缓的掌擦法于胁肋部，沿肋间隙往返操作 3 分钟；②用轻柔的拇指按、揉法于章门、期门穴，每穴操作 1 分钟；③用较重的拇指按、揉法于肝俞、胆俞穴，每穴操作 1 分钟，以酸胀的感觉为度。

2) 脾胃虚寒：①加用摩法于大腹部，取其"脾司大腹"之意，操作 3 分钟；②用掌直擦法于督脉，掌横擦法于脾俞、胃俞、三焦俞、肾俞、命门穴，均以透热为度。

3) 饮食停滞：①加用掌揉法于胃脘部，沿胃的结构形态做顺时针方向揉动，反复操作 3 分钟；②用拇指按、揉法于天枢穴，操作 1 分钟；③用拇指按、揉法于大肠俞、八髎穴，每穴操作 1 分钟。

4) 寒邪犯胃：加用较重的按法于脾俞、胃俞穴，操作 2 分钟，并于脾俞、胃俞穴上施用掌横擦法，以透热为度。

第四节　呃　逆

呃逆是指胃气上逆动膈，以气逆上冲，喉间呃呃连声，声短而频，令人不能自止为主要临床表现的病症。

西医学中的单纯性膈肌痉挛即属呃逆。而胃肠神经官能症、胃炎、胃扩张、胃癌、肝硬化晚期、脑血管病、尿毒症，以及胃、食管手术后等其他疾病所引起的膈肌痉挛，均可参考本节辨证论治。

一、病因病机

呃逆的病因多为饮食不当、情志不舒和正气亏虚等，或突然吸入冷空气而引发呃逆。其病机主要是胃失和降，胃气上逆，动膈冲喉。

（一）外感寒邪

外感寒邪，胃中吸入冷气，寒遏胃阳，气机不利，气逆动膈，上冲于喉，发出呃呃之声，不能自制。

（二）饮食不当

由于过食生冷，或因病而服寒凉药物过多，寒气蕴结中焦，损伤胃阳，胃失温煦，或过食辛辣煎炒之物，或醇酒厚味，或因病过用温补之剂，燥热内生，胃火炽盛，胃失和降，反作上逆，发生呃逆。

（三）情志不舒

因恼怒太过，肝失条达，气机不利，以致肝气横逆犯胃，胃失和降，气逆动膈。或因肝气郁结，不能助脾运化，聚湿生痰；或因忧思伤脾，脾失健运，滋生痰湿；或因气郁化火，灼津成痰；或素有痰饮内停，复因恼怒，皆可致逆气挟痰，上犯动膈而发生呃逆。

（四）体虚病后

禀赋不足，年老体弱，久病肾虚，或劳累太过耗伤中气，脾阳失温，胃气虚衰，清气不升，浊气不降，气逆动膈冲喉而发生呃逆。或过汗、吐、下，虚损误攻，妇人产后，或热病伤阴，使胃阴不足，失于润养，和降失职，虚火上炎动膈冲喉而发生呃逆。

二、辨证论治

呃逆辨证首先要辨病情轻重，轻者多不需药物治疗，重者需药物治疗。若属一时性气逆而作，无反复发作史，无明显兼证者，属轻证；若呃逆反复发作，持续时间较长，兼证明显，或出现在其他急、慢性疾病过程中，则属重证。若年老正虚，重病后期及急危患者，呃逆时断时续，呃声低微，气不得续，饮食难进，脉细沉溺，则属元气衰败，胃气将绝之危重症。药物治疗须辨寒热虚实。寒证，呃声沉缓有力，胃脘不舒，得热则减，遇寒则甚，面青肢冷，舌苔白滑；热证，呃声响亮，声高短促，胃脘灼热，口臭烦渴，面色红赤，便秘溲赤，舌苔黄厚；虚证，呃声时断时续，呃声低长，气出无力，脉虚弱；实证，呃逆初起，呃声响亮，声频有力，连续发作，脉弦劲有力。呃逆一证，总由胃气上逆动膈而成，故治疗原则为理气和胃、降逆止呃。对于重危病症中出现的呃逆，急当救护胃气。

（一）辨证

1. 胃寒气逆

主症：呃逆声沉缓有力，得热则减，遇寒加重，喜食热饮，恶食冷饮，膈间及胃脘痞满不适，或有冷感，口淡不渴，舌质淡，苔白或白滑，脉象迟缓。多在过食生冷，受凉、受寒后发病。

症候分析：由过食生冷或受凉等，致寒积中焦，胃气为寒邪阻遏，胃失和降，上逆动膈冲喉而成呃逆；胃中实寒，故呃声沉缓有力；胃气不和，故脘膈痞闷不适。得热则减，遇寒更甚者，是因寒气得温则行，遇寒则凝之故；口淡不渴，舌苔白，脉迟缓者，均属胃中有寒之象。

2. 胃火上逆

主症：呃声洪亮，冲逆而出，口臭烦渴，多喜冷饮，尿黄便秘，舌红苔黄或黄燥，脉滑数。多在过食辛辣，或饮酒等后发病。

症候分析：由于嗜食辛辣烤制及醇酒厚味之品，或过用温补药物，或素体阳盛再加辛辣等品，久则胃肠积热化火，胃火上冲，故呃声洪亮，冲逆而出；阳明热盛，灼伤胃津，故口臭烦渴而喜冷饮；热邪内郁，肠间燥结，故大便秘结，小便短赤；舌苔黄，脉滑数，均为胃热内盛之象。

3. 气逆痰阻

主症：呃逆连声，呼吸不利，脘胁胀满，或肠鸣矢气，可伴恶心嗳气，头目昏眩，脘闷食少，或见形体肥胖，平时多痰，舌苔薄腻，脉象弦滑。常在抑郁恼怒后加重，情志舒畅时缓解。

症候分析：因七情所伤，肝气郁结，失于条达，横犯脾胃，胃气上冲动膈而成呃逆；肝郁气滞，故胸胁胀满不舒；气郁日久化火，灼津成痰，或因肝木克脾，脾失健运，聚湿成痰，痰气互结，阻于肺则呼吸不利，阻于胃则恶心嗳气，阻于肠则肠鸣矢气；清气不升，浊阴不降，故头目昏眩；舌苔薄腻，脉象弦滑，皆为气逆痰阻之象。

4. 脾胃虚寒

主症：呃声低沉无力，气不得续，泛吐清水，面色苍白，手足欠温，伴有脘腹冷痛，食少乏力，或见腰膝无力，大便稀溏或久泻。舌淡苔白，脉沉细而弱。

症候分析：若饮食不节或劳倦伤中，使脾胃阳气受损；或素体阳虚，脾胃无力温养，脾胃升降失调，则胃气上逆，故呃声低弱无力，气不得续。脾胃俱虚，运化无力，则食少乏力；阳虚则水饮停胃，故泛吐清水；若久病及肾，肾阳衰微，则腰膝无力，便溏久泻；手足不温，舌淡苔白，脉沉而细，均为阳虚之象。

5. 胃阴不足

主症：呃声短促，气不连续，口干舌燥，烦渴少饮，伴不思饮食，或食后饱胀，大便干燥，舌质红少苔，或有裂纹，脉细而数。

症候分析：由于热病或郁火伤阴，或辛温燥热之品耗损津液，使胃中津液不足，胃失濡养，难以和降，气逆扰膈，故呃声短促，虚则气不连续；胃阴耗伤不能上润，则见口干舌燥，烦渴少饮；脾胃虚弱，运化无力，故见不思饮食，食后饱胀；津液耗伤，大肠失润，故大便干燥；舌质红，苔少而干，脉细数，均为阴虚之象。

（二）治则治法

1. 针灸治疗

(1) 胃中寒冷

治法：温中祛寒，降逆止呃。取足阳明胃经、手厥阴心包经穴为主。

处方：天突、膈俞、内关、足三里、中脘、关元、胃俞、章门、脾俞。

方义：天突为任脉和阴维脉之会，能和中降逆。内关通阴维脉，能宽胸利膈。膈俞有利膈镇逆之功。足三里为胃的下合穴，能和胃降逆。中脘为胃的募穴，章门为脾的募穴，分别与胃俞、脾俞相配，乃俞募配穴，调理脾胃气机。关元补元气，以助温中散寒之力。

操作：针刺用泻法，并可加灸。

随症选穴：兼呕吐酸水或清水者加梁门。

(2) 胃火上逆

治法：清降泻热，和胃止呕。取足阳明胃经、手厥阴心包经穴为主。

处方：天突、膈俞、内关、足三里、天枢、合谷、内庭、公孙。

方义：前四穴则如前所述。手阳明经穴合谷与足阳明经荥穴内庭、大肠经募穴天枢相伍，以泻阳明胃火。公孙属足太阴脾经穴，通于冲脉，与内关相配，可降胃气。

操作：针刺用泻法。

随症选穴：口干口苦者加陷谷。

(3) 气滞痰阻

治法：理气化痰，和胃止呃。取足阳明胃经和足厥阴肝经穴为主。

处方：天突、膈俞、内关、足三里、侠溪、期门、太冲。

方义：方中前四穴如前所述。配足厥阴经原穴太冲及募穴期门，以疏调肝之气机；足少阳胆经穴侠溪，以助顺气解郁之力。

操作：针刺用泻法。

随症选穴：眩晕者加风池、百会。

(4) 脾胃阳虚

治法：温补脾肾，和中降逆。取足阳明胃经、手厥阴心包经穴为主。

处方：天突、膈俞、内关、足三里、中脘、脾俞、胃俞、气海。

方义：前四穴如前所述。配胃募穴中脘、脾胃背俞穴，以健补脾胃。灸气海可益气助阳。

操作：针刺用补法，可加灸。

随症选穴：腰膝酸软发凉已见肾阳虚象者，加灸关元。

(5) 胃阴不足

治法：生津养胃，降逆止呃。取足阳明胃经穴为主。

处方：天突、膈俞、内关、足三里、胃俞、中脘、太溪。

方义：取胃的募穴中脘与胃俞相配乃俞募配穴，以益胃气、生津濡润。更配足少阴经之原穴太溪，以滋阴生津。

操作：针刺用补法。

随症选穴：不思饮食者可加太白、下脘。

2. 耳针治疗

选穴：耳中、神门、皮质下、胃、脾、肝。

方法：每次选 2 ～ 3 穴。在穴位范围内找压痛点，中等刺激，留针 30 分钟。顽固性呃逆可用埋皮内针法。

3. 推拿治疗

(1) 基本治法

治则：理气和胃，降逆平呃。

手法：按揉法、推法、摩法、擦法、一指禅推法、擦法。

取穴：缺盆、中府、膻中、中脘、天枢、膈俞、胃俞等。

操作：①胸腹部操作：按揉缺盆穴、中府穴，以酸胀为度；按揉膻中穴 1 ～ 3 分钟，再用拇指或示指、中二指，由上而下推膻中穴，操作 10 ～ 20 遍；用摩法在腹部做顺时针方向推摩，以中脘穴、天枢穴为重点，操作 6 ～ 8 分钟；②背部操作：用滚法或一指禅推法，自上而下在背部的膀胱经施治 3 ～ 5 遍，重点按揉膈俞穴、胃俞穴，操作 4 ～ 6 分钟，以酸胀为度；擦背部和两胁，使之有温热感。

(2) 辨证加减

1) 阴寒内阻加用按揉法施术于气海穴，延长摩腹时间 2 分钟；再推擦左侧背部，以透热为度；重按中脘、足三里。

2) 胃热上逆加用横擦法或向下推擦法施术于八髎穴，以透热为度；摩小腹部 1 ～ 3 分钟；最后按揉足三里、脾俞、大肠俞、至阳、照海、支沟等穴，以酸胀为度。

3) 气郁痰阻加用按揉法施术于中府、膻中、章门、期门；再按揉背部的肺俞、肝俞、膈俞、胃俞，均以酸胀为度；然后横擦上胸部，斜擦两胁，以有热感为度。

4) 脾肾阳虚加用摩腹法并延长摩腹时间，推擦左侧背部的脾胃区，直擦督脉，均以透热为度；再按揉气海、关元、足三里、内关穴 1 ～ 3 分钟。

4. 拔罐治疗

(1) 刺络拔罐法

选穴一：大椎、肝俞、神道、胆俞、脾俞、胃俞。用三棱针点刺以上诸穴，然后拔罐 15 分钟，每日或隔日 1 次。

选穴二：肝俞、脾俞、胃俞、足三里。先以三棱针点刺各穴，然后用闪火罐法将罐吸拔于点刺的穴位上，留罐 5 分钟，每日 1 次。

(2) 针罐法

选穴一：天突、膈俞、膻中、内关。用 2.5 寸针先刺天突穴得气后拔针，不留针；然后用提插泻法针双足三里，留针 30 分钟，每 10 分钟捻针 1 次。如呃逆不止，用 1 寸针点刺膈俞穴，不留针，针后拔火罐 15 分钟。如果呃逆仍不止，用 1.5 寸针刺膻中用泻法，使针感向天突穴方向上行。

选穴二：选穴：攒竹、内关、中脘、足三里、膈俞、止呃。随证选穴：胃寒取中脘穴针上拔罐；胃热针泻陷谷；阳虚加灸气海；阴虚针补太溪；肝气横逆针泻期门、太冲。耳针取穴：膈、胃、神门、交感。

刺法：在穴位范围找压痛点，强刺激，留针 30 分钟。顽固性呃逆，可压丸或用埋皮内针法。

选穴三：选穴：分 3 组，一为膈俞、胃俞、肝俞；二为中脘、气海、天突；三为足三里、三阴交、内关。以上三组，每次可选 1 组。先对所选穴位进行常规消毒，用毫针针刺，采用平补平泻手法，取得针感后，用闪火罐法拔罐，留罐 10 ～ 20 分钟，以皮肤出现红色瘀血现象为度。每日 1 次，5 次为 1 个疗程。

(3) 走罐法

选穴：足太阳膀胱经的膈俞至胃俞穴，足阳明胃经的足三里至丰隆穴，任脉的膻中、中脘、气海穴。患者俯卧位，充分暴露背部，在背部两侧膀胱经线上的皮肤涂适量的润滑油，用闪火罐法将罐拔于背部，沿着膀胱经的膈俞至胃俞来回走罐，至皮肤出现红色瘀血为度，然后令患者仰卧位，用同样的方法在足阳明胃经的足三里至丰隆穴走罐，至皮肤出现红色瘀血为度，然后用闪火罐法在任脉的膻中、中脘、气海穴拔罐，每穴摇罐30次。每周治疗2次，5次为1个疗程。

第五节　便　秘

便秘是指由于大肠传导功能失常导致的以大便排出困难，排便时间或排便周期延长或经常便而不畅为临床特征的一种病症。便秘既可以是一种独立的病症，也可以是一个在多种急慢性疾病过程中经常出现的症状。

西医学中的功能性便秘，即属本病范畴，肠易激综合征、肠炎恢复期、直肠及肛门疾病所致之便秘、药物性便秘、内分泌及代谢性疾病所致的便秘，以及肌力减退所致的便秘等，可参照本节辨证论治。

一、病因病机

(一) 肠胃积热

素体阳盛，或热病之后，余热留恋，或肺热肺燥，下移大肠，或过食醇酒厚味，或过食辛辣，或过服热药，均可致肠胃积热，耗伤津液，肠道干涩失润，粪质干燥，难于排出。

(二) 气机瘀滞

忧愁思虑，脾伤气结；或抑郁恼怒，肝郁气滞；或久坐少动，气机不利，均可导致腑气瘀滞，通降失常，传导失职，糟粕内停，不得下行，或欲便不出，或出而不畅，或大便干结而成便秘。

(三) 阴寒积滞

恣食生冷，凝滞胃肠；或外感寒邪，直中肠胃；或过服寒凉，阴寒内结，均可导致阴寒内盛，凝滞胃肠，传导失常，糟粕不行，而成便秘。

(四) 气虚阳衰

饮食劳倦，脾胃受损；或素体虚弱，阳气不足；或年老体弱，气虚阳衰；或久病产后，正气未复；或过食生冷，损伤阳气；或苦寒攻伐，伤阳耗气，均可导致气虚阳衰，气虚则大肠传导无力，阳虚则肠道失于温煦，阴寒内结，便下无力，使排便时间延长，形成便秘。

(五) 阴亏血少

素体阴虚；津亏血少；或病后产后，阴血虚少；或失血夺汗，伤津亡血；或年高体弱，阴血亏虚；或过食辛香燥热，损耗阴血，均可导致阴亏血少，血虚则大肠不荣，阴亏则大肠干涩，肠道失润，大便干结，便下困难，而成便秘。

二、辨证论治

便秘的辨证主要是辨寒热虚实：粪质干结，排出艰难，舌淡苔白滑，多属寒；粪质干燥坚硬，便下困难，肛门灼热，舌苔黄燥或垢腻，则属热；年高体弱，久病新产，粪质不干，欲便不出，便下无力，心悸气短，腰膝酸软，四肢不温，舌淡苔白，或大便干结，潮热盗汗，舌红无苔，脉细数，多属虚；年轻气盛，腹胀腹痛，嗳气频作，面赤口臭，舌苔厚，多属实。便秘的治疗以通下行滞为原则，实证以驱邪为主，虚证以养正为先。

（一）辨证

1.实秘

(1)肠胃积热

主症：大便干结难下，腹胀腹痛，面红身热，口干口臭，心烦不安，小便短赤，舌红苔黄燥，脉滑数。

症候分析：燥热内结，津液耗伤，肠道失润故大便干结难下。燥热内结，腑气不通则腹胀腹痛。燥热熏蒸于上故面红身热，口干口臭，心烦不安。小便短赤，舌红苔黄燥，脉滑数为肠胃积热之征。

(2)气机瘀滞

主症：大便干结，或不甚干结，欲便不得出；或便而不畅，肠鸣矢气，腹中胀痛，胸胁满闷，嗳气频作，饮食减少，舌苔薄腻，脉弦。

症候分析：气机瘀滞，传导失司故大便干结，或不甚干结，欲便不得出，或便而不畅。气机失畅则见肠鸣矢气，腹中胀痛，胸胁满闷，嗳气频作，饮食减少。舌苔薄腻，脉弦为气机瘀滞之征。

(3)阴寒积滞

主症：大便艰涩，腹痛拘急，胀满拒按，胁下偏痛，手足不温，呃逆呕吐，舌苔白腻，脉弦紧。

症候分析：情志失和，气机郁滞，传导失常，故大便秘结，欲便不得。腑气不通，升降失常，胃气上逆，故嗳气频作，胸胁痞满。气机郁滞，脾失健运，则腹胀腹痛，纳食减少。苔薄腻，脉弦，为气滞湿阻之象。

2.虚秘

(1)气虚

主症：粪质并不干硬，也有便意，但临厕排便困难，努挣方出，挣得汗出短气，便后乏力，面白神疲，肢倦懒言，舌淡苔白，脉弱。

症候分析：气虚传送无力故粪质并不干硬，也有便意，但临厕排便困难，努挣方出。努挣伤气，气虚卫外不固则挣得汗出短气，便后乏力。气血同源，气虚血也不足故面白神疲，肢倦懒言。舌淡苔白，脉弱为气虚之征。

(2) 血虚

主症：大便干结，排出困难，面色无华，心悸气短，健忘，口唇色淡，舌质淡，脉细。

症候分析：阴血不足，肠道失润故大便干结，排出困难。血虚不能上荣则面色无华，口唇色淡。心神失养则心悸气短，健忘。舌质淡，脉细为血虚之象。

(3) 阳虚

主症：大便或干或不干，皆排出困难，小便清长，面色㿠白，四肢不温，腹中冷痛，得热痛减，腰膝冷痛，舌淡苔白，脉沉迟。

症候分析：阳虚不行，阴寒凝滞，传导失司则大便或干或不干，皆排出困难。阴寒内盛，气机阻滞故腹中冷痛，得热痛减。阳虚温煦无权，则腰膝冷痛，小便清长，面色㿠白，四肢不温。舌淡苔白，脉沉迟，为虚寒之象。

（二）治则治法

1. 针灸治疗

治法：导滞通便为主。热秘者兼清热保津；气秘者兼疏肝理气；虚秘者兼补气养血；冷秘者兼温肾壮阳。

处方：天枢、丰隆、左水道、左归来、外水道、外归来（左水道、左归来再向外开2寸）。热秘者加合谷、内庭；气秘者加行间；气血虚弱者加脾俞、胃俞；冷秘者加气海、关元。

操作：先刺双侧丰隆，施提插捻转泻法，天枢、左水道、左归来、外水道、外归来深刺2～3寸，施捻转泻法，留针20分钟；合谷、内庭施提插泻法；行间施捻转泻法；脾俞、胃俞、气海、关元施捻转补法，并可施灸。

方义：天枢为手阳明大肠募穴，有理肠下气、通腑行滞之效。丰隆为足阳明络穴，功专降气通便。加内庭、合谷清泻阳明，加行间疏肝行气，加脾俞、胃俞温运中州，加气海、关元益火壮阳。针左水道、左归来、外水道、外归来为经验处方，用治各种便秘，疗效卓著。

2. 推拿治疗

推拿对便秘的治疗原则是以通便为主。如属胃肠燥热者，治宜泻热降浊；气机瘀滞者，治宜疏肝理气；气血亏损者，治宜健运脾胃，化生气血；阴寒凝结者，治宜壮阳散寒。

(1) 基本治法

手法：按、揉、摩、推、㨰、擦法。

取穴：下脘、中脘、天枢、大横、肝俞至八髎穴。

操作：患者取仰卧位。①用腹部按法于下脘、中脘穴，指揉法于天枢、大横穴，以通降腑气。②用掌摩、揉法依顺时针方向，沿大肠的形态结构反复操作，并用推法于左少腹部，自上而下沿降结肠的外形轮廓反复推动，操作5分钟。

患者取俯卧位。①用轻快的按法于脊柱两侧的膀胱经，手法施术的重点自肝俞至八髎穴，操作 3 ～ 5 分钟。②用拇指按、揉法于大肠俞、八髎穴，并于八髎穴施用擦法，以透热为度。

(2) 辨证施治

1) 胃肠燥热：①加重腹部掌摩、揉、推法的力度，由轻而重地进行；②用拇指按、揉或一指禅推法于上巨虚、内庭穴，每穴操作 1 分钟，以酸胀的感觉为度。

2) 气机瘀滞：①加用掌横擦法于胸部膻中穴部位、斜擦法于两胁，以温热的感觉为度；②用轻柔的拇指按、揉法于章门、期门穴，每穴操作 1 分钟；③用一指禅推法于膈俞、脾俞、肝俞穴，每穴操作 1 分钟，以酸胀的感觉为度。

3) 气血亏损：①加用轻柔缓和的摩、揉法于大腹部，反复操作 3 分钟；②用拇指按、揉法于足三里穴，操作 2 分钟，以酸胀的感觉为度；③用拇指按、揉法于脾俞、胃俞穴，并于脾俞、胃俞穴施用掌横擦法，以透热为度。

4) 阴寒凝结：①加用腹部按法于神阙穴，以热觉深透丹田为度；②用掌直擦法于督脉自大椎穴至腰阳关穴，掌横擦法于肾俞、命门穴，均以透热为度。

第六节　胸　痹

胸痹是指以胸部闷痛，甚则胸痛彻背，短气喘息不得卧为主要临床表现的一种病症。胸痹临床表现或轻或重，轻者仅偶感胸闷如窒或隐痛，呼吸欠畅，病发短暂轻微；重者则有胸痛，呈压榨样绞痛，严重者心痛彻背，背痛彻心，疼痛剧烈。常伴有心悸、气短、呼吸不畅，甚至喘促、悸恐不安等。多由劳累、饱餐、寒冷及情绪激动而诱发，亦可无明显诱因或安静时发病。

现代医学的冠状动脉粥样硬化性心脏病 (心绞痛、心肌梗死)、心包炎、二尖瓣脱垂综合征、病毒性心肌炎、心肌病、慢性阻塞性肺气肿等疾病，出现胸痹的临床表现时，可参考本节进行辨证论治。

一、病因病机

胸痹发生多与寒邪内侵、饮食失调、情志失节、劳倦内伤、年迈体虚等因素有关。其病机分虚实两端，实为气滞、寒凝、血瘀、痰浊，痹阻胸阳，阻滞心脉；虚为气虚、阴伤、阳衰，脾、肝、肾亏虚，心脉失养。

(一) 寒邪内侵

素体阳虚，胸阳不振，阴寒之邪乘虚而入，寒主收引，寒凝气滞，抑遏阳气，胸阳不展，血行瘀滞不畅，而发本病。如《诸病源候论》曰："寒气客于五脏六腑，因虚而发，上冲胸间，则胸痹。"《类证治裁·胸痹》曰："胸痹，胸中阳微不运，久则阴乘阳位，而为痹结也。"阐述了本病由阳虚感寒而发作。

（二）情志失节

郁怒伤肝，肝失疏泄，肝郁气滞，甚则气郁化火，灼津成痰；忧思伤脾，脾失健运，津液不布，遂聚成痰。气滞、痰郁交阻，既可使血行失畅，脉络不利，而致气血瘀滞，又可导致胸中气机不畅，胸阳不运，心脉痹阻，心失所养，不通则痛，而发胸痹。《杂病源流犀烛·心病源流》曰："总之七情之由作心痛，七情失调可致气血耗逆，心脉失畅，痹阻不通而发心痛。"

（三）饮食失调

饮食不节，嗜酒或过食肥甘生冷，以致脾胃损伤，运化失健，聚湿成痰，上犯心胸，痰阻脉络，胸阳失展，气机不畅，心脉闭阻，而成胸痹。

（四）劳倦内伤

思虑过度，心血暗耗，或肾阴亏虚，不能滋养五脏之阴，水不涵木，不能上济于心，心肝火旺，使心阴内耗，阴液不足，心火燔炽，不汲肾水，脉道失濡；或劳倦伤脾，脾虚转输失职，气血生化乏源，无以濡养心脉，拘急而痛；或积劳伤阳，心肾阳微，阴寒痰饮乘于阳位，鼓动无力，胸阳失展，血行涩滞，而发胸痹。

（五）年迈体虚

久病体虚，暴病伤正；或中老年人，肾气不足，精血渐衰，以致心气不足，心阳不振，肾阳虚衰，不能鼓舞五脏之阳，血脉失于温煦，痹阻不畅，心胸失养而酿成本病。

二、辨证论治

胸痹心痛的辨证主要是辨虚实标本。虚者，痛势较缓，其痛绵绵或隐隐作痛，喜揉喜按；属实者，痛势较剧，其痛如刺、如绞。标有属寒者，疼痛如绞，遇寒则发，或得冷加剧；属血瘀者，痛如针刺，痛有定处；属痰者，胸闷如室而痛；属气滞者，闷重而痛轻，痛无定处；本虚以隐痛为主并兼见气血阴阳不足的相应症候。

胸痹心痛的治疗应补其不足，泻其有余。本虚宜补，权衡气血阴阳之不足，而调补之，尤应重视补心气、温心阳；标实当泻，针对气滞、血瘀、寒凝、痰浊而理气、活血、温通、化痰，使心脉气血流通，通则不痛。本病多为虚实夹杂，补虚勿忘邪实，祛实勿忘本虚。

（一）辨证

1. 寒凝心脉

主症：心痛彻背，感寒痛甚，胸闷气短，心悸，形寒肢冷，苔薄白，脉沉紧或促。多因气候骤冷或感寒而发病或加重。

症候分析：诸阳受气于胸中而转行于背，寒邪内侵致使阳气不运，气机阻痹，故见胸痛彻背，感寒痛甚；胸阳不振，气机受阻，则见胸闷气短，心悸，甚至喘息不能平卧；阳气不足或阳气被遏则形寒肢冷；苔薄白，脉沉紧或促为阴寒凝滞，阳气不运之候。

2. 气滞心胸

主症：胸闷不适，隐痛阵发，痛无定处，时欲太息，遇情志不遂时容易诱发或加重，或兼有脘腹胀闷，得嗳气或矢气则舒，苔薄或薄腻，脉细弦。

症候分析：常因肝失疏泄致气郁，肝气通于心气，肝气滞则心气涩，心气郁结而为心痛，气郁之部位不定故痛无定处，胸中气机不畅则胸闷不适；病因气郁所致，情志不遂则气郁甚，故症状加重；气郁及脾胃，影响中焦气机升降则见脘腹胀闷，得嗳气或矢气则舒；苔薄或薄腻，脉细弦为气滞之候。

3. 痰浊闭阻

主症：胸闷如窒而痛，或痛引肩背，气短喘促，肢体沉重，形体肥胖，痰多，遇阴雨天而易发作或加重，苔白腻或白滑，脉滑。

症候分析：痰浊盘踞，胸阳失展，故胸闷如窒而痛，气机痹阻不畅故见气短喘促；痰阻脉络，不通则痛，故痛引肩背；脾主四肢，痰浊困脾，脾气不运，故肢体沉重；形体肥胖，痰多，苔白腻或白滑，脉滑均为痰浊壅阻之征。痰为阴邪，外寒易引动内痰，阳气不易舒展故病情加重。

4. 瘀血闭阻

主症：胸部刺痛，固定不移，甚至心痛彻背，背痛彻心，或痛引肩背，入夜更甚，时或心悸不宁，舌质暗红或紫黯，有瘀斑，舌下瘀筋，脉象沉涩。

症候分析：瘀血内停，心脉痹阻，脉络不通，故见胸部刺痛，甚至心痛彻背，背痛彻心，或痛引肩背，血脉凝滞有定处，故心痛部位固定不移；血属阴，夜亦属阴，入夜则血行迟涩，瘀血加重故入夜症状更甚；瘀血阻滞，心失所养，故心悸不宁；舌质暗红或紫黯，有瘀斑，舌下瘀筋，脉象沉涩为瘀血内停之候。

5. 心气不足

主症：心胸隐痛，胸闷气短，动则益甚，心中动悸，倦怠乏力，神疲懒言，易出汗，舌质淡红，舌体胖且边有齿痕，苔薄白，脉细缓或结代。

症候分析：心气不足，鼓动无力，易致气滞血瘀，但程度不重，故见心胸隐痛，胸中气机不利，中气不足，故见胸闷气短，动则心气更耗则益甚；心气不足，心无所主则心悸，倦怠乏力，神疲懒言，易出汗，舌质淡红，舌体胖且边有齿痕，苔薄白，脉细缓或结代均为气虚之征。

6. 心阴亏损

主症：心胸疼痛时作，呈灼痛或隐痛，时心悸，五心烦热，口燥咽干，潮热盗汗，舌红少泽，苔薄或剥，脉细数或结代。

症候分析：心阴亏损，不能滋养心脉，心脉失养则挛急作痛，若阴虚虚火旺盛则呈灼痛；阴不足，心失所养则心悸；五心烦热，口燥咽干，潮热盗汗，舌红少泽，苔薄或剥，脉细数或结代均为阴虚内热之候。

7. 心阳不振

主症：胸闷或心痛较著，气短，心悸，自汗，动则更甚，神倦怯寒，面色㿠白，四肢欠温，舌质淡胖，苔白腻，脉沉细迟。

症候分析：阳气虚衰，胸阳不运，气机痹阻，血行瘀滞，故见胸闷心痛；心阳不振，心神失养故心悸，阳虚不固则汗出，动则更耗气伤阳，故症状加重，阳虚不能温养故四肢欠温，神倦怯寒，面色㿠白；舌质淡胖，苔白腻，脉沉细迟均为阳气虚衰之征。

（二）治则治法

1. 针灸治疗

治法：宽胸理气，活血通络。取俞募穴和手少阴、厥阴经穴。

主穴：内关、心俞、巨阙、膻中、郄门。

配穴：虚寒证者加灸肺俞、风门，或加灸气海或关元；痰浊证者配太渊、丰隆蠲化痰浊；瘀血证者加膈俞行气活血；背痛者加肺俞、心俞，可拔火罐；短气者灸气海俞、肾俞；唇舌发绀者可取少商、少冲、中冲点刺出血。

方义：内关是心包经络穴，能活血通络而止痛。心俞为心的募穴，可缓解心痛。巨阙是心经募穴，郄门是心包经郄穴，两穴同用可振奋心阳，配气会膻中调气止痛。

操作：毫针平补平泻法，内关可持续捻转 1 ～ 3 分钟。

2. 推拿治疗

治则：补心温阳，宣痹止痛。心血瘀阻者宜活血化瘀、通脉止痛，心肾阳虚者宜温补阳气、振奋心阳。

取穴：膻中、心俞、厥阴俞、内关等。

手法：一指禅推法、按法、揉法、按揉法、擦法、摩法等。

操作步骤：①推揉宽胸理气法：患者仰卧位，医师以一指禅推法施于胸部任脉，结合指按揉膻中，约 3 分钟，按揉内关配合深呼吸，约 2 分钟，达理气止痛之功；横擦前胸部，透热为度，以宽胸理气。②推擦补心温阳法：患者俯卧位，医师以一指禅推法结合指按、指揉法在心俞、厥阴俞穴操作，各 3 分钟，以补气宁心、宣痹止痛；擦背部督脉及太阳经，透热为度，以温通经脉。③随证加减：心血瘀阻者，在上述手法操作时用力宜重，重推背部太阳经肺俞至膈俞，以活血化瘀、通脉止痛。心肾阳虚者，在上述方法操作时用力宜轻，轻摩心俞、厥阴俞，时间为 10 ～ 20 分钟，以温补阳气、振奋心阳。

3. 皮肤针治疗

主穴：左侧前肋间区、前臂内侧正中线、胸骨柄区、颈项两侧至肩部、膻中、心俞、厥阴俞。

配穴：寒凝血脉：关元、命门、足三里；气滞血瘀：膈俞、内关；痰浊中阻：公孙、丰隆；心阳虚衰：关元、百会、水沟、足三里。

方法：采用正刺法或轻刺法，医者持皮肤针先叩刺脊柱两侧 3 行各 3 遍，再重点刺颈项两侧至肩上、第 1 ～ 8 胸椎及其两侧与异常发现的部位 5 行 3 ～ 5 遍，然后对前臂内侧正中线、胸骨柄区、各穴位皮肤区做局部刺激。每日叩打 1 次或 10 次为 1 个疗程。

第七节　心　悸

心悸是因外感或内伤，致气血阴阳亏虚，心失所养，或痰饮瘀血阻滞，心脉不畅，引起以心中急剧跳动，惊慌不安，甚至不能自主为主要临床表现的一种病症。

心悸因惊恐、劳累而发，时作时止，不发时如常人，病情较轻者为惊悸；终日悸动，稍劳尤甚，病情较重者为怔忡。

西医学的各种原因引起的心律失常，如心动过速、心动过缓、期前收缩、房颤、房扑、房室传导阻滞、病态窦房结综合征、预激综合征及心功能不全、神经官能症等，凡以心悸为主要临床表现时，均可参考本节辨证论治。

一、病因病机

心悸的病因概括说来，不外感受外邪，情志内伤，体虚劳倦，药食不当。病机乃气血阴阳亏虚，导致心神失养，或痰饮停滞，瘀阻心脉，扰乱心神，致心神不宁。

（一）感受外邪

风、寒、湿三气杂至，合而为痹。外感风寒湿邪搏于血脉，内犯于心，痹阻心脉，营血运行不畅，发为心悸。感受温病、疫毒之邪，均可内侵血脉，灼伤营阴，心失所养，或邪毒内扰心神，如春温、暑湿、风温、白喉、梅毒等病，常伴有心悸。

（二）情志刺激

心为君主之官，神明出焉；胆为中正之官，决断出焉。平素心虚胆怯之人，突受惊恐，忤犯心神，以致心惊神摇，不能自主而成心悸。如《济生方·惊悸论治》曰："惊悸者，心虚胆怯之所致也。"长期忧思不解，心气郁结，化火生痰，火热暗耗阴血，不能养心而悸；痰火扰心，心神失宁而心悸。此外，七情所伤，大怒伤肝，大恐伤肾，怒则气逆，恐则精却，火逆于上，阴虚于下，动撼心神而发为惊悸。

（三）体虚劳倦

先天不足，素体虚弱；久病失调，肾阳虚衰，不能温化水液，停聚为饮，寒饮上犯凌心，致心阳受阻，发为心悸；或久病失养伤正，劳欲过度耗阴，损及心之气阴；或失血过多，思虑过度，劳倦太过伤脾，气血生化乏源，阴阳平衡失调，脏腑功能减退，以致心失所养，故神不安而志不宁，发为心悸。如《丹溪心法·惊悸怔忡》所说："人之所主者心，心之所养者血，心血一虚，一神气不守，此惊悸之所肇端也。"

（四）药食不当

嗜食膏粱厚味，煎炸炙博，火热蕴结，痰浊内生，痰火扰心神则为悸。清·吴澄《不居集·怔忡惊悸健忘善怒善恐不眠》曰："心者，身之主，神之舍也。心血不足，多为痰火扰动。"或药物过量或毒性较剧，损及心气，耗伤心阴，引起心悸。如中药麻黄、附子、乌头、蟾酥、雄黄等，西药锑剂、阿托品、肾上腺、奎尼丁、洋地黄等。当补液过快，用药过量，亦能引发心动悸、脉结代等症候。

二、辨证论治

心悸的辨证主要是辨虚实。虚者为气血阴阳亏损，除心悸外分别见气虚、血虚、阴虚、阳虚表现；实者多为痰火扰心，水饮凌心及瘀血阻脉；或为虚实夹杂。

心悸的治疗虚者当补益，分别治以养血安神、补益心气、温通心阳等；实证当祛邪，分别予化痰、涤饮、活血化瘀；虚实夹杂则攻补兼施。

（一）辨证

1. 心虚胆怯

主症：心悸不宁，善惊易恐，坐卧不安，少寐多梦而易惊醒，醒后难寐，恶闻声响，神倦乏力，食少纳呆，苔薄白，脉细略数或细弦。

症候分析：平素心虚胆怯，突受惊吓，心惊神摇，心神不能自主，故心悸不宁；心不藏神，心中惕惕，则善惊易恐，坐卧不安，少寐多梦而易惊醒，醒后难寐，甚至恶闻声响；心病及脾，脾失健运，则神倦乏力，食少纳呆；苔薄白，脉细略数或细弦为心神不安，气血逆乱之象。

2. 心脾两虚

主症：心悸气短，动则尤甚，头晕目眩，面色无华，少寐多梦，健忘，倦怠乏力，纳呆食少，腹胀便溏，舌淡红，脉细弱。

症候分析：心血不足，不能养心，动则更耗气血，故心悸气短，动则尤甚；气血不能上荣，则头晕目眩，面色无华；血虚则神明无主，故少寐多梦，健忘；血亏气虚，则倦怠乏力；脾失健运，故纳呆少食，腹胀便溏；舌淡红，脉细弱均为心脾两虚之象。

3. 阴虚火旺

主症：心悸易惊，思虑劳心尤甚，心烦失眠，五心烦热，口干，盗汗，伴腰酸耳鸣，头晕目眩，烦躁易怒，舌红少津，苔少或无，脉象细数。

症候分析：肾阴不足，不能上济于心，扰及心神，而思虑劳心则心血暗耗，故心悸而烦，易惊不得安寐；阴虚生内热，虚火灼津，则五心烦热，口干，盗汗；阴亏于下，则腰酸；阳扰于上，则急躁易怒，耳鸣，头晕目眩；舌红少津，苔少或无，脉象细数均为阴虚内热之象。

4. 心阳不振

主症：心悸不安，胸闷气短，动则尤甚，形寒肢冷，面色苍白，舌淡苔白，脉象虚弱或沉细无力。

症候分析：病久体虚，损伤心阳，心失温养，故心悸不安；胸中阳气不足，动则耗气，故胸闷气短，动则尤甚；心阳虚衰，血液运行迟缓，肢体失于温煦，故形寒肢冷，面色苍白；舌淡苔白，脉象虚弱或沉细无力，皆心阳不足，鼓动无力之征。

5. 水饮凌心

主症：心悸眩晕，胸闷痞满，渴不欲饮，小便短少，面浮足肿，形寒肢冷，呕恶痰涎。舌淡胖，苔白滑，脉象弦滑或沉细而滑。

症候分析：肾阳虚不能化水，水邪内停，上凌于心，故见心中悸动；饮阻中焦，清阳不升，则见眩晕；气机不利，故胸闷痞满；气化不行，水饮内停，津水不布，则渴不欲饮，小便短少，面浮足肿；阳气不能达于四肢，不能充于肌表，则形寒肢冷；饮邪上逆，则呕恶痰涎；舌淡胖，苔白滑，脉象弦滑或沉细而滑，皆为水饮内停之象。

6. 瘀阻心脉

主症：心悸不安，胸闷不舒，短气喘息，心痛时作，痛如针刺，唇甲青紫，舌质紫黯或有瘀斑，脉涩或结代。

症候分析：心脉瘀阻，心失所养，故心悸不安；气因血滞，心阳被遏，不得伸展，则胸闷不舒；气血不畅，则短气喘息；瘀血内停，心络挛急不通，则心痛时作，痛如针刺；脉络瘀阻，故见唇甲青紫；舌质紫黯或有瘀斑，脉涩或结代，均为瘀血内阻之象。

7. 痰火扰心

主症：心悸时发时止，受惊易作，胸闷烦躁，失眠多梦，痰多黏稠，口干口苦，大便秘结，小便短赤，舌红，苔黄腻，脉弦滑。

症候分析：痰火扰心，蒙蔽心窍，心神不宁，故见心悸时发时止；惊则气乱，痰随气涌，故受惊易作；气郁痰火互结于心胸，则胸闷烦躁；胃失和降，痰热内郁，故痰多黏稠，口干口苦；大便秘结，小便短赤，舌红苔黄腻，脉弦滑均属痰火壅盛之象。

（二）治则治法

1. 针灸治疗

(1) 气虚

治法：益气补心，宁神定悸。

处方：心俞、巨阙、内关、神门、足三里。

操作：用补法。心俞向督脉方向斜刺。巨阙不可针刺过深，微向下斜刺。

方义：心俞、巨阙为俞募配穴法，功专补心安神；内关、神门养心气，安心神，均为治疗心悸的常用效穴，适用于各种原因导致的心悸。足三里为胃的下合穴，是常用的补气腧穴。

(2) 血虚

治法：补心养血，宁神定悸。

处方：心俞、巨阙、内关、神门、三阴交、膈俞、血海。

操作：用补法。针三阴交时应从胫骨内侧面后缘直刺 0.5 ～ 1 寸，用捻转补法，以局部酸胀为主，不宜针感过强。

方义：三阴交、血海同属脾经，三阴交又为肝、脾、肾三经交会穴，膈俞为血会，故此三穴为补心养血的常用穴。余穴方义同前。

(3) 痰火

治法：清火化痰，宁心定悸。

处方：心俞、巨阙、内关、神门、丰隆、阴陵泉。

操作：丰隆、阴陵泉均直刺，施泻法或平补平泻法。余穴刺法如前。

方义：丰隆为化痰要穴，阴陵泉健脾渗湿，能助丰隆以化痰，痰湿得以内消，则郁火自平。余穴方义同前。

(4) 血瘀

治法：行气活血，化瘀定惊。

处方：内关、心俞、巨阙、厥阴俞、郄门、气海、血海、膈俞。

操作：厥阴俞、心俞、膈俞均向督脉方向斜刺，施捻转泻法。气海针尖稍向下斜刺，郄门直刺，施泻法或平补平泻法。余穴刺法同前。

方义：厥阴俞为心包之背俞穴，郄门为心包经郄穴，功可理气化瘀以定心悸。气海补气行气，更合血海、膈俞，共奏行气活血之能。余穴方义同前。

2. 推拿治疗

推拿对心悸的治疗原则是以宁心定悸为主。如属气虚者，治宜补气宁心定悸；血虚者，治宜养血宁心定悸；痰火者，治宜清火涤痰，宁心定悸；血瘀者，治宜活血散瘀，宁心定悸。

(1) 基本治法

手法：摩、揉、按、擦法。

取穴：膻中、内关、神门、心俞穴。

操作：患者取仰卧位。①用轻缓的指摩、揉法于膻中穴，取其"气会膻中"之意，操作 1 ～ 2 分钟。②用拇指按、揉法于内关、神门穴，每穴操作 1 ～ 2 分钟；患者取俯卧位。③用轻柔的擦法、揉法交替沿背部膀胱经反复操作，手法操作的重点在第 1 ～ 6 胸椎两侧的背俞穴，操作 5 分钟。④用拇指按、揉法于心俞穴，操作 1 分钟。

(2) 辨证施治

1) 气虚：①加用腹部按法于气海穴，取其"气海为元气所集聚之处"，使热觉深透丹田；②用拇指按、揉或一指禅推法于百会、足三里穴，每穴操作 1 分钟；③用拇指按、揉法于脾俞、胃俞、气海俞穴，每穴操作 1 分钟，以酸胀的感觉为度。

2) 血虚: ①加用腹部按法于中脘穴, 取其"中焦受气, 取汁, 变化而赤, 是谓血"之意, 使热觉深透腹部; ②用拇指按、揉法于膈俞、脾俞、胃俞穴, 每穴操作1分钟, 并于脾俞、胃俞穴施用掌横擦法, 以透热为度。

3) 痰火: ①加用腹部按法于上脘穴, 以热觉沿两股下行至足部为度; ②用较重的拇指按、揉法于丰隆、内庭穴, 每穴操作1分钟; ③用拇指按、揉法于胆俞、三焦俞穴, 每穴操作1分钟, 以酸胀的感觉为度。

4) 血瘀: ①加用拇指按、揉法于章门、期门穴, 每穴操作1分钟; ②用拿法于血海、三阴交穴, 以酸胀微痛的感觉为度; ③用拇指按、揉法于膈俞、肝俞穴, 每穴操作1分钟, 并于膈俞、肝俞穴施用擦法, 以透热为度。

3. 耳针

选心、神门、胸、肺、皮质下、肾、肝, 每次选用上述2～3穴, 交替使用。用毫针刺, 留针10～20分钟, 隔10分钟捻转1次, 每日1次。或用王不留行籽压贴, 每日用手指捏压1～3次。心悸发作, 可即时压按, 以耳部稍有胀痛感为度, 切勿太重。

第八节 癫 狂

癫狂是精神失常的病症, 是癫证、狂证的总称。根据临床表现癫与狂有所区别, 沉默静呆, 表情淡漠, 语无伦次者为癫证, 属阴证; 狂躁不安, 甚则打人毁物者为狂证, 属阳证。二者在病因和病机方面有相似之处, 又可以相互转化, 临床上常癫狂并称, 本证多见于青壮年。癫狂与先天禀赋和心理素质有密切关系, 与家族遗传亦有一定关系。

现代医学的狂躁型及抑郁型精神分裂症、反应性精神病均属本证范畴。

一、病因病机

(一) 阴阳失调

先天禀赋不足或胎儿在母腹中有所大惊, 胎气被扰, 阴阳失调, 阳盛之体, 复遇痰火内扰或阴盛之体复遇痰气扰之, 致神明逆乱而发癫狂。

(二) 情志所伤

心藏神, 主神志, 肝藏魂, 主疏泄。若恼怒郁愤, 则心气不平, 肝失疏泄, 气机失调, 扰动心神而成; 或肝郁不解, 木气太过, 克伐脾土, 水渎失职, 痰气郁结或肝郁化火, 则痰火上逆, 心神被扰而成。

(三) 痰气郁结

思虑太过, 所愿不遂, 心脾受伤, 思则气结, 心气受抑, 脾气不发, 则痰气郁结,上扰清窍，以致蒙蔽心神，神志逆乱而成。

（四）气血凝滞

外伤或久病致脑中脉络气血凝滞，脑气与脏腑之气不相连接而发癫狂，《医林改错·癫狂梦醒汤》曰："癫狂……乃气血凝滞脑气，与脏腑气不接，如同做梦一样。"

二、辨证论治

癫狂当辨明新久虚实。癫病早期或初病多以精神兴奋、烦躁为主要表现，多为实证；病久则多见精神抑郁、悲愁为主要表现，多属虚证。狂病初起多以狂暴无知、情绪高涨为主要表现，多为实证。日久，痰火伤阴，瘀血阻络，可致阴虚火旺证，或瘀血阻窍等证，以虚或虚中夹实为主。

癫病以理气解郁、化痰开窍为治疗原则。狂病以降火豁痰、活血开窍、调整阴阳、为治疗原则。

（一）辨证

1. 癫病

(1) 痰气郁结

主症：精神抑郁，表情淡漠，沉默痴呆，出言无序，或喃喃自语，喜怒无常，秽洁不分，不思饮食，舌苔腻而白，脉弦滑。

症候分析：由于思虑太过，所求不得，肝气被郁，脾气不升，气郁痰结，闭阻神明，故表现表情淡漠、神志痴呆等种种精神异常的症候；痰浊中阻故不思饮食；舌苔腻而白，脉弦滑为痰气郁结之征。

(2) 心脾两虚

主症：神思恍惚，魂梦颠倒，心悸易惊，善悲欲哭，肢体困乏，饮食锐减，舌淡，脉沉无力。

症候分析：癫病日久，心血内亏，心神失养，故见心悸易惊、神思恍惚、善悲哭等证；脾失健运，故饮食量少，肢体乏力；舌淡，脉细无力均为心脾两亏、气血俱衰之征。

2. 狂病

(1) 痰火扰神

主症：起病较急，先有性情急躁，头痛失眠，两目怒视，面红目赤，烦躁，突然狂乱无知，骂詈不避亲疏，或毁物伤人，气力逾常，不食不眠，小便黄，大便干，舌质红绛，苔多黄燥而垢，脉弦大或滑数。

症候分析：暴怒伤肝，肝火暴涨，鼓动阳明痰热，上扰神明，故性情急躁，头痛失眠；蒙蔽清窍则狂乱无知，骂詈不避亲疏；四肢为诸阳之本，阳盛则四肢实，实则能登高而气力逾常；肝火暴盛，上扰清窍则头痛，面红，目赤；小便黄，大便干，舌质红绛，苔多黄燥而垢，脉弦大或滑数均属痰火壅盛，阳气独盛之象；阳主动，故起病急剧，狂暴不休。

(2) 瘀血阻窍

主症：狂病日久，少寐易惊，疑虑丛生，妄见妄闻，言语支离，面色晦暗，舌青紫，或有瘀斑，苔薄滑，脉小弦或细涩。

症候分析：气血瘀阻，阻滞脑络，凝滞脑气，脑气与脏气不相接则发狂，瘀血阻络，心神失养，神机失用则见少寐易惊、妄见妄闻等症；面色晦暗，舌青紫，或有瘀斑，苔薄滑，脉小弦或细涩均为瘀血内阻之征。

(3) 火盛伤阴

主症：狂病日久，其势渐减，且有疲惫之象，多言善惊，时而烦躁，形瘦面红，大便干结，舌红少苔或无苔，脉细数。

症候分析：狂久不已，耗气伤阴，气不足则狂势渐减，精神疲惫，阴不足则不能制心火，虚火上炎，故见烦躁，形瘦，面红，舌红；心神失养又为虚火所扰，故多言善惊。脉细数亦为阴虚有热之象。

（二）治则治法

1. 基本治疗

(1) 癫证

治法：理气豁痰，醒神开窍。以手足厥阴经、督脉穴为主。

主穴：水沟、心俞、神门、内关、太冲、丰隆。

配穴：肝郁气滞者，配行间、期门、膻中；痰气郁结者，配中脘、阴陵泉；心脾两虚者，配脾俞、足三里；哭笑无常者，配间使、百会；纳呆者，配三阴交、中脘、足三里。

操作：毫针泻法。水沟穴用雀啄手法以眼球湿润或流泪为佳。

方义：脑为元神之府，督脉入络脑，水沟为督脉穴，可醒脑开窍；心藏神，心经原穴神门与心之背俞穴心俞相配，可调养心神；内关为心包经络穴，可理气活血，调理心神，与肝经原穴太冲相配，厥阴同气相求，既可疏肝解郁，又可宁心化痰；治疗癫证不离化痰，故用丰隆健脾化痰，诸穴相配，可达疏肝、健脾、宁心、定癫之效。

(2) 狂证

治法：清心泻火，开窍宁神。以手厥阴经穴、督脉穴为主。

主穴：水沟、大椎、内关、大陵、中冲、丰隆。

配穴：痰火扰神者，配内庭、曲池、隐白；火盛伤阴者，配行间、太溪、三阴交；气血瘀滞者，配血海、膈俞、肝俞。操作主穴用泻法。水沟操作同上，中冲点刺出血。

方义：治疗狂证不离清火，泻水沟能清热祛邪，醒脑开窍；大陵为心包经原穴，五行属土，取之为"实则泻其子"之意，中冲为心包经井穴，善于泻热，再与络穴内关相配，清泻心包经、心经之火力著；大椎泻火定神；丰隆健脾化痰。

2. 其他治疗

(1) 耳针法：选神门、心、皮质下、肝。毫针刺，强刺激。

(2) 三棱针法：选孙真人十三鬼穴 (水沟、少商、隐白、大陵、申脉、风府、颊车、承浆、劳宫、上星、会阴、曲池、舌下中缝)，每次用 3 ～ 5 个穴位，三棱针点刺出血 1 ～ 3 滴，隔日 1 次。

(3) 穴位注射法：选心俞、间使、足三里、三阴交。用氯丙嗪注射液 25 ～ 50mL，每日注射 1 次，每次选 1 ～ 2 穴，各穴交替使用。

第九节　头　痛

头痛是由外感与内伤所致头部脉络拘急或失养，清窍不利引起的以患者自觉头部疼痛为主要特征的一种常见病症。它常见诸于多种急、慢性疾病之中，有时还是某些疾病加重的先兆征。

头痛范围广，涉及临床各科。本节重点讨论外感、内伤杂病表现以头痛为主者。西医学中的高血压病、神经官能症、三叉神经痛、血管性头痛、脑震荡后遗症以及贫血等，表现以头痛为主者，均可参考本病辨证论治。

一、病因病机

头为"诸阳之会""清阳之府""髓海"，五脏六腑之精气皆上注于头以养诸窍。若六淫之邪上犯清窍，阻遏清阳，或痰浊、瘀血闭阻经络，壅遏经气，或肝阳上扰，或精气血亏，清窍失养，"不通则痛"，均可导致头痛。

(一) 外感六淫

起居不慎，风、寒、湿、热多兼夹外袭为患，"风为百病之长"，若风寒袭表，寒凝血滞，阻遏络脉而头痛；风热上犯清窍，壅阻经络而头痛；风湿袭表，上蒙清阳，气血运行不畅则头痛。

(二) 内伤脏腑

内伤头痛与肝、脾、肾三脏关系密切。因于肝者，情志抑郁化火，或素体肝阳偏旺，上扰清空而为实证；肝肾阴虚，清窍失养，多为虚证；或阴虚阳亢，风阳上扰清空而为虚实夹杂证。因于脾者，饮食所伤，或劳倦、病后，脾胃虚弱，化源不足，气血亏虚，清窍失养致虚证；或过食肥甘厚腻之品，脾运失健，痰浊内生，阻遏清阳而为虚实夹杂证。因于肾者，禀赋不足、久病、房劳过度，耗伤肾精，髓海空虚，清窍失养而致头痛。

此外，头部受伤，或久病入络，瘀血阻络，脑络不通也可导致头痛。

综上所述，头痛之因不外乎外感与内伤两个方面。外感头痛多属实证，内伤头痛则多属虚证或虚实夹杂之证。

二、辨证论治

(一) 辨证

1. 外感

(1) 风寒头痛

主症：头痛时作，连及项背，或有紧束感，恶风畏寒，遇风尤剧，舌苔薄白，脉浮紧。

症候分析：太阳主一身之表，其经循项背上行巅顶，风寒外袭，循经上犯，阻遏经脉，故头痛头胀，连及项背。寒为阴邪，故有紧束感。风寒束表，故恶风畏寒，苔薄白，脉浮紧。

(2) 风热头痛

主症：头胀痛，甚则头胀如裂，面红目赤，发热恶风，口渴欲饮，舌质红，舌苔薄黄，脉浮数。

症候分析：风热阳邪，中于阳络，上扰清窍，故头胀痛，甚则头胀如裂。风热上炎，故面红目赤。热邪伤津，故口渴欲饮。风热客表，故发热恶风，舌红，苔薄黄。

(3) 风湿头痛

主症：头痛如裹，昏胀沉重，肢体困倦，胸闷纳呆，小便量少，大便或溏，舌旁边有齿痕，苔白腻，脉濡。

症候分析：湿性重浊黏滞，风湿犯巅，清窍被蒙，故头痛如裹，昏胀沉重。湿浊中阻，故肢体困倦，胸闷纳呆。湿浊内蕴，清浊不分，故小便量少，大便或溏。苔白腻，脉濡均为湿象。

2. 内伤

(1) 肾虚头痛

主症：头痛且空，常有眩晕耳鸣，腰膝酸软，或遗精带下，舌红少苔，脉细无力。

症候分析：肾精亏虚，髓海不足，脑窍失养，故头脑空痛，头晕耳鸣。肾虚，筋骨失养，则腰膝酸软。肾气不足，精关不固则遗精、带下。舌嫩红少苔，脉沉细无力乃肾精亏虚之象。

(2) 肝阳头痛

主症：头痛而眩，以侧头痛为重，心烦易怒，夜寐不宁，或胁痛，面红目赤，口苦泛恶，舌红苔黄，脉弦有力。

症候分析：肝阳亢盛，风阳上扰头目，故头痛而眩。肝胆互为表里，胆经行两颞部，故以侧头痛为主。肝火上扰心神，致心烦易怒，睡眠不宁。肝阳偏亢，故见面红目赤。肝胆横逆犯胃，故出现泛恶口苦。肝火内郁，故胁痛、舌红苔黄，脉弦有力。

(3) 痰浊头痛

主症：头痛昏重，胸脘满闷，呕恶痰涎，舌苔白腻，脉滑或弦滑。

症候分析：脾失健运，痰浊中阻，上蒙清窍，故头痛昏重。痰浊内阻，气机不畅，故胸满闷；痰随气逆，则呕恶痰涎。舌苔白腻、脉滑为痰浊内停之征。

(4) 瘀血头痛

主症：头痛日久不愈，痛如针刺，固定不移，入夜加重，或有头部外伤史，舌质暗有瘀点，脉细涩。

症候分析：久病入络，或跌仆损伤，瘀血内停，脉络瘀阻，故头痛如针刺。瘀血留滞小移，故痛处固定。血分属阴，夜间阴盛，故入夜加重。舌质暗有瘀点，脉细涩为瘀血阻滞之象。

(二) 治则治法

1. 针灸治疗

(1) 风邪袭络

治法：疏风散寒，通经活络。

处方：风池、头维、通天、合谷、昆仑。前头痛加上星、阳白，头顶痛加百会、前顶，后头痛加天柱、后顶，侧头痛加率谷、太阳。

操作：毫针刺，用泻法。刺风池时，针尖对准鼻尖，以侧头及眉上部有酸胀感为佳。

方义：本方以近部取穴为主，辅以远部取穴。通天、昆仑疏散太阳风邪；风池和解少阳，清利头目；头维、合谷疏泄阳明风邪。本方疏散三阳经之风邪，通调三阳经气，使气血通畅，则头痛可止。

(2) 肝阳上亢

治法：平肝降逆，息风潜阳。

处方：风池、悬颅、合谷、太冲、太溪、太阳。

操作：太阳穴用三棱针点刺放血，或在太阳穴周围怒张的静脉血管上放血。余穴用泻法。

方义：足厥阴肝经上巅，足少阳胆经布于头之两侧，故取两经病部与远部穴位相配以平息亢进之风阳；取太溪滋肾以育阴潜阳；合谷、太冲为四关穴，功可平肝息风而止头痛。

(3) 气血亏虚

治法：益气养血，和络止痛。

处方：百会、气海、足三里、三阴交。

操作：毫针刺，用补法。

方义：本方取百会升提清阳，补益脑髓；气海以生元气，足三里、三阴交以健脾养胃，使气血生化有源，以治其本。诸穴合用，血气充则头痛可止。

(4) 瘀血阻络

治法：活血化瘀，行气通络。

处方：阿是穴、合谷、三阴交、风池、太冲。

操作：阿是穴用围刺法，在疼痛区的周围向中心区平刺，每次 3～5 针，或用散刺法，使局部微出血。合谷用补法，余穴均用泻法。

方义：瘀血头痛多由外伤或久痛入络而致，故取阿是穴，以痛为腧；同时补合谷以行气通络，泻三阴交以活血化瘀，风池可通络止痛，太冲以理气活血。

眉棱骨痛加攒竹，侧头痛加太阳，后头痛加后顶，头顶痛加四神聪，以疏通局部经络气血。

2. 推拿治疗

推拿对头痛的治疗原则是以通经络、行气血为主。如属风寒头痛者，治宜祛风散寒；风热头痛者，治宜疏风清热；肝阳头痛者，治宜平肝潜阳；血虚头痛者，治宜益气养血；瘀血头痛者，治宜活血祛瘀。

(1) 基本治法

手法：一指禅推、按、揉、拿、推法。

取穴：风池、风府、天柱、印堂、神庭、百会、鱼腰、太阳、大椎穴。

操作：患者取坐位。①用㨰法、一指禅推法于顶部两侧膀胱经，反复操作 3～5 分钟；②用拇指按、揉法于风池、风府、天柱穴，操作 3 分钟；③用拿法于风池穴及顶部两侧足太阳经，操作 3～5 遍。

患者取坐位。①用一指禅推法自印堂穴沿督脉经神庭穴推至百会穴，操作 3～5 遍；②用双手拇指分推法自印堂穴经鱼腰推至两侧太阳穴，操作 3～5 遍；③用五指拿法从头顶拿至风池穴，并于风池穴改用三指拿法至大椎穴，操作 3～5 遍。

(2) 辨证施治

1) 风寒头痛：①加用㨰法于肩及上背部，操作 3 分钟；②用拇指按、揉法于肺俞、风门穴，并配合拿法于两侧肩井穴，操作 3 分钟；③用掌直擦法于背部两侧膀胱经，以透热为度。

2) 风热头痛：①加用拇指按、揉法于大椎、肺俞、风门穴，并配合拿肩井穴，操作 3 分钟；②用拇指按、揉或一指禅推法于曲池、外关、合谷穴，每穴操作 1 分钟；③用拍法于背部膀胱经，以皮肤微红发热为度。

3) 肝阳头痛：①加用推桥弓，自上而下两侧交替操作各 20 遍；②用扫散法于头部两侧胆经循行部位，自头前上方向后下方两侧交替进行各 20 次，配合按角孙穴；③用按、揉法于章门、期门、太冲、行间穴，以酸胀的感觉为度，并用擦法于涌泉穴，以透热为度。

4) 血虚头痛：①加用腹部按法于中脘穴，摩法于大腹部，使热觉深透腹部；②用拇指按、揉法于足三里、三阴交穴，操作 2 分钟；③用拇指按、揉法于心俞、膈俞、脾俞、胃俞穴，并用掌直擦法于背部督脉和膀胱经，以透热为度。

5) 瘀血头痛：①加用拇指按、揉或一指禅推法于攒竹、太阳、阳白、头维穴，每穴操作 1 分钟；②用指、掌抹法于前额，并用擦法于前额，以温热为度；③用拇指按、揉法于血海、地机、膈俞、肝俞、脾俞穴，以酸胀的感觉为度。

3. 拔罐治疗

取穴方一：大椎、风池、太阳、印堂、列缺、太冲。

方法：①可选单纯拔罐，每穴留罐 10 ～ 15 分钟。太阳、印堂、闪罐法。②刮痧配拔罐。③痰浊头痛可选刺络拔罐。先用三棱针点刺大椎至微出血再拔罐 5 ～ 10 分钟。太冲只点刺放血，余穴留罐 10 分钟。④风寒型头痛可先拔罐再温灸。

取穴方二：偏头痛取太阳、风池、胆俞。前额痛取印堂、曲池、合谷。后头痛取大椎、大杼、风门。

方法：先用刮痧板刮拭全头，再在穴位上留罐 10 分钟。

4. 耳针

取枕、额、皮质下、神门，每次取一侧或双侧，强刺激，留针 20 ～ 30 分钟，间隔 5 分钟捻转 1 次，或埋针 3 ～ 7 天。顽固性头痛，可取耳背静脉放血。

5. 皮肤针治疗

主穴：脊柱两侧，患部，风池、完骨。

配穴：前额头痛配前额区；后枕头痛配后枕区；巅顶头痛配头顶区；满头痛配颞区。

方法：采用正刺法或重刺法，医者持皮肤针先叩刺脊柱两侧 3 行 2 遍，再重点刺激第 1 ～ 4 颈椎及其两侧 5 行 5 遍和异常发现的部位。然后对配穴部位做局部刺激。每日叩打 1 次，治愈为止。

第十节　眩　晕

眩晕是因风、火、痰、瘀上扰清空或精亏血少，清窍失养所致，以头晕、眼花为主要临床表现的一类病症。眩即眼花，晕是头晕，两者常同时并见，统称"眩晕"，轻者闭目可止，重者如坐车船，旋转不定，不能站立，或伴有恶心、呕吐、汗出、面色苍白等症状。

西医学中的高血压、低血压、低血糖、贫血、梅尼埃病、脑动脉硬化、唯一基底动脉供血不足、神经衰弱等病，临床表现以眩晕为主要症状者，可参照本节辨证论治。

一、病因病机

（一）情志内伤

素体阳盛，加之恼怒过度，肝阳上亢，阳升风动，发为眩晕；或因长期忧郁恼怒，气郁化火，使肝阴暗耗，肝阳上亢，阳升风动，上扰清空，发为眩晕。

（二）饮食不节

饮食不节，损伤脾胃，脾胃虚弱，气血生化无源，清窍失养而作眩晕；或嗜酒肥甘，饥饱劳倦，伤于脾胃，健运失司，聚湿生痰，清阳不升，浊阴不降，痰浊上蒙，引起眩晕。

（三）瘀血阻窍

头部外伤或手术后，气滞血瘀，痹阻清窍，发为眩晕。

（四）体虚精亏

肾为先天之本，藏精生髓。先天不足，年老肾亏，久病伤肾，或房劳过度，导致肾精亏虚，不能生髓；脑为髓之海，髓海不足，上下俱虚，而发生眩晕。或肾阴素亏，肝失所养，以致肝阴不足，阴不制阳，肝阳上亢，发为眩晕。

二、辨证论治

眩晕辨证主要是辨虚实。一般新病，或发作期，或体壮、呕恶、面赤、头胀痛者多实；久病，或体弱、神倦乏力、耳鸣如蝉者多虚。

眩晕的治疗原则是补虚而泻实，调整阴阳。阴精亏虚者填精生髓，滋补肝肾；气血虚者宜益气养血，调补脾肾。实证则以潜阳、泻火、化痰、逐瘀为主要治法。

（一）辨证

1.肝阳上亢

主症：眩晕耳鸣，头痛且胀，遇劳、恼怒加重，面部潮红，急躁易怒，失眠多梦，舌红苔黄，脉弦。

症候分析：头为诸阳之首，耳目口鼻皆系清空之窍，肝阳上亢，上扰清空，故眩晕耳鸣，头痛且胀；劳则伤肾，怒则伤肝，均可使肝阳更甚，故头晕头痛更甚；阳升则面部潮红，肝旺则急躁易怒；肝火扰动心神则失眠多梦；舌红苔黄，脉弦为肝阳上亢之征。

2.风痰上扰

主症：眩晕，头重如蒙，胸闷恶心，呕吐痰涎，食少多寐，苔白腻，脉弦滑。

症候分析：脾湿生痰，痰湿壅遏，引动肝风，风痰上犯，蒙蔽清阳，则眩晕头重如蒙；痰阻气滞，升降失司，故胸闷恶心；痰浊中阻，浊阴不降，故呕吐痰涎；脾阳不振则少食多寐；内有痰浊故苔白腻，脉弦滑主风主痰。

3.瘀血阻窍

主症：眩晕头痛，痛有定处，如针刺，兼见健忘，失眠，面唇紫黯，舌瘀点或瘀斑，脉弦涩或细涩。

症候分析：瘀血内阻，气机瘀滞，痹阻清窍则作眩晕头痛，瘀血停滞之处痛如针刺；瘀血内停，脉络不通，脑失所养则健忘，心失所养则失眠；面唇紫黯，舌瘀点或瘀斑，脉弦涩或细涩均为瘀血内停之征。

4.气血亏虚

主症：头晕目眩，动则加剧，遇劳则发，面色㿠白，爪甲不荣，神疲乏力，心悸少寐，食欲缺乏食少，舌淡苔薄白，脉细弱。

症候分析：气虚则清阳不展，血虚则脑失所养，故眩晕且遇劳加重；心主血脉，其华在面，血虚则面色苍白，唇甲不荣；血不养心，心神不宁故心悸少寐；气虚则神疲懒言，食欲缺乏食少；舌淡苔薄白、脉细弱均是气血两虚之象。

5. 肾精不足

主症：眩晕久发不已，精神萎靡，少寐健忘，心烦，耳鸣，腰酸膝软，遗精。偏阴虚者，五心烦热，舌质红苔少，脉弦细数；偏阳虚者，四肢不温，形寒怕冷，舌淡，脉沉细无力。

症候分析：精髓不足，不能上充于脑，脑为髓之海，髓海不足，上下俱虚，而发生眩晕，肾虚则心肾不交故少寐，健忘，心烦；肾开窍于耳，肾虚故时时耳鸣；腰为肾之府，肾虚则腰酸膝软，精关不固则遗精；偏阴虚则生内热，故五心烦热，舌质红苔少，脉弦细数；偏阳虚则生外寒，故四肢不温，形寒怕冷，舌淡，脉沉细无力。

（二）治则治法

1. 针灸治疗

(1) 虚证

治法：培补气血，益肾健脑。

处方：百会、风池、膈俞、脾俞、肾俞、足三里、三阴交。

操作：膈俞、脾俞、肾俞斜刺；百会针尖向前平刺，其他穴直刺。均用补法。

方义：本方取百会以升清阳，风池以疏风止晕；膈俞、肾俞补血生精，脾俞、足三里补中益气；三阴交通脾、肝、肾三经而补阴益精。诸穴共用以培补气血生化之源，使髓海得以充养而眩晕可止。

(2) 实证

治法：滋水涵木，平肝潜阳。

处方：合谷、太冲、阴陵泉、太溪、印堂、太阳。耳鸣、耳聋者加翳风、耳门。

操作：毫针刺，用泻法。印堂、太阳亦可用三棱针点刺放血。

方义：本方取合谷、太冲平肝降逆；足少阴肾经原穴太溪以滋阴潜阳；印堂、太阳为经外奇穴，清头目而止眩晕；配脾经合穴阴陵泉化湿祛痰。凡肝阳夹痰浊上扰而致眩晕者，本方均可治之。

2. 推拿治疗

(1) 治疗原则：调整阴阳，补虚泻实。

(2) 基本操作

1) 头面及颈部操作：患者仰卧位或坐位，身体放松，自然呼吸，静心闭目。施术者坐在患者头顶端或立于患者前侧。用双手拇指交替从印堂推至神庭 6～9 次，从印堂分推至两侧的太阳穴 6～9 次，再揉按双侧的太阳穴 0.5 分钟。此为起始手法。重点用一指禅推法或双手拇指或中指揉按前额的印堂、神庭、阳白及眼眶周围的睛明、攒竹、鱼腰、丝竹空、承泣、四白、瞳子髎，反复3～6次。手法力量由轻逐渐加重，以酸胀舒适为度，频率不宜太快。再分抹前额和眼眶，从内向外抹至太阳穴。大鱼际揉摩前额，从印堂至太阳穴(左右相同)，往返操作10次左右。使患者前额有微微发热的舒适感为佳。双手拇指按揉头部，从印堂向后至风府穴，从两侧太阳穴向后至风池穴反复揉按3～5分钟，头顶力量可重些，两侧宜轻；再嘱患者改端坐位，施术者站在患者后方，从前发际开始到后发际处用五指拿顶(拿五经法)，反复操作6～9次，以开窍醒神。手掌扶前额，另一手的拇、中指按揉两侧的风池穴，以酸胀为度。再用扫散、拿五经法，缓慢从前发际向后至风池穴，从风池穴捏拿颈项肌至颈项根部，反复6～9次。双手拇指用较重手法拿肩井，按揉大杼、肺俞，各0.5分钟，使肩井部有酸胀舒适感为佳。再叩击、拍打颈肩背部，再推擦大椎及背部膀胱经至发热为度，最后双手指捏拿肩井，稍用力以酸胀为度。

2) 腰背部操作：患者俯卧位。施术者用擦法在腰脊柱两旁的膀胱经反复操作6～8次，以疏通背部经络，使其感觉有舒适放松感为佳。重点采用一指禅推法或双拇指按揉肺俞、心俞、肝俞、脾俞、肾俞，调理脏腑功能。配合用捏拿、掌按揉、五指捏拿、空拳叩击、虚掌拍打膀胱经，重点是五脏背俞穴，约3分钟。横擦五脏俞穴及膈俞，直擦背部膀胱经，以温热为度。

3) 四肢部操作：重点按揉上肢穴位，如曲池、神门、内关穴等，每穴约1分钟，要求有明显酸胀感。配合辅助手法，用捏拿、搓抖上肢从肩至腕部，以放松上肢的关节。擦股内侧，使之透热；按揉下肢阳陵泉、足三里等穴，每穴约1分钟，要求有明显酸胀感。

(3) 随症加减

1) 肝阳上亢：重点推心俞、肝俞、肾俞、命门，每穴1分钟；捏拿曲池2分钟，按揉双侧三阴交2分钟，点按双侧太冲穴约2分钟；自太溪穴沿小腿内侧面推至阴谷穴，各10～15次；按揉足底涌泉穴，再施擦法以透热为度；推桥弓法，以拇指或示中指从上向下，左右交替操作各15～20次。

2) 痰浊中阻：重点分推或按揉膻中、中府、云门、中脘、建里、天枢等穴各约1分钟；按揉足三里、丰隆穴各约2分钟；按揉脾俞、胃俞，并横擦脾俞、胃俞，以透热为度。

3) 肾精不足：推大椎，按揉翳风；横擦肾俞、命门一线，以透热为度；搓擦股内侧以透热为度；按揉大肠俞，拿承山；按揉足底涌泉穴，再施擦法以透热为度。

4) 气血亏虚：一指禅推或揉中脘、神阙、天枢穴；摩腹10分钟；按揉血海、足三里各约2分钟；按揉心俞、膈俞、脾俞、胃俞，各2～3分钟；横擦脾俞、胃俞一线，以左侧为主，透热为度。

5) 瘀血内阻：揉按中脘、章门、期门、云门等穴各约2分钟；患者膝关节屈曲，拿揉承山穴及小腿。

3. 拔罐治疗

(1) 火罐—治实证

取穴：肝俞、脾俞、心俞、太冲。

配穴：痰多加丰隆、合谷，肝胆火盛加阳陵泉、涌泉。

操作：选取大小适宜的玻璃火罐，用闪火法或投火法排气，吸拔在穴位上，留罐10～15分钟，每日治疗1次。

(2) 火罐—治虚证

取穴：膈俞、肾俞、足三里、百会。

配穴：心悸加内关，气血不足加脾俞。

操作：百会穴用灸法，余穴用罐法。选用大小适宜的玻璃罐，用闪火法或投火法排气，吸拔于穴位上，留罐10～15分钟，每日治疗1次。

(3) 抽气罐

取穴：曲池、承扶、委中、承筋、承山、涌泉、昆仑、足三里、丰隆、太冲。

操作：每次选取3～5穴，选用排气球抽气罐，每穴吸拔10～15分钟，每日1次。

(4) 针罐—刺络罐法

取穴：①大椎、心俞、肺俞；②身柱、胃俞、灵台；③大椎、神道、脾俞。

操作：每次选取一组穴位，隔日1次，交替使用，均用刺络拔罐法，适用于眩晕实证。

(5) 针罐—留针罐法

取穴：大椎。

操作：患者正坐垂头，用28号2寸毫针直刺大椎穴1～1.5寸，不捻转提插，待有下窜针感时，在针柄上放一酒精棉球点燃，扣上火罐，留罐10分钟。隔日1次，10次为1个疗程，疗程间隔5～7日，一般治疗3个疗程。适用于高血压引起的眩晕。

4. 皮肤针治疗

主穴：脊柱两侧，眼区，耳区，胸骨柄。

配穴：肝俞、肾俞、风池、太冲、太溪。

方法：采用正刺法或重刺法，对上述所选部位和穴位施以中度叩刺为宜，微见出血为度，肝俞、肾俞、风池可在叩刺后加拔火罐15分钟，然后艾灸百会穴。2～3日叩打1次，5次为1个疗程。

第二章　妇科病症

第一节　月经失调

正常月经是女性青春期以后子宫的周期性出血,是通过神经—体液来进行调整的。性腺受下丘脑—垂体的支配并相互制约,故任何因素导致这一系统功能异常均可以影响性腺内分泌的靶器官—子宫内膜而致月经失调。月经失调是妇科常见病,包括月经周期、经期、经量、经质的改变。本病属西医有排卵性功能性子宫出血范畴。由于神经—内分泌系统功能障碍,发生异常子宫出血,称功能性子宫出血(以下简称功血)。有排卵型功能性子宫出血大多数为育龄期功血,可能是因为黄体生成素(LH)分泌相对不足或持久分泌,引起黄体发育不全或萎缩不全所致。此外,西医也注意到很多其他因素及全身性疾病如血液系统疾病(血小板减少性紫癜、再生障碍性贫血、白血病等)、肝硬变、慢性肾炎、糖尿病以及部分胶原性疾病亦能导致月经失调的发生。中医历代妇科医籍对该病均十分重视,认为调整月经失调是治疗多种妇产科疾病最根本的方法之一。宋代陈素庵说:"妇人诸病多由经水不调。调经,然后可以孕子,然后可以却疾,故以调经为首既名月经,自应三旬一下,多则病,少则亦病,先期则病,后期则病,淋漓不止则病,瘀滞不通则病。故治疗妇人之病,总以调经为第一。"

一、临床表现

月经失调为月经周期或经质、经量的改变,一般包括经行先期、经行后期、经行先后不定期、经量过多、经量过少诸证。关于月经周期失常的概念,是指每次月经来潮比上次月经周期提前或错后1周以上,甚或一月两至,或二三月一至,且连续3个以上月经周期者,即称经行先期或后期。若月经时而提前,时而错后,不按经期来潮连续3次以上者,称为经行先后不定期,中医又称经乱。若女性月经虽按期而至,但血量明显超过正常,或经行时间延长,血量亦随之增多,称经量过多。相反,血量明显少于正常或经行时间过短,量亦极少,甚至点滴即净,为月经过少。均属月经失调范畴。

二、鉴别诊断

1. 生理性周期失常

女性每次经期并非28日来潮1次,但仅提前或错后3～5日,且无其他异常表现者属正常范畴。亦有因情绪波动、气候骤变或其他原因影响,偶尔出现1～2次月经周期异常,或经量偏多、偏少,均为生理性月经周期失常,不可作月经失调论,应注意鉴别。

2. 无排卵性功能性子宫出血

无排卵性功能性子宫出血约占全部功血的 70%，多发于青春期及更年期妇女。青春期雌激素水平低下，或雌激素分泌不稳定，或雌激素水平持续缓慢升高，内膜生长速度超过血液供应而致坏死脱落，形成淋漓出血或突破性出血。更年期卵巢功能逐渐衰竭，卵泡雌激素水平长期增高，内膜不断增殖，经期每见后延，当持续增生的内膜血供不足时，即开始脱落，发生子宫大量出血及周期严重不规则。无排卵性功能性子宫出血中医称为崩漏。崩，指经血非时暴下不止，又称经崩或崩中；漏，指经血淋漓不尽，又有漏下或经漏之称。但二者常交替出现，故概称为崩漏。崩漏是中医妇科的疑难重证，早在《内经》中就有"阴虚阳搏谓之崩"的论述，《诸病源候论》中专立"崩中漏下候"，指出"冲任之脉虚损，不能制约其经血，故血非时而下"。有排卵性功血即月经失调，与无排卵性功能性子宫出血不同，多见于育龄期妇女，一般仅表现为经量的改变或经期的波动，症状相对较轻。

三、针灸治疗

1. 治则

补脾益肾，养血调经；或补气养血，调补冲任；或散寒暖宫，温通经脉；或清热养阴，凉血调经；或疏肝解郁，理气调经；或活血化瘀，理血调经；或利湿化浊，祛痰通经。

2. 配方

取穴一：关元、气海、足三里、气穴、三阴交。用于辨证属于脾肾不足的月经失调患者，其证为经行先期或先后无定期，经血量多色淡质稀，神疲肢倦。或兼纳少便溏，或腰膝酸软，头晕耳鸣。舌淡苔白，边有齿痕，脉细而弱。

取穴二：膈俞、脾俞、气海、足三里、三阴交。用于辨证为阴血不足的患者，临床表现为经行后期，量少色淡质薄，行经时或经后少腹疼痛，头晕眼花，面色萎黄，心悸少寐。舌淡苔薄白，脉沉细弱。

取穴三：气海、大赫、子宫、三阴交。用于辨证属寒凝经脉之患者，其证为经行后期，经量减少，小腹隐痛或冷痛，喜热或得热痛减，腰酸痛，大便溏薄，小便清长。舌淡苔白，脉沉迟。

取穴四：气穴、气海、血海、三阴交。用于血热妄行而致的月经先期而至，量多色赤，口干口苦，心烦意乱，小便短赤，大便燥结，或伴有颧红，五心烦热。舌红苔黄，或光红无苔，脉数或细数。

取穴五：肝俞、期门、中极、行间、蠡沟、三阴交。用于辨证为肝郁气滞而致经行后期或先后无定期，经血不畅，色深红兼夹小血块，平时即有肝经所过部位如少腹、胁肋、乳房等处胀痛，经期疼痛尤甚，纳呆食减，食后作胀，频频嗳气叹息。舌淡红或边尖赤，苔白，脉弦。

取穴六：合谷、三阴交、血海、太冲。用于瘀血内停而致经量减少，甚至点滴即止；

瘀血内着，新血不循故道者或可出现经量大增。月经色黯有瘀块，小腹疼痛拒按，瘀血下行后则疼痛缓解。或兼有小腹部癥瘕痞块。舌紫黯有瘀斑，脉弦或涩。

取穴七：中极、白环俞、中脘、足三里、阴陵泉。用于痰湿阻滞而致经血量少，点滴即止，经色淡红，血质黏稠，形体丰肥，浮肿痰多，胸闷呕恶，白带量多，舌淡苔白滑腻，脉滑或沉缓。

3. 操作

取穴一：关元、气海，均直刺 1 ～ 1.5 寸，使局部有酸胀感或向耻骨联合方向传导，气穴，直刺 1 寸，均施提插补法；足三里直刺，进针 1 ～ 1.5 寸，三阴交，沿胫骨后缘直刺，进针 0.8 ～ 1 寸，均施捻转补法。

取穴二：气海，直刺或稍向下斜刺，进针 1 ～ 1.5 寸，施提插补法，使脐上下有酸重感为佳；膈俞、脾俞，均呈 45° 角斜向督脉进针，针深约 1 寸，施捻转补法；足三里、三阴交，刺法同前。诸穴均可采用温针灸法。

取穴三：气海，直刺，进针 1 ～ 1.5 寸，大赫稍向任脉斜刺，针深 1 ～ 1.5 寸；子宫，直刺或稍斜向任脉进针，深 1 ～ 1.5 寸，诸穴均施捻转补法；三阴交，直刺约 1 寸，施提插之平补平泻法。腹部穴均宜并用灸法。

取穴四：气穴、气海，均直刺，进针 0.8 ～ 1.2 寸，施捻转平补平泻法；血海，直刺 1 ～ 1.5 寸，施提插捻转泻法；三阴交，沿胫骨后缘直刺，进针约 1 寸，施捻转补法。

取穴五：肝俞，向督脉方向斜刺，进针 0.8 ～ 1.2 寸，施捻转泻法；期门，斜刺或平刺，进针 0.5 ～ 1 寸，施捻转泻法；行间，直刺或稍向上斜刺，进针 0.5 ～ 1 寸，施捻转泻法；蠡沟，直刺 1 ～ 1.5 寸，施提插泻法；三阴交刺法同前。

取穴六：合谷，向第 2 掌骨后缘直刺，进针约 1 寸，施捻转补法；三阴交，向胫骨后缘直刺，施提插泻法；血海，直刺，进针 1 ～ 1.5 寸，施提插泻法；太冲，直刺 0.5 ～ 1 寸，施提插泻法。

取穴七：中极，直刺，进针 1 ～ 1.5 寸，施提插泻法；白环俞，直刺约 1 寸，施提插泻法；中脘，直刺，进针 1.5 ～ 2.5 寸，施提插或捻转泻法；足三里、阴陵泉，均直刺 1 ～ 1.5 寸，施提插泻法。

4. 疗程

每日针刺 1 次，30 次为 1 疗程，连续观察 3 ～ 5 个疗程。

5. 配方理论

本病病因病机较为复杂，临床兼证亦较多，故辨证选穴即显得十分重要。脾肾气虚者气海与关元相配，共奏调补冲任之功；气为血之帅，气充则血足，足三里为补气强身之要穴，补之可收益气养血之效；三阴交能调整三阴经脉，又为妇科调经之要穴。脾气虚弱者加脾俞以补脾摄血，肾气虚弱兼刺肾俞，配合关元、气海，以补养肾气。阴血不足者用气海能峻补中下二焦气虚，调养冲任；膈俞为八会穴之一，乃血会，能治血虚、出血诸证，证之临床，尤以补血见长；脾俞补脾，配以足三里、三阴交，共收补益中气、生血补血之效。寒凝经脉者用气海为补气要穴，配以大赫温肾壮阳，子宫穴温养子宫，三阴交调经活血止痛，共收补气壮阳通经之效。寒自外侵、凝于经脉，兼用天枢、归来施灸，针刺地机以散寒活血；肾阳不足、虚寒内生，加灸命门、关元以助命火。血分蕴热应重在调理冲任，凉血养阴。气穴为肾经要穴，又为足少阴经与冲脉之会，能养阴固冲；气海为任脉穴，与气穴配合能调整冲任；血海能凉血止血，三阴交则养阴清热。血热实证，热邪迫血妄行，加太冲、行间以清肝凉血；肾水不足，阴虚内热，则加然谷、太溪以滋养肾水。因肝气之郁而致月经失调，用俞募配穴法，取肝俞配肝之募穴期门，共奏疏肝解郁之效；行间为肝经荥穴，主理气泄肝；蠡沟为肝之络穴，疏泄肝气为其所长；中极为任脉要穴，能和冲任以调经，三阴交为三阴之会。诸穴合用，肝郁平复，气机条达，冲任和调，经水才能应时而下。瘀血内停用合谷，为手阳明之原穴，有化瘀破血之功，配三阴交，可活血化瘀，逐下胞宫有形积滞；太冲为足厥阴之原输穴，理气活血为其所长；血海亦为活血调经之要穴。小腹部可扪及有形癥积者，加泻子宫、中极、气穴、气门等局部穴。下焦湿痰阻络者用中极为任脉要穴，可调整冲任，疏理下焦，和血调经；白环俞既可调经化瘀，又能清下焦湿浊；中脘和中理气，为利湿祛痰之要穴；足三里为足阳明之合，阴陵泉为足太阴之合，二穴相配，共施培补中土，利湿化浊，止带调经之功。

四、推拿

1. 治则

调和气血，疏通经络。气血虚者，治以益气养血；血寒者，治以温经散寒；血热者，治以清热凉血；肝郁者，治以疏肝理气；肾虚者，治以补肾调经。

2. 部位及取穴

腹部、胁肋部、督脉、脊柱两侧膀胱经，中脘、神阙、气海、关元、归来、中极、章门、期门、膈俞、肝俞、脾俞、胃俞、肾俞、合谷、血海、足三里、丰隆、三阴交、太溪、行间、隐白、涌泉。

3. 手法

一指禅推法、按揉法、㨰法、擦法、平推法、叩法、摩法、拨法。

4. 操作

(1) 基本操作：患者仰卧位，用一指禅推法推中脘、气海、关元、归来、中极穴各约1分钟；用拇指按揉血海、足三里、三阴交、太溪穴各约2分钟；用摩法按顺时针方向摩小腹，约5分钟。患者俯卧位，用掌根推法从膈俞穴开始向下平推至八髎穴为止，约3分钟；横擦八髎穴，以透热为度；用㨰法和拨法在脊柱两侧的膀胱经上各操作约5分钟。

(2) 辨证加减

气血亏虚证：用拇指按揉合谷、血海、足三里、三阴交穴各约1分钟；用拇指推法或掌平推法从膈俞推至胃俞，约2分钟。

寒凝血瘀证：用拇指按揉中脘、神阙、关元三穴各约2分钟；用拇指推法或掌平推法从膈俞推至八髎穴，约 2 分钟。

血热妄行证：用拇指按揉行间、隐白、血海、三阴交穴各约 1 分钟；轻叩脊柱两侧膀胱经，约 2 分钟。

肝郁气滞证：用拇指按揉合谷、章门、期门、肝俞、膈俞等穴各约 1 分钟；以掌擦两胁，以透热为度。

肾精亏虚证：用拇指按揉气海、关元、三阴交、太溪、肾俞穴各约 1 分钟；用拇指或掌根平推督脉或脊柱两侧膀胱经，约 3 分钟；用拇指按揉涌泉穴，约 3 分钟。

5. 注意事项

(1) 治疗一般应在经期前后进行，经期有症状者也可进行手法治疗。

(2) 经期注意调节饮食，禁食生冷冰冻、过辣食品，禁饮酒。

(3) 保持心情舒畅，避免情志刺激而发病。

(4) 注意休息，不宜过度疲劳或剧烈活动。

第二节　闭　经

温带地区，女性年逾 18 岁未行经者，称原发性闭经；而在初潮后的任何时期，月经闭止超过 3 个月经周期者，均称为继发性闭经。二者统称为闭经。严格地讲，闭经仅是一种症状，能够导致闭经的病因病理甚为复杂，涉及的范围亦较广，故必须根据每个患者的不同情况，寻找出其确切病因，方可有的放矢地进行治疗。

闭经中医又称经闭、女子不月、月事不来。早在中医典籍《内经》中即有载述，兹后历代医家对本病论述颇多。明张介宾《景岳全书·妇人规》中以"血扰""血隔"分虚实立论，语颇精深。针灸治疗本病，主要针对功能改变者，对宫腔粘连、子宫内膜缺如、卵巢肿瘤等器质改变所致闭经无效。同时应详察虚实辨证予以选穴配穴，才能达到良好的治疗效果。

一、临床表现

女性在月经初潮后的任何时期，月经闭止超过 3 个月经周期者，均称为继发性闭经。根据病变解剖部位的不同，闭经又可分为子宫性、卵巢性、垂体性及下丘脑性四种。子宫性闭经常见于子宫发育不良、子宫内膜结核、宫腔粘连、内膜缺如。卵巢性闭经常因性染色体异常致卵巢发育不全和卵巢早衰，卵巢肿瘤等所致。垂体性闭经见于脑垂体功能减退症 (Sheehan 综合征) 及垂体肿瘤。下丘脑性闭经可由多种原因如环境改变、精神创伤、哺乳期过长及长期应用激素类药物致下丘脑抑制，黄体生成激素释放激素、促性腺激素释放激素等分泌减少所致。对本病的诊断除详细询问病史、进行全身及妇科体格检查外，还需辅以必要的实验室检查，如阴道脱落细胞学及宫颈黏液结晶检查、子宫内膜活检、性激素测定、垂体促性腺激素排泄量测定、染色体检查等，以资明确诊断。

二、治疗诊断

1. 生理性闭经

青春期前、妊娠期、哺乳期以及绝经期后，闭经均属生理现象。应与病理性闭经相鉴别。

2. 假性闭经

病理性闭经又可分为真性闭经和假性闭经。生殖道下段包括处女膜、阴道、宫颈等的先天性粘连或闭锁，以致虽有经血，但不能流出体外，称假性闭经。一般所论闭经，均不包括假性闭经。

3. 继发性闭经

口服西药避孕药后偶有发生继发性闭经者。目前尚不能预知哪些妇女口服避孕药后易出现经闭，一般认为服药前有月经不调，或服药后经量明显减少者，可能容易继发闭经。故恰当指导和合理使用避孕药，也是预防闭经的一个方面。

4. 妊娠闭经

注意与妊娠闭经相鉴别，育龄期妇女闭经应与早期妊娠相鉴别。在病史方面，闭经病多由经行后期量渐少而终至闭经；早孕则月经多由正常而突然停止。在兼证方面，闭经常据虚实不同兼有肝肾亏虚、阴血不足、肝郁气滞、血瘀及痰湿中阻之表现；妊娠则伴有厌食、择食、呕吐、恶心、喜食酸味等早孕证候。在脉象上，闭经患者为病脉，如脉见沉涩、弦涩、虚细而弱等，妊娠则见孕脉，如滑而应指流利、两尺重按不绝等。且早孕妇科查体有妊娠体征，尿妊娠试验为阳性等均可资鉴别。

三、针灸治疗

1. 治则

补益气血，调养冲任；或理气活血，祛痰通经。

2. 配方

(1) 补益气血：膈俞、肝俞、脾俞、肾俞、关元、气海、足三里。治疗气虚血少，血枯经闭其症见经期后至量少而渐至经闭。或兼见面色㿠白，形体消瘦；或兼见头晕耳鸣，腰膝酸痛，五心烦热，盗汗；或兼有神疲气短，心悸怔忡，纳少便溏诸证。舌淡苔白薄，脉沉细数或弱无力。

(2) 理气活血：中极、血海、三阴交、合谷、太冲、丰隆。用于气滞血瘀，痰阻胞门，患者症见既往经行正常而突然闭止，兼有烦躁易怒，胸胁胀满，小腹胀痛拒按诸证，舌红瘀斑，苔白，脉沉弦或涩。或见胸闷呕恶，神疲倦怠，带下量多色白诸证，舌淡胖大，边有齿痕，脉沉弦滑。

3. 操作

(1) 补益气血：取背俞穴，针尖朝督脉方向斜刺，进针约 1 寸，施捻转补法；关元，向下斜刺，深约 1.5 寸，气海，略向下斜刺，深 1 ～ 1.5 寸，二穴均施提插补法；足三里，直刺，施捻转补法。诸穴均可施用灸法，或针后加灸。

(2) 理气活血：中极，向耻骨联合方向斜刺，进针 1 ～ 1.5 寸，使针感传至会阴部，施提插泻法；血海、三阴交，均直刺，进针 1.5 寸，施提插泻法；合谷、太冲，均直刺，施提插泻法；丰隆，直刺，进针 1.5 ～ 2 寸，用捻转泻法。

4. 疗程

每日针刺 1 次，30 次为 1 疗程，连续观察 3 ～ 5 个疗程。

5. 配方理论

气血不足者以补益气血调整冲任为首务。膈俞为血之会，肝为藏血之脏，故取膈俞、肝俞以补阴血。肾为先天之根，肾气充则太冲脉盛，月经应时而下，故取肾俞合任脉穴气海、关元峻补肾气。脾胃为后天之本、气血生化之源，故取脾俞、足三里以健运后天之气，脾气充、化源足，则经自通。相反，血滞宜通，通则经水可调。中极为任脉穴，能理冲任，合血海以化瘀通经。太冲、合谷二穴《针灸大成》称为"四关"，功擅舒肝理气，调经活血。三阴交为脾经穴，既可调经活血，又能健脾祛湿化痰。且三阴交与合谷亦为对穴，常配合用于血瘀不行之证，《杂病穴法歌》说："脾病血气先合谷，后刺三阴交莫迟。"丰隆功专祛湿化痰。胸胁胀满者加支沟、期门，小腹胀满疼痛加水道、归来；胸闷呕恶配内关；神疲倦怠者配足三里。

四、推拿

(一) 基本治法

取穴：关元、气海、肝俞、脾俞、肾俞、血海、足三里、三阴交等。

手法：一指禅推、摩、按、揉、擦、擦法。

操作：患者仰卧位，用摩法顺时针方向治疗小腹，手法要求深沉缓慢，按揉关元、气海、血海、足三里、三阴交。

患者俯卧位，用一指禅推法治疗腰背部膀胱经，重点在肝俞、脾俞、肾俞，或用擦法在腰背部脊柱两旁治疗，然后再按揉上述穴位，以酸胀为度。

(二) 辨证加减

肾气不足者，着重按揉肾俞、命门、八髎。直擦背部督脉及两侧膀胱经，横擦腰骶部，以透热为度。气血亏虚者，摩腹重点在关元、气海、中脘。直擦背部督脉，横擦脾俞、胃俞，透热为度。

气滞血瘀者，加按揉期门、膻中、太冲，直擦背部督脉及两侧膀胱经，斜擦两胁。

痰湿阻滞者，加按揉中脘、建里、八髎，横擦左侧背部及腰骶部，以透热为度。

阴虚内热者，加直擦背部督脉及两侧膀胱经，横擦左侧背部及腰骶部，擦涌泉，按揉太溪。

血寒凝滞者，加按揉神阙、命门，直擦背部督脉及两侧膀胱经，透热为度。

（三）注意事项

(1) 引起闭经的原因不同，可以采用综合治疗方法。

(2) 注意区分早期妊娠与闭经。

(3) 经期注意调摄情志，保持精神愉快，避免精神紧张。免受风寒，忌食过于寒凉生冷之物。

第三节 痛 经

凡在行经当中或经期前后发生下腹部疼痛，以致影响正常生活及工作者，称为痛经。痛经，中医妇科又称经行腹痛，为常见病之一，尤以青年女性为多见。本证早在东汉张机所著《金匮要略·妇人杂病脉证并治》中即有载述。历代医家对该病的病机辨证已有了相当的了解，认为多由劳伤气血，体质虚弱，气滞血瘀，或风寒之气外袭，伤及冲任等所致。明代张介宾在所著《景岳全书·妇人规》中指出："凡妇人经行作痛，夹虚者多，全实者少，即如以可按拒按及经前经后辨虚实，固其大法也，然有气血本虚而血未得行者亦每拒按，故于经前亦常有此证，此以气虚血滞无以流通而然。"对痛经病的虚实辨证有了深入的认识，至今仍对临床有指导意义。针灸辨证论治对本病有较好疗效。

一、临床表现

痛经常表现为阵发性疼痛或持续性疼痛阵发性加剧。疼痛部位除下腹部外，还常兼有腰骶部酸痛。严重时伴有面色苍白，冷汗淋漓，四肢逆冷，恶心呕吐，甚至昏厥等症状。

二、鉴别诊断

痛经分为原发性和继发性两种，原发性痛经指患者无生殖器官器质性改变，常于月经初潮即出现的痛经，多见于身体虚弱、患有全身性慢性疾病、精神过于紧张及感觉异常过敏的妇女。继发性痛经除有痛经症状之外，并有明显的生殖器官器质性病变，如盆腔炎、子宫内膜异位症、女性内生殖器肿瘤等，多为月经初潮以后尚无痛经，伴随原发病灶的形成而出现痛经。本节所述均为原发性痛经。痛经还应与一些以腹痛为主要临床表现的内外科疾病进行鉴别，如急慢性阑尾炎、急慢性肠炎、胃肠道痉挛等，可以从是否经期、临床兼证、全身表现等方面区分，一般不难鉴别。

三、针灸治疗

1. 治则

理气化瘀，活血止痛；或温经散寒，除湿止痛；或益气补血，滋养胞脉。

2. 配方

配方一：气海、气穴、合谷、三阴交、太冲。用于中医辨证属于气滞血瘀之痛经。症见经行之先，或经行当中小腹胀痛，拒按，甚则牵及腰骶部酸胀难忍，当经血畅行或逐下瘀块后，疼痛可减轻。常伴有经前乳房胁肋胀痛，烦躁不安，急躁易怒等肝郁表现。舌黯有瘀斑，苔白或微黄，脉沉弦。

配方二：中极、水道、命门、阴陵泉。用于寒湿凝滞而致经期或经前小腹冷痛，拒按，喜热，得热痛可稍减，经迟量少、色黯而不畅；常面色晦暗，食欲不振，口淡无味。舌边紫暗，苔白微腻，脉沉紧或沉迟。

配方三：气海、关元、肾俞、足三里。用于气血虚弱致经期或经后小腹隐痛，喜揉喜按，月经量少，色淡质稀，或腰骶酸痛，肢体乏力。舌淡苔薄白，脉沉细弱。

3. 操作

配方一：气海，直刺，进针 1.5 寸，施提插泻法，使脐上下至耻骨联合均出现酸重感为佳；气穴，直刺 0.5～1 寸，施提插泻法；合谷，向第 2 掌骨后进针 1～1.5 寸，施捻转补法；三阴交，向胫骨后缘直刺，进针 0.8～1.2 寸，施捻转泻法；太冲，直刺或稍向上斜刺，进针 0.5～1 寸，施捻转泻法。

配方二：中极，直刺，进针 1～1.5 寸，施提插补法，使针感传至外阴部为佳；水道，直刺，进针 1 寸左右，施提插平补平泻法；命门，沿棘突向上斜刺，针深 1～1.5 寸，施捻转补法。以上三穴均可在针刺的同时于针柄施灸，或起针后艾条悬灸每次每穴 20 分钟。阴陵泉直刺，进针 1～1.5 寸，施捻转补法。

配方三：气海、关元，均直刺，进针 1～1.5 寸，施捻转补法；肾俞，直刺或向督脉方向斜刺，进针 1 寸，施捻转补法；足三里，直刺，进针 1 寸，施捻转补法。诸穴均宜并用灸法，行经之后仍须坚持灸疗至下一次月经来潮。

4. 疗程

每日针刺 1 次，15 次为 1 疗程。

5. 配方理论

本病应辨证选穴，其中气海穴的应用较为广泛。气滞血瘀用气海配气穴，调整下焦气分，使冲任之气调畅，气行则血行，经血自能畅行无阻，即所谓通则不痛之理；太冲为肝经原穴，可疏理肝气，活血化瘀；合谷配三阴交，为促进子宫收缩、化瘀通经之经验配穴。寒湿凝滞者用中极，中极为任脉穴，任脉主胞胎，补之可暖胞宫、调任脉；水道属足阳明，为利水除湿要穴，兼具活血止痛之功；命门温暖下元以散寒邪；阴陵泉为脾经合穴，健脾渗湿为其所长。若胞脉失养应以补养先后天之气为主。肾俞虽为膀胱经穴，实为肾脏经气转输之所，能补养先天之气；气海、关元均为全身强壮穴，通过补养肾气达到强壮作用，且二穴均属任脉，可调补冲任，调经养血；足三里为阳明经之合，具有肯定的全身强壮作用，针用补法或坚持用灸均有补气养血之功。诸穴配合，先后天同补，气足血充，自无痛经之虞。

47

四、推拿

（一）基本治法

1. 治则

调理胞宫与冲任气血。肾虚血少者，治以益肾填精补血；气滞血瘀者，治以理气活血化瘀；寒湿凝滞者，治以祛湿温经散寒；湿热蕴结者，治以清热利湿化瘀。

2. 部位及取穴

腹部、腰骶部、督脉、脊柱两侧膀胱经，大椎、中脘、气海、关元、章门、期门、带脉、命门、肝俞、胆俞、膈俞、脾俞、胃俞、肾俞、大肠俞、小肠俞、足三里、血海、三阴交、阴陵泉、涌泉、丰隆。

3. 手法

一指禅推法、摩法、揉法、搓法、擦法。

4. 操作

患者仰卧位，用一指禅推法推中脘、气海、关元、带脉穴各约 2 分钟；用掌摩法或掌揉法顺时针方向摩腹或揉腹，约 3 分钟；用拇指按足三里、三阴交各约 1 分钟。患者俯卧位，用一指禅推法推脾俞、胃俞、肾俞、大肠俞、小肠俞、命门各约 1 分钟；用搓法在背部脊柱两侧膀胱经操作约 5 分钟，从脾俞穴水平开始向下至八髎穴为止；用掌横擦八髎穴，以透热为度。

（二）辨证加减

1. 肾虚血少证

证见：经期或经后 1～2 天内小腹时常作痛，伴有腰骶酸痛作胀，经血色暗、量少、质稀，或伴眩晕耳鸣，或兼小腹空坠，或有失眠健忘，或现颧红潮热，舌淡，苔薄白或薄黄，脉沉而细。

方法：用拇指按揉章门、期门、血海、足三里、涌泉穴各约 1 分钟；直擦督脉、命门，以透热为度。

2. 气滞血瘀证

证见：经前或经期小腹胀痛拒按，行经量少，行而不畅，血色紫暗兼有块物，血块下后痛减，胸闷不舒，乳房胀痛，舌质暗紫，或边有瘀斑或瘀点，脉弦。

方法：用拇指按揉肝俞、胆俞、膈俞、章门、期门、血海、三阴交穴各约 1 分钟；重点擦腰骶部，以透热为度。

3. 寒湿凝滞证

证见：经前或经期小腹冷痛，喜暖拒按，行经量少，血色紫暗兼有块物，畏寒身痛，舌暗，苔白腻，脉沉而紧。

方法：用拇指按揉血海、三阴交、阴陵泉、足三里穴各约 1 分钟；直擦督脉、命门，以透热为度。

4.湿热蕴结证

证见：经前或经期小腹灼热胀痛拒按，行经量多，经色暗红，质稠有块，或小腹疼痛，经来加剧，或痛连腰骶，或伴小便赤黄，低热绵绵，舌紫红，苔黄腻，脉滑数或弦。

方法：用拇指按揉大椎、血海、丰隆穴各约 1 分钟；重点擦腰骶部，以透热为度。

（三）注意事项

(1) 重视精神情绪的调养，保持起居饮食的规律，克服畏惧疼痛的恐感，绝对禁止经期性生活。

(2) 经期忌食生冷或辛辣等刺激性食物。慎用寒凉、滋腻性药物。避免涉水、游泳等活动。经期腹部及骶部一般不做推拿治疗。

第四节　阴　挺

子宫颈外口沿阴道方向下降至坐骨棘水平以下时称子宫脱垂。产伤、生育过多、年老或先天性盆底组织松弛，张力下降，如再加上突然腹压增高或长期蹲式劳动、咳嗽等，可使脱垂程度加重并出现症状。中医学将子宫脱垂称为阴挺，又名阴突、鸡冠疮等。

因本病多发生于产后，故又有产肠不收之名。并认为本病由中气不足、气虚下陷或肾气不足、失于固摄，子宫筋脉损伤，不能提摄子宫而成。补中益气、补肾升阳及提摄子宫为治疗大法。

一、临床表现

患者自觉下腹、阴道、外阴坠胀及腰背酸痛，站立及劳动时加剧。自觉有肿物向阴部脱出，轻者平卧时可自行恢复，重者不能自行恢复，行走亦感困难。并可能出现尿频、排尿及大便困难等证。

根据子宫下垂程度，本病可分为三度：

Ⅰ度：子宫沿阴道轴下降，宫颈口在坐骨棘水平以下或距阴道口 4cm 以内。最低达处女膜边缘。

Ⅱ度：部分子宫颈或部分子宫体已脱出阴道口外。

Ⅲ度：整个宫颈与宫体全部脱出阴道口外。

二、鉴别诊断

1.直肠或膀胱膨出

患者可有相似的感觉，通过妇科查体时能明确予以区别。

2.阴道壁囊肿

一般囊肿边缘分界清楚，紧张而有囊性感。

3. 子宫黏膜下蒂性肌瘤

可自宫颈口脱出下降到阴道内，但子宫颈位置正常。

三、针灸治疗

1. 治则

补气升阳，提摄子宫；或补益肾气，升提子宫。

2. 配方

(1) 中气下陷：百会、气海、关元、维胞、足三里。治疗由中气下陷所致的子宫脱垂，小腹下坠，四肢无力，少气懒言，面色少华，小便频多，带下量多，色白质稀，舌淡苔白，脉虚细无力。

(2) 肾气不固：关元、大赫、照海、维胞。治疗子宫下垂，腰酸腿软，小腹下坠，小便频数，夜间尤甚，头晕耳鸣，舌淡苔白，脉沉弱无力。

(3) 芒针疗法：维道、维胞、维宫。三穴交替使用，每次 1 穴。

3. 操作

(1) 中气下陷：百会，针尖朝前沿皮平刺，进针约 1 寸，施捻转补法；或仅用艾条悬灸；气海、关元，针尖朝下斜刺，针深 1～1.5 寸，施提插捻转补法；足三里，直刺，进针 1～1.5 寸，施提插补法。以上各穴均可针后施灸。维胞，进针 1.5～2 寸，施捻搓补法，使受术者腹部有抽动感为佳。

(2) 肾气不固：维胞，操作同前；关元，针尖略朝下，进针 1～1.5 寸，施捻转补法；大赫，直刺，进针 1～1.5 寸，施提插或捻转补法。以上各穴均可针后加灸。照海，进针 0.5～1 寸，施捻转补法。

(3) 芒针疗法：针刺时针尖朝耻骨联合方向，深达脂肪下层，行强刺激手法，使会阴部和小腹部有明显的抽动感。

4. 疗程

每日 1 次，10～15 次为 1 疗程。

5. 配方理论

百会为督脉穴，督脉总督一身阳气，取之可收升阳举陷之功。气海、关元为任脉穴，可通冲任而补下焦阳气。足三里为足阳明之合穴，又为全身强壮要穴，可补中益气。维胞为经外奇穴，穴下解剖为子宫阔韧带，故有提摄子宫之作用。关元与大赫、照海相配合，能补益肾气，升阳举陷。维胞为经外奇穴，为治子宫脱垂的经验效穴。

四、推拿

（一）基本治法

1. 治则

固摄胞宫。气虚者，治以升阳补中益气；肾虚者，治以补肾固脱升提；湿热者，治以清热利湿，固摄胞宫。

2. 部位及取穴

腹部、腰骶部、督脉、脊柱两侧膀胱经、百会、气海、关元、维道、脾俞、肾俞、气海俞、大肠俞、关元俞、小肠俞、命门、足三里、三阴交、太溪、涌泉、丰隆、阴陵泉、太冲。

3. 手法

一指禅推法、按揉法、摩法、揉法、擦法、擦法、平推法、拨法、叩法。

4. 操作

患者仰卧位，用一指禅推法推气海、关元等穴各约 2 分钟；用拇指按揉百会、维道、带脉等穴各约 2 分钟；在小腹部做逆时针方向摩腹、按揉脐 5 分钟。患者俯卧位，用一指禅推法推脾俞、肾俞、气海俞、大肠俞、关元俞、小肠俞等穴各约 1 分钟；用擦法和拨法在脊柱两侧的膀胱经上操作约 5 分钟，从脾俞穴开始向下至小肠俞穴为止；用擦法横擦命门、八髎，直擦督脉，均以透热为度。

（二）辨证加减

1. 气虚下陷证

证见：自觉有物下垂或脱出阴户之外，小腹及会阴部有下坠感，动则加重，神疲气短，倦怠乏力，面色少华，小便频、带下量多、色淡、质稀，舌淡，苔白，脉缓弱。

方法：用拇指按揉百会、足三里穴各约 1 分钟；用推法自耻骨联合边缘向上推至脐部，反复 20 次。

2. 肾虚不固证

证见：子宫脱垂，日久不愈，腰膝酸软，头晕耳鸣，小腹下坠，小便频数，夜间尤甚，带下质稀，舌淡红，脉沉弱。

方法：用拇指按揉足三里、三阴交、太溪、涌泉穴各约 2 分钟；用拇指推法或掌推法平推，从脾俞至小肠俞穴，约 2 分钟。

3. 湿热下注证

证见：子宫脱出阴户外，红肿灼热，或已溃烂，小腹下坠，带黏色黄，口干烦热，小便短赤，大便干结，舌苔黄腻，脉滑数。

方法：用拇指按揉丰隆、阴陵泉、三阴交、太溪、太冲穴各约 1 分钟；轻叩脊柱两侧及腰骶部。

（三）注意事项

(1) 本病受心理因素影响很大，必须对患者做好解释工作，消除紧张情绪，注意生活起居的调适，保持心情舒畅。

(2) 嘱患者每天睡前平卧，做收腹提肛运动 30 分钟，并配合呼吸。

第五节　女性不孕

一、输卵管阻塞

有正常性生活，未经避孕一年未妊娠者，称为不孕症。未避孕而从未妊娠者称为原发性不孕；曾有过妊娠而后未避孕连续一年不孕者称继发性不孕。中医对本病的研究较为深入，认为本病病因病机较复杂，因虚因实均可致病。病机主要与肾及冲任二脉有关，因肾主藏精，为先天元气之本，主生殖；冲为血海，任主胞胎。故肾精肾气虚弱，或冲、任失调，或痰湿阻胞，或气滞血瘀，均可致不孕症。本证治疗应以调经为主，并宜根据虚、实之异，分别配合补气、滋阴、祛湿、理气、化瘀诸法。

（一）临床表现

受孕的条件，必须有正常发育的卵子和精子，且精子和卵子能在输卵管内相遇而受精，受精卵能及时种植于子宫内膜中，并有正常的内分泌以维持胚胎的发育。因此就女方而言，不孕症的出现主要由卵巢内分泌失调及卵子生成异常，精子、卵子结合通路受阻以及孕卵着床障碍三方面因素所导致，输卵管阻塞则属通路方面的问题。输卵管阻塞患者输卵管通畅试验为阳性。可采用输卵管通气术、通液术和子宫输卵管碘油造影术等试验来检查输卵管通畅情况。

（二）病因

1. 先天生理及解剖缺陷

不孕有因女子先天生理或解剖缺陷导致者，如阴道狭窄、处女膜肥厚、阴道有横隔等而致不孕者，古人称为"五不女"，应予手术治疗。

2. 子宫内膜异位症

本病是指子宫内膜生长在子宫腔以外的组织。这种异位的内膜随着卵巢激素的周期性变化而发生增殖、分泌与出血。临床分两种类型，即外在型与内在型。外在型指子宫内膜异位在子宫以外的组织内，最常见的部位是卵巢，其次为子宫直肠窝及子宫骶骨韧带。在卵巢内可随月经周期变化而逐渐增大，形成囊肿，又称巧克力囊肿。在子宫直肠窝的病灶则可形成致密粘连硬结，有时可侵犯直肠或膀胱。内在型指子宫内膜样组织出现在子宫肌层，呈弥散性分布者称子宫肌腺病，亦有局限性分布呈肿瘤样，称子宫肌腺瘤。子宫内膜异位症可导致不孕，宜通过输卵管通畅试验、盆腔脏器B型超声波检查予以确诊。

（三）针灸治疗

1. 治则

疏肝解郁，调经种子；或祛湿化痰，理气启宫；或活血化瘀，理气调经。

2.配方

(1) 疏肝解郁：中极、四满、太冲、三阴交，用于肝郁气滞所致多年不孕。经期先后不定、经行腹痛、血行不畅、量少色黯、有小血块、经前乳房胀痛、精神抑郁、烦躁易怒、舌红苔白、脉弦。

(2) 祛痰化湿：中极、气冲、丰隆、三阴交、阴陵泉；用于痰湿阻滞所致婚后多年不孕、形体丰肥、带下量多质黏、面色㿠白、心悸头晕、胸闷呕恶、舌淡胖嫩、边有齿痕、苔白厚腻、脉滑。

(3) 活血祛瘀：中极、归来、子宫、气穴、三阴交；用于血瘀胞脉而致婚后久不孕育、经行后期、量少色黯、夹有血块；或经行腹痛；或非经期少腹时痛时止；舌质紫黯，脉弦细或涩。

3.操作

(1) 疏肝解郁：中极，向曲骨方向斜刺，针深 1 ～ 1.5 寸，施提插泻法，以针感向会阴传导为佳；四满，直刺进针 1 ～ 1.5 寸，施捻转平补平泻法；三阴交，直刺进针 1 寸；太冲，直刺进针 0.5 ～ 0.8 寸，均施捻转泻法。

(2) 祛痰化湿：中极，直刺进针 1 ～ 1.5 寸，施提插捻转泻法；气冲，直刺或稍向上斜刺，进针 0.5 ～ 1 寸，施捻转泻法；丰隆，直刺进针 1 ～ 1.5 寸，施提插泻法；阴陵泉、三阴交，直刺进针 1 ～ 1.5 寸，施捻转平补平泻法。

(3) 活血祛瘀：中极、归来、气穴、子宫，均直刺，可刺 1 ～ 2 寸，施捻转泻法；三阴交，直刺进针 1 ～ 1.5 寸，施提插捻转泻法。

4.疗程

每日针刺 1 次，一般 30 天为 1 疗程。

5.配方理论

本证多为实证，部分为本虚标实证，临床应以辨证为准。疏肝解郁法中取中极为任脉要穴，功通冲任，四满为肾经穴，与中极相合能理气通经。太冲为足厥阴肝经原穴，可疏肝解郁，配三阴交可养血调经。祛痰化湿法取气冲虽为足阳明经穴，然冲脉起于气冲，又为水谷之海的上输穴，与中极相配，可调理冲任，理气调经，丰隆为足阳明之络穴，阴陵泉为足太阴之合穴，均为祛湿化痰之要穴。配三阴交可调理三阴，理气和血。诸穴相合，共收理气化痰、调经种子之效。活血祛瘀法用中极能助气化，理冲任，调胞宫，化瘀通经。归来具有活血化瘀之功。配三阴交可和血调经。子宫、气穴均为治疗不孕症的经验穴。

二、子宫内膜异位症

子宫内膜异位症是指子宫内膜生在子宫腔以外的组织。这种异位的内膜在组织学上不仅有内膜的膜体，而且有间质的围绕，在功能上随着卵巢激素的周期变化而发生增殖、分泌与出血。临床分两种类型，即外在型与内在型。外在型指子宫内膜异位在子宫以外的组织内，最常见的部位是卵巢，约占 80%，其次为子宫直肠窝及子宫骶骨韧带。在卵巢内可随月经周期变化而逐渐增大，形成囊肿，又称巧克力囊肿。在子宫直肠窝的病灶则可形成致密粘连硬结，有时可侵犯直肠或膀胱，虽非恶性肿瘤而又恶性在生长行为。内在型指子宫内膜样组织出现在子宫肌层，呈弥散性分布者称子宫肌腺病，亦有局限性分布呈肿瘤样，称子宫肌腺瘤。中医学无子宫内膜异位症病名，据其临床表现，属于中医学不孕症或痛经范畴。针灸对子宫内膜异位症所导致的女性不孕有治疗作用，是非手术治疗本病的有效方法之一。

（一）临床表现

内异症的临床表现因人和病变部位的不同而多种多样，症状特征与月经周期密切相关。有 25% 的患者无任何症状。

(1) 下腹痛和痛经：疼痛是本病的主要症状；其原因为异位病灶受周期性卵巢激素影响而出现类似月经期变化，特点是痛经、继发性痛经，进行性加重是内异症的典型症状。

(2) 不孕：本病患者不孕率高达 40%。

(3) 月经异常：15% ~ 30% 患者有经量增多、经期延长或月经淋漓不尽。

(4) 性交不适：多见于直肠子宫陷凹有异位病灶或因局部粘连使子宫后倾固定者。

(5) 其他特殊症状：盆腔外任何部位有异位内膜种植生长时均可在局部出现周期性疼痛、出血和肿块，并出现相应症状。

（二）鉴别诊断

1. 先天生理及解剖缺陷所致不孕症

不孕有因女子先天生理或解剖缺陷导致者，如阴道狭窄、处女膜肥厚、阴道有横隔等而致不孕者，古人称为"五不女"，应予手术治疗。

2. 内分泌失调所致不孕症

受孕的条件，必须有正常发育的卵子和精子，且精子和卵子能在输卵管内相遇而受精，受精卵能及时种植于子宫内膜中，并有正常的内分泌以维持胚胎的发育。因此卵巢内分泌失调及卵子生成异常，均可导致不孕症。可通过各种内分泌检查及 B 型超声波检查予以鉴别。

3. 精子、卵子结合通路受阻所致不孕症

输卵管阻塞而致通路障碍所致不孕症与子宫内膜异位症之鉴别应借助实验室诊断。可采用输卵管通气术、通液术和子宫输卵管碘油造影术等试验来检查输卵管通畅情况。

三、针灸治疗

1. 治则

理气活血，通经止痛；或活血通络，消癥破积。

2. 配方

(1) 理气活血：中极、气海、子宫、血海、三阴交、太冲。用于气滞血瘀，经脉闭阻所致的女性不孕症，常兼经期腹痛难忍，痛经呈进行性加重。可发生在行经前、行经中及经后。内在型子宫内膜异位症痛在小腹当中，外在型子宫内膜异位症多痛在少腹两侧，兼及腰骶部疼痛。舌暗红苔薄白或薄黄，脉沉弦或沉紧。

(2) 消瘕破积：中极、气穴、气海、气门、三阴交、行间，少腹积块痛连骶部加秩边、次髎、中髎。用于胞脉损伤，癥瘕内存所形成的不孕症，常兼见小腹中间或少腹两侧有形积块，推之不移，压痛明显。病变累及子宫直肠窝则压痛波及腰骶部，并兼见性交疼痛，排便时疼痛及肛门重坠感。舌暗红，边尖有瘀斑，脉沉紧或涩。

3. 操作

(1) 理气活血：中极，直刺，深1寸左右，施捻转泻法；气海，直刺或呈60°角向下斜刺，进针1～1.5寸，施提插泻法；子宫，直刺，进针1.5～2寸，施捻转泻法；血海、三阴交均直刺，进针1～2寸，施提插兼捻转之泻法；太冲，直刺或稍向上斜刺，进针1寸，施提插泻法。

(2) 消瘕破积：中极、气海，刺法同前；气门，为经外奇穴，在子宫穴上1寸，直刺，进针1.5～3寸，施提插泻法；三阴交，直刺，进针1～2寸，施捻转泻法；行间，直刺或稍向上斜刺，进针0.7～1寸，施提插泻法；气穴，直刺，深0.5～1寸，施捻转泻法。腹部穴可配合灸治。

4. 疗程

每日针刺1次，一般30天为1疗程。

5. 配方理论

本病治疗宜分步进行。不孕症源于子宫内膜异位症，所致患者行经过程中主要表现为严重的痛经，此时应以止痛为首要治疗目的。经间期虽无明显症状，但癥瘕内存，应结合腹腔积块的不同位置选穴配穴，以理气活血、消瘕化积为治疗原则，并应坚持较长疗程的施治，才能从根本上达到治疗不孕症的目的。经期用中极、气海为局部取穴，有理气降逆止痛作用。子宫穴位于卵巢的体表投影，能调整卵巢内分泌功能。血海能活血化瘀，太冲能疏肝止痛，三阴交为调经活血止痛第一要穴。诸穴同用，共奏活血止痛之效。欲消瘕破积，针刺宜以局部穴为主，故取中极配气穴、气海、气门以理气通络，消散瘕结。行间为足厥阴肝经荥穴，更具活血下瘀之功。三阴交亦为调经止痛、止血散瘀的常用穴位。

四、推拿

(一) 基本治法

1. 治则

补肾益精，调理冲任。气滞血瘀者，治以理气化瘀通络；冲任血虚者，治以补血益精填髓；肾虚胞寒者，治以补肾温经散寒；痰湿阻滞者，治以化痰祛湿通络。

2. 部位及取穴

督脉、脊柱两侧的膀胱经、膻中、期门、章门、气海、关元、子宫、大赫、膈俞、脾俞、胃俞、肾俞、气海俞、关元俞、命门、腰阳关、八髎穴、血海、足三里、阴陵泉、丰隆、三阴交、太溪。

3. 手法

一指禅推法、按揉法、揉法、擦法、擦法、摩法、捏拿法、拨法、推法。

4. 操作

患者仰卧位，用一指禅推法推气海、关元、足三里、三阴交穴各约 1 分钟，或用拇指按揉法亦可；用掌摩法或掌揉法在双侧子宫穴处，进行掌摩或掌揉，约 5 分钟。患者俯卧位，用一指禅推法或用拇指按揉法在肾俞、气海俞、关元俞操作，各约 1 分钟；分别用擦法和拨法在腰部脊柱两侧的膀胱经上各操作约 5 分钟，从肾俞开始向下至关元俞为止；用掌横擦命门、腰阳关，以透热为度。

（二）辨证加减

1. 气滞血瘀证

证见：婚久不孕，月经延后或先后不定期、量或多或少、色紫暗有血块，经前乳房及胸胁胀痛，精神忧郁，喜太息，舌暗或舌边有瘀斑，脉弦涩。

方法：用拇指按揉章门、期门、膻中穴各约 1 分钟；拿捏血海、三阴交各约 1 分钟。

2. 冲任血虚证

证见：久不受孕，月经延后、量少、色淡或闭经，神疲乏力，面色少华，头晕心悸，失眠多梦，唇舌淡，苔薄，脉沉细而弱。

方法：用拇指按揉膈俞、脾俞、胃俞、血海、足三里、三阴交穴各约 1 分钟；用掌推法平推，从膈俞至胃俞穴，约 2 分钟。

3. 肾虚胞寒证

证见：婚久不孕，月经不调或有时闭经、量少色淡，带下清稀量多，腰膝酸冷，性欲淡漠，头晕耳鸣，舌淡苔薄，脉沉细无力。

方法：用拇指按揉血海、三阴交、太溪、大赫穴各约 2 分钟；用掌推法平推，从肾俞至关元俞穴，约 2 分钟；用掌横擦命门、腰阳关，以透热为度。

4. 痰湿阻滞证

证见：日久不孕，患者形体多为肥胖，月经常有延后，量多少不一，或有停闭不行，带下量多、色白质黏无臭，胸闷呕恶，头痛昏重，舌淡胖，苔白腻，脉滑。

方法：用拇指按揉足三里、阴陵泉、丰隆穴各约 1 分钟；直擦督脉，横擦脾俞、胃俞，均以透热为度。

（三）注意事项

(1) 操作前应向患者做好解释工作，详细询问生活史及生育史。

(2) 嘱患者房事要有节制，经期保暖，避免受寒。

(3) 注意生活起居的调适，保持心情舒畅。

第六节　更年期综合征

更年期综合征又称绝经期综合征，是指妇女达到一定年龄(45 ～ 55 岁) 时，由于卵巢功能减退、性激素减少而出现一系列与绝经有关的临床综合症候群。其临床表现以植物神经功能紊乱和代谢障碍为主。患者多为 40 岁后的绝经期或绝经后的妇女，绝经是其重要标志。

一、病因病机

本病多因妇女年近绝经前后，肾气渐衰，天癸将竭，精血不足，冲任亏虚，脏腑失养，而致阴阳平衡失调，气血逆乱。肾水不足，不能上济心火，导致心肾不交，虚热内生；水不涵木，则致肝阳上亢；肾阳虚惫，火不温土，则脾失健运，内生痰湿。此外，不少患者与情志抑郁、肝气不舒有关。肾为水火之宅，五脏六腑之根本，如阴阳偏衰，气血失和，则出现病变，并可使多脏受累。

二、临床表现

中医学根据更年期综合征的临床表现将其分为以下几型。

1. 肝肾阴虚

头晕耳鸣，记忆减退，烦躁易怒，心悸不安，烘热汗出，手足心热，腰膝痿软，或皮肤感觉异常，或阴部干涩瘙痒，口干咽燥，大便干结，月经周期紊乱，经量多少不定，或先期量少，或淋漓不绝，色紫红，质稠，舌质红，苔少，脉细数。

2. 心肾不交

心悸怔忡，失眠健忘，心烦不安，头晕耳鸣，腰膝酸软，口干咽燥，或见口舌生疮，舌质红而干，苔少或无，脉细数。

3. 脾肾阳虚

面色晦暗，精神萎靡，形寒肢冷，腰痿如折，食欲减退，浮肿便溏，小便清长，夜尿频多，带下清稀量多，月经紊乱，崩中暴下，色淡质稀。舌质淡或胖嫩，苔白滑，舌边有齿痕，脉沉细无力或沉迟。

4. 心脾两虚

面色萎黄，神疲体倦，头晕目眩，失眠健忘，心悸气短，少气懒言，脘腹胀闷，纳差便溏，烘热汗出，四肢欠温，经量多或淋漓不断，舌质淡，苔薄白，脉虚细无力。

5. 阴阳俱虚

时或潮热汗出，时或畏冷，眩晕耳鸣，失眠多梦，腰膝痿软，神疲肢肿，手足心热，心悸自汗，纳少便溏或便秘，尿余沥不尽，月经紊乱，或先期量多，或后期量少，或崩中漏下，舌质淡，苔薄白，脉沉细弦。

6.阴血亏虚

神志错乱，性情异常，喜常人所恶，恶常人所喜，善悲欲哭，呵欠频作，坐立不安，心悸神疲，时有欠伸，神不自主，或沉默少言，多思善虑，舌质淡白，苔薄，脉弦细。

7.肝郁脾虚

情志抑郁不伸，心烦易怒，嗳气频作，胁腹胀痛，食欲不振，腹泻便溏，月经紊乱，经行小腹胀痛，或有血块，舌质淡，苔薄，脉弦。

8.冲任不固

月经周期紊乱，出血量多，行经时间长，精神恍惚，肢体乏力，腰膝痿软，小腹不适，舌质淡而胖大，苔薄白，脉沉细弱。

9.气郁痰结

精神忧郁，情绪不稳，善疑多虑，失眠，胸闷，咽中似异物梗塞不适，多咯痰，体胖乏力，嗳气频作，腹胀不适，舌质淡，苔白腻，脉弦滑。

三、推拿治疗

（一）治疗原则

调和阴阳，补肾安神。肝肾阴虚者宜滋肾柔肝、育阴潜阳，心肾不交者宜滋阴降火、交通心肾，脾肾阳虚者宜温肾健脾，心脾两虚者宜益气养心，阴阳俱虚者宜补肾扶阳、滋养冲任，阴血亏虚者宜养心安神，肝郁脾虚者宜疏肝健脾、调理冲任，冲任不固者宜健脾益肾、固摄冲任，气郁痰结者宜解郁化痰、行气散结。

（二）基本治法

1.胸腹部操作

(1) 取穴及部位：膻中、中脘、气海、关元、中极。

(2) 主要手法：一指禅推法、揉摩法。

(3) 操作方法：患者仰卧位，医者以一指禅推法施治于膻中、中脘、气海、关元、中极穴，每穴2～3分钟；然后按顺时针方向揉摩胃脘部及下腹部，分别为5分钟。

2.腰背部操作

(1) 取穴及部位：厥阴俞、膈俞、肝俞、脾俞、肾俞、命门、背部督脉、背部膀胱经第一侧线。

(2) 主要手法：一指禅推法、按揉法、擦法。

(3) 操作方法：患者俯卧位，医者用一指禅推法或拇指按揉法施于厥阴俞、膈俞、肝俞、脾俞、肾俞、命门穴，每穴2分钟；然后用小鱼际擦法擦背部督脉经和背部膀胱经第一侧线及肾俞、命门穴，以透热为度。

3.头面及颈肩部操作

(1) 取穴及部位：太阳、攒竹、四白、迎香、百会、风池、肩井。

(2) 主要手法：拿法、一指禅推法、揉法、抹法、按揉法。

(3) 操作方法：患者坐位，医者用拇指与食指对称拿风池及项部 2 分钟，五指拿顶 (由前发际向后发际移动)5 ～ 10 次；用一指禅推法或鱼际揉法施于前额部 5 分钟，用分抹法施于前额、目眶及鼻翼两旁 5 ～ 10 次；两拇指同时按揉太阳、攒竹、四白、迎香穴各半分钟，拇指按揉百会半分钟，拿肩井 5 ～ 10 次。

三、辨证加减

1. 肝肾阴虚

按揉血海、阴陵泉、三阴交、太溪、太冲各半分钟，推一侧桥弓穴 20 次，再推另一侧。

2. 心肾不交

按揉通里、内关、合谷、肺俞、心俞、血海、三阴交、太溪各半分钟，搓擦涌泉，以透热为度。

3. 脾肾阳虚

按揉天枢、曲池、合谷、足三里、阳陵泉、丰隆、悬钟、委中、承山、昆仑各半分钟，掌振关元，横擦八髎穴，以透热为度。

4. 心脾两虚

按揉劳宫、通里、内关、合谷、心俞、血海、足三里、阴陵泉、悬钟、三阴交各半分钟，搓擦涌泉，以透热为度。

5. 阴阳俱虚

按揉合谷、足三里、阳陵泉、血海、阴陵泉、三阴交、太溪、太冲、悬钟各半分钟，横擦八髎穴，搓擦涌泉，以透热为度。

6. 阴血亏虚

按揉劳宫、通里、内关、合谷、心俞、血海、足三里、悬钟、三阴交、太冲各半分钟，搓擦涌泉，以透热为度。

7. 肝郁脾虚

按揉内关、足三里、阳陵泉、丰隆、悬钟、三阴交、太冲各半分钟，搓擦涌泉，横擦八髎穴，以透热为度。

8. 冲任不固

按揉合谷、足三里、阳陵泉、阴陵泉、三阴交、太溪、太冲各半分钟，掌振关元，横擦八髎穴，搓擦涌泉，以透热为度。

9. 气郁痰结

按揉支沟、合谷、足三里、天突、丰隆、三阴交、太溪、太冲各半分钟，横擦八髎穴，搓擦涌泉，以透热为度。

四、针灸治疗

(一) 基本治疗

1. 治法

滋补肝肾，调理冲任。以任脉、足太阴经穴及相应背俞穴为主。

2. 主穴

气海、肝俞、肾俞、神门、三阴交、太溪。

3. 配穴

肾阴亏虚加阴谷、照海；肾阳不足加关元、命门；肝阳上亢加风池、太冲；痰气郁结加中脘、丰隆。

4. 操作

主穴用毫针补法或平补平泻法。配穴按虚补实泻法操作。

5. 配穴理论

本病主要涉及肝、肾及冲任二脉。气海为任脉穴，可补益精气，调理冲任。三阴交为肝脾肾三经交会穴，与肝俞、肾俞合用，可调补肝肾。太溪滋补肾阴。神门安神除烦以治标。

(二) 辨证治疗

1. 肝肾阴虚

证见：月经先期或先后无定期，色鲜红，量或多或少，阴道干涩，腰膝酸软，头晕耳鸣，失眠多梦，潮热汗出，五心烦热，口干舌燥，大便干结，或皮肤瘙痒或如虫行，舌红，少苔，脉细数。

治法：滋养肝肾，兼清虚热。以足少阴肾经穴为主。

处方：肾俞、太溪、三阴交、中极、神门、四神聪。

随证配穴：心烦者，加大陵；潮热者，加照海。

刺灸方法：针用补法。

配穴理论：肾俞、太溪滋肾补水，三阴交调补三阴而育阴潜阳。中极调补冲任之气血。神门、四神聪宁心安神。

2. 肾阳亏虚

证见：月经后怠或停闭不行，行则量多，色淡质稀或淋漓不止，神疲肢冷，面色晦暗，头目晕眩，腰酸尿频，或纳少便溏，面浮肢肿，或心悸善忘，舌淡胖，苔白滑，脉沉细无力。

治法：温肾助阳，补益心脾。以督脉、背俞穴为主。

处方：肾俞、心俞、命门、三阴交、关元。

随证配穴：纳少便溏者，加脾俞、足三里；失眠多梦者，加神门。

刺灸方法：施温针灸或小艾炷灸。

配穴理论：肾俞、命门、关元能温补肾阳。心俞补心气，宁心神。三阴交补脾土，强化源以养先天。

五、注意事项

更年期是每个妇女都必须经历的生理过程，在这一时期应做好心理调适，以积极、乐观的态度度过更年期。患者宜加强身体锻炼，选择一些自己喜爱的体育活动长期坚持，多与亲朋交流谈心，做到劳逸结合，调整神经功能和心理状态，改善睡眠，饮食宜清淡。保持正常、稳定的性生活，亦有助于生理和心理健康，延缓衰老。

第三章　儿科病症

第一节　遗　尿

遗尿又称尿床、夜尿，指 3 岁以上的小儿在睡眠中小便自遗，醒后方觉，反复发作。本病多由肾气不足、下元虚冷，或病后体弱、肺脾气虚不摄所致。本病多见于 3 ～ 12 岁的小儿，少数患者持续至成年才消失。

一、病因病机

遗尿与肺、脾、肾三脏气化功能失常有关，其中肾与遗尿关系更为密切。肾气不足，膀胱虚冷，关门不利，或脾肺气虚，膀胱失约，或肝经郁热，疏泄失常，均可导致本病的发生。

1. 下元虚寒，温化失职

先天肾气不足，下元虚寒，膀胱失于温养，气化功能失调，关门不固，水道失去制约而发生遗尿。

2. 脾肺气虚

由于各种疾病引起的脾肺虚损，气虚下陷，致上虚不能制下，下虚不能上承，运化无力，节制无权，则水液趋下，以致膀胱失约，关门不固而遗尿。

3. 肝经郁热

湿热之邪，郁于肝经，使肝的疏泄功能失常，肾关开合约制失力，膀胱不藏而发生遗尿。

二、临床表现

睡中遗尿，醒后方觉，轻则数日 1 次，重则每夜 1 次或数次，久之可见面色无华，精神萎靡，食欲不振等。年龄较大儿童有怕羞或精神紧张感。

1. 肾气不足

睡中不自主排尿，一夜 1 ～ 2 次或更多，小便清长而频数，面色㿠白，神疲乏力，四肢不温，喜暖畏寒，腰腿酸软，或伴有头晕，舌质淡，苔薄白，脉沉细无力。

2. 肺脾气虚

睡中遗尿，尿频量少，面色苍白或萎黄，神疲气短，四肢困倦，头晕懒言，自汗或盗汗，形瘦乏力，胃纳欠佳，大便溏薄，舌质淡，苔薄白，脉弱无力。

3. 肝经郁热

睡中遗尿，小便量少色黄，频数不能自忍，性情急躁，面赤唇红，手足心热，口渴喜饮，舌质红，苔薄黄或黄腻，脉弦数。

三、推拿治疗

(一)下元虚冷

1. 治则

温肾固涩。

2. 处方

补肾经 300 次，推三关 300 次，揉外劳宫 300 次，按揉百会 100 次，揉丹田 100 次，按揉肾俞 100 次，擦腰骶部 50 次，按揉三阴交 50 次。

3. 配穴理论

补肾经、按揉肾俞、揉丹田、擦腰骶部以温补肾气，壮命门之火，固涩下元，按揉百会、推三关、揉外劳宫温阳升提；按揉三阴交以通调水道。

(二)肺脾气虚

1. 治则

益气固涩。

2. 处方

补脾经 300 次，补肺经 300 次，揉外劳宫 300 次，按揉百会 100 次，揉中极 100 次，按揉膀胱俞 100 次，按揉足三里 50 次。

3. 配穴理论

补脾经、补肺经、按揉足三里以补脾肺而益气；按揉百会、揉外劳宫温阳升提；揉中极、按揉膀胱俞以调膀胱气化，固涩水道。

(三)肝经郁热

1. 治则

清肝泻热。

2. 处方

泻肝经 300 次，泻心经 300 次，补脾经 300 次，揉上马 300 次，揉三阴交 50 次，揉涌泉 50 次。

3. 配穴理论

泻肝经、泻心经以清热除烦，揉上马、揉三阴交、揉涌泉以壮水制火，引热下行；补脾经以健脾扶正。大便溏者加补大肠、揉脾俞；食欲不振者加运内八卦；自汗出者加揉肾俞。

四、针灸治疗

(一)基本治疗

1. 治则

调理膀胱，益肾固摄。取任脉穴及膀胱的背俞穴、募穴为主。

2. 主穴

关元、中极、膀胱俞、三阴交。

3. 配穴

肾气不足配肾俞、太溪；肺脾气虚配列缺、足三里；心肾失交配通里、大钟；肝经郁热配蠡沟、太冲。

4. 操作

毫针常规刺。肾气不足、肺脾气虚，可加灸。

5. 配穴理论

关元为任脉与足三阴经的交会穴，可培补元气，益肾固本；中极为膀胱的募穴，配背俞穴膀胱俞，为俞募配穴法，可调理膀胱气化功能；三阴交为足三阴经的交会穴，可健脾益气，益肾固本而止遗尿。

（二）其他治疗

1. 耳针

取膀胱、肾、皮质下、尿道、神门。毫针刺法，或埋针法、压籽法。

2. 皮肤针

取夹脊穴、气海、关元、中极、膀胱俞、八髎、肾俞、脾俞。叩刺至局部皮肤潮红，也可叩刺后加拔火罐。

3. 穴位注射

取关元、中极、膀胱俞、三阴交。每次选用 1 ～ 2 穴，选当归注射液或维生素 B_{12} 注射液、每穴注入药液 0.5mL。

4. 穴位贴敷

取神阙。用煅龙牡、覆盆子、肉桂各 30g，生麻黄 10g、冰片 6g。共研细末，每用 5 ～ 10g，用醋调成膏饼状贴于脐部，夜敷昼揭。

五、注意事项

遗尿症必须及早治疗，如病延日久，会妨碍儿童的身心健康，影响发育。患儿应注意休息，适当增加营养，临睡前两小时内不饮水，少吃或不吃流质类食品。夜间入睡后，家长应定时叫其起床排尿，培养良好的生活习惯。

第二节　惊　风

惊风又称惊厥、抽风，以颈项强直、四肢抽搐、两目上视和神志昏迷为特征。多见于 5 岁以下小儿，年龄越小，发病率越高，病情变化越迅速，是小儿常见的症候，可见于多种疾病。其病势急骤、凶险，往往危及小儿生命，是小儿科的危重急症。

一、病因病机

小儿脏腑娇嫩，气血未充，神气不足，故多种原因均可引起惊风。临床上根据病变情况和临床表现，分为急惊风和慢惊风两种。急惊风多由外感风温时邪所致，暴受惊恐、乳食积滞也是重要因素。慢惊风多由久病体虚，或急惊风久治不愈转变而来。

1. 急惊风

由于外感风温时邪，化热生风，风火相煽，肝风内动，热邪上扰，蒙蔽清窍而发病；或暴受惊恐，心神被扰，精神失守而发病；或饮食不节，损伤脾胃，运化失司，湿浊内生，郁久化热，引动肝风而致病。

2. 慢惊风

因急惊失治或突受惊吓，或久痢久泻、大病后正气亏损，津血耗伤，筋脉失养而致病。

二、临床表现

(一) 急惊风

1. 高热惊风

高热烦躁，面红唇赤，气急煽鼻，口渴欲饮，继则神志昏迷，颈项强直，四肢抽搐，牙关紧闭，两目上视，舌质红绛，苔黄糙，脉数，指纹青紫。

2. 暴受惊恐

神情紧张，惊惧不安，面色时青时赤，频作惊惕，时有啼哭，睡眠不宁，手足抽搐，轻微发热或不发热，大便色青，舌质淡，苔白，脉多散乱，指纹青滞。

3. 乳食积滞

先见脘腹胀满，呕吐纳呆，腹痛便秘，继而发热，目瞪视呆，迅即出现昏迷惊厥，喉间痰鸣，腹部胀满，呼吸气粗，舌苔黄厚腻，脉弦滑或滑数。

(二) 慢惊风

面色苍白，形瘦，纳呆，便溏，嗜睡无神，两手握拳，抽搐无力，时作时止。或在沉睡之中突发痉挛，四肢厥冷，舌质淡，苔薄，脉沉无力。

三、推拿治疗

(一) 急惊风

1. 治疗原则
开窍醒脑，镇惊安神。

2. 基本治法
(1) 开窍：掐人中 5 次，拿合谷 5 次，掐端正 5 次，掐老龙 5 次，掐十宣 5 次，掐威灵 5 次，掐精宁 5 次，清肝经 300 次，退六腑 300 次，掐揉五指节 50 次。

(2) 止抽搐：拿合谷 30 次，揉曲池 30 次，揉风池 10 次，拿肩井 10 次，拿委中 5 次，拿承山 5 次。

3. 配穴理论

掐人中、十宣、威灵、精宁等息风开窍；揉合谷、曲池、风池、拿委中、承山等镇惊止痉；清肝经、退六腑、掐揉五指节清热息风，镇惊安神。

4. 加减

(1) 邪热炽盛：加清肝经、清心经、清肺经、退六腑、清天河水、推脊。

(2) 痰湿内阻：加清肺经、推揉膻中、揉天突、揉中脘、搓摩胁肋、揉肺俞、揉丰隆。

(3) 乳食积滞：加补脾经、清大肠、揉板门、揉中脘、揉天枢、摩腹、按揉足三里、推下七节骨。

(4) 肝风内动，角弓反张：加拿风池、肩井，推天柱骨、推脊，按阳陵，拿承山。

（二）慢惊风

1. 治则

培补元气、息风止搐。急性发作时可按急惊风处理。

2. 处方

补脾经 300 次，清肝经 300 次，补肾经 300 次，按揉百会 100 次，推三关 200 次，掐揉五指节 30 次，揉曲池 50 次，揉中脘 300 次，按揉足三里 50 次，拿委中 5 次，摩腹 5 分钟，捏脊 9 遍。

3. 配穴理论

补脾经、补肾经、推三关、揉中脘、摩腹、按揉足三里、捏脊健脾和胃，培补元气；清肝经、按揉百会、掐揉五指节、拿曲池、拿委中平肝息风、止抽搐。

四、针灸治疗

（一）针灸辨证论治

1. 急惊风

证见：发病急骤，高热，抽风，甚则神昏。

治则：醒脑开窍，息风镇惊。取督脉及足厥阴经穴为主。

主穴：水沟、印堂、合谷、太冲。

配穴：外感惊风配大椎、十宣或十二井；痰热生风配丰隆；惊恐惊风配神门；口噤配颊车、合谷。

操作：毫针常规刺，泻法。大椎、十宣或十二井点刺出血。

配穴理论：水沟、印堂位居督脉，有醒脑开窍、醒神镇惊之功；合谷、太冲相配，谓开"四关"，擅长息风镇惊，为治疗惊厥的常用效穴。

2. 慢惊风

证见：起病缓慢，时惊时止，全身肌肉强直性或阵发性痉挛，神志不清。

治则：健脾益肾，镇惊息风。取督脉及相应背俞穴为主。

主穴：百会、印堂、脾俞、肾俞、肝俞、足三里。

配穴：脾肾阳虚配关元、神阙；肝肾阴虚配太冲、太溪。

操作：毫针常规刺，补法或平补平泻法。

配穴理论：百会、印堂为督脉经穴，有醒神定惊之功，且印堂为止痉的经验穴；脾俞、肾俞、肝俞可健脾、益肾、息风；足三里可健脾和胃，补益气血。

（二）其他治疗

1. 耳针

取交感、神门、皮质下、心、肝，慢惊风加脾、肾。急惊风毫针刺法，强刺激；慢惊风毫针刺法，中等刺激，或压籽法。

2. 灯火灸

取印堂、承浆。用灯火灸，多用于急惊风。

五、注意事项

惊风是小儿急症之一，如处理不及时，可危及患儿生命。如属神经系统病变者，应予积极治疗原发病。

第三节 小儿发热

发热，指体温高出正常而言，是小儿常见的一种病症。临床以肌肤热感伴面红、耳赤、口干、便秘、尿黄等为特征，一般可分为外感发热、肺胃实热、阴虚内热三种。外感发热，一般是指感冒而言，但急性传染病初起时也可见到。对于年幼体弱的小儿，发热后容易出现兼症，应予注意。

一、病因病机

1. 外感发热

小儿形气未充，卫表不固，加之冷热不知调理，或家长护理不当，易为恶寒外邪所侵，邪气侵袭体表，卫外之阳被郁而致发热；或外感风热，肺卫失和，邪正交争，以致发热。

2. 阴虚内热

小儿素体虚弱，先天不足，或后天失调，或久病耗气伤阴，肺肾不足，阴亏火旺，以致虚热不退。

3. 脾胃积热

饮食不节，损伤脾胃，乳食宿久，停滞不消，久之而生内热。

二、临床表现

1. 外感发热

偏于风寒者可见发热恶寒，无汗，头痛，鼻塞，流涕，喷嚏，咽痒，舌质淡红，苔薄白，脉浮紧，指纹鲜红；偏于风热者可见高热，恶风，微汗出，头痛，鼻塞，流浓涕，喷嚏，咽喉红肿疼痛，口干而渴，苔薄黄，脉浮数，指纹红紫。

2. 阴虚发热

低热，日晡尤甚，颧红盗汗，手足心热，形瘦神疲，口唇干燥，食纳减少，夜寐不宁，大便不调，小便淡黄，舌红苔剥，脉细数无力，指纹淡紫。

3. 脾胃积热

高热，腹痛拒按，烦躁不安，嗳腐吞酸，恶心呕吐，口渴欲饮，不思饮食，大便秘结，舌质红，苔薄黄腻，脉弦滑而数，指纹深紫。

三、推拿治疗

（一）外感发热

1. 治则

疏风解表，发散外邪。

2. 处方

推攒竹30次，推坎宫30次，揉太阳30次，清天河水200次。风寒者加推三关200次，掐揉二扇门30次，掐风池5次；风热者加推脊100次。

3. 配穴理论

清肺经、清天河水宣肺清热；推攒竹、推坎宫、揉太阳疏风解表，发散外邪；风寒者加推三关、掐揉二扇门、拿风池发汗解表，驱散风寒；风热者加推脊以清热解表。

4. 加减

若兼咳嗽，痰鸣气急者加推揉膻中、揉肺俞、揉丰隆、运内八卦；兼见脘腹胀满，不思乳食，嗳酸呕吐者加揉中脘、推揉板门、分腹阴阳、推天柱骨；兼见烦躁不安，睡卧不宁，惊惕不安者加清肝经、掐揉小天心、掐揉五指节。

（二）阴虚内热

1. 治则

滋阴清热。

2. 处方

补脾经300次，补肺经300次，揉上马300次，清天河水200次，推涌泉300次，按揉足三里、运内劳宫。

3.配穴理论

补肺经、揉上马滋肾养肺，滋补阴液，配清天河水、运内劳宫以清虚热；补脾经、按揉足三里健脾和胃，增进饮食；推涌泉引热下行以退虚热。

4.加减

烦躁不眠加清肝经、清心经、按揉百会；自汗盗汗加揉肾顶、补肾经。

(三)脾胃积热

1.治则

清泻里热，理气消食。

2.处方

清胃经 300 次，清脾经 300 次，清大肠 300 次，揉板门 50 次，运内八卦 100 次，清天河水 200 次，退六腑 300 次，揉天枢 100 次，摩腹 5 分钟。

3.配穴理论

清胃经、清脾经、摩腹清中焦实热，配清大肠、揉天枢疏调肠腑结滞以通便泻火；清天河水、退六腑清热除烦；揉板门、运内八卦理气消食。

四、针灸治疗

1.外感风邪

证见：发热恶寒，咳嗽，头痛咽干，舌苔薄白，脉浮，指纹浮露，色红。

治则：解表清热。

处方：大椎、合谷、曲池。

操作：毫针刺，用泻法。

配穴理论：取督脉和手三阳经之会穴大椎，能解表退热，发散风邪。刺合谷、曲池以祛邪疏风。三穴配合则疏风，清热，解表之力更强。

2.内伤饮食

证见：发热，脘腹胀满，纳呆，口气秽浊，烦躁多啼，小便黄赤，大便酸臭，舌苔厚腻，脉滑数，指纹紫滞。

治则：消食导滞。

处方：商阳、关冲、二间、丰隆、中脘、足三里。

操作：毫针刺，用泻法，不留针。

配穴理论：取商阳、关冲以泻大肠及三焦之实热。刺二间、丰隆可通使泻热。刺中脘、足三里可和胃消食。诸穴合用可有消食导滞、清泻郁热之功。

五、注意事项

患儿应加强护理，随天气变化增减衣物，宜保暖，避风寒，防外感。平时注意饮食调养，以免损伤脾胃。可多带小儿进行户外活动，以增强体质。

第四节　夜　啼

夜啼是指小儿常在夜间啼哭，间歇发作或持续不止，甚至通宵达旦，而白天如常，民间俗称"哭夜郎"。有的患儿阵阵啼哭，哭后仍能入睡；有的啼哭不已，甚至通宵达旦。患此症后，持续时间少则数日，多则经月，本病多见于半岁以内的婴幼儿，新生儿更为多见。

一、病因病机

小儿夜啼可由脾寒、心热、惊恐、食积等所致。

1. 脾脏虚寒

婴儿素体虚弱，脾常不足，至夜阴盛，脾为阴中之阴，寒邪内侵，潜伏于脾，而生脾寒，寒邪凝滞，气机不通，不通则痛，故入夜腹痛而啼哭。

2. 心经积热

乳母孕期恣食辛辣肥甘之品，火伏热郁，以致胎中受热，结于心脾，或邪热乘于心，心火过旺，或肝胆热盛，故内热烦躁，不得安寐而啼哭。

3. 惊骇恐惧

小儿神气不足，智慧未充，如偶见异物，或乍闻异声，突受惊吓，致心神不宁、情志不安、神不守舍而惊惕不安，夜间惊哭不已。

4. 乳食积滞

婴儿乳食不节，内伤脾胃，运化功能失司，乳食积滞中焦而胃不和，胃不和则卧不安，因而入夜啼哭。

二、临床表现

1. 脾脏虚寒

夜间啼哭，声音低弱，睡喜伏卧，神怯困倦，面色青白相间，四肢欠温，得热则舒，食少便溏，小便较清，唇舌淡白，舌质淡红，苔薄白，脉象沉细，指纹淡红。

2. 心经积热

夜间啼哭，哭声粗壮，睡喜仰卧，见灯火则啼哭愈甚，面赤唇红，烦躁不安，小便短赤，大便秘结，舌尖红、苔薄，脉数有力，指纹青紫。

3. 惊骇恐惧

夜间啼哭，声惨而紧，睡中易醒，呈恐惧状，紧偎母怀，面与唇色时青时白，心神不宁，惊惕不安，舌、脉象多无异常变化，或夜间脉来弦数。

4.乳食积滞

夜间啼哭，哭声粗大，腹痛胀满，呕吐乳块，嗳腐泛酸，睡卧不安，大便秘结或酸臭，舌苔厚腻，指纹紫滞。

三、推拿治疗

（一）脾脏虚寒

1.治则

温中健脾。

2.处方

补脾经 300 次，推三关 300 次，揉中脘 300 次，摩腹 5 分钟。

3.配穴理论

补脾经、摩腹、揉中脘以健脾温中，推三关以温通周身阳气。

（二）心经积热

1.治则

清心导赤。

2.处方

清心经 300 次，清小肠 300 次，清天河水 300 次，揉总筋 300 次，揉内劳宫 300 次。

3.配穴理论

清心经、清天河水以清热退心火；清小肠以导赤而泻心火；揉总筋、揉内劳宫以清心经热。

（三）惊骇恐惧

1.治则

镇惊安神。

2.处方

推攒竹 30 次，清肝经 300 次，揉小天心 100 次，揉五指节 50 次。

3.配穴理论

推攒竹、清肝经、揉小天心以镇惊除烦；揉五指节以安神。

（四）乳食积滞

1.治则

消食导滞。

2.处方

清补脾经（先清后李）300 次，清大肠 300 次，揉中脘 100 次，揉天枢 100 次，推下七节骨 100 次，揉脐、摩腹各 5 分钟。

3. 配穴理论

清补脾经以健脾利湿；清大肠、推下七节骨以清利肠腑，泻热通便；摩腹、揉中脘、揉天枢、揉脐以健脾和胃，消食导滞。

四、针灸治疗

(一)治疗原则

宁心安神。脾脏虚寒者温阳健脾，心经积热者清心导滞，受惊恐惧者镇惊安神。

(二)治疗方法

1. 针刺疗法

取穴：神门、印堂。

辨证选穴：脾脏虚寒者加足三里、三阴交、下脘、大横；心经积热者加通里、郄门、足三里；受惊恐惧者加通天、合谷、百会。

操作方法：脾脏虚寒者诸穴皆用补法，可针灸并施，或用麦粒大艾炷隔姜灸，或艾条温和灸，每穴 3 分钟。心经积热和受惊恐惧者，诸穴皆用捻转泻法，不留针，每日或隔日 1 次，7 次为 1 疗程。

配穴理论：神门宁心安神；印堂为经外奇穴，有安神定志之功，为治夜啼的效穴；胃经合穴足三里与脾经三阴交相配，和胃健脾；补任脉、足太阴之会下脘，配胃经大横，可健脾止泻；通里为心经络穴，郄门是心包经郄穴，泻之可清心热；胃脉通心，故泻足三里以清心导滞；通天调和阴阳，宁神；合谷清热镇惊；百会镇惊安神。诸穴合用心安神宁以止啼入眠。

2. 灸法

取穴：百会、神庭、合谷、印堂、内关、足三里、大椎。

操作方法：每当患儿症状发作，用雀啄灸或温和灸法，灸 1～2 次即可控制发作。

3. 耳针疗法

取穴：神门、肝、脾、心、三焦。

操作方法：每次选 2～3 穴，贴绿豆或王不留行 1 个，隔日 1 次，每日 3 次按压穴上药物。

五、注意事项

平时应注意居室安静，避免患儿受到惊吓，患儿在患病期间宜食用易消化食物。

第五节　疳　积

疳积是指小儿因内伤乳食，停滞中焦，气滞不行所形成的一种慢性消耗性疾病，以不思饮食或食而不化，身长、体重不增，大便不调为特征。积久不消，则转化为疳，所以古人有"积为疳之母，无积不作疳"之说。本病与西医所说小儿营养不良症相类似。

一、病因病机

中医将本病分为乳食积滞、脾胃虚弱两型，二者互为因果，积滞可伤及脾胃，脾胃虚弱又能产生积滞，故临床上多互相兼杂为患。此外，感染虫症和某些慢性疾病也常为本病的原因。

1.乳食积滞

小儿乳食不节，饥饱无度，缺乏营养，或恣食肥甘生冷，食滞中焦，伤及脾胃，致受纳运化失职，升降不调，乃成积滞。积滞日久，脏腑之气失于濡养，致形体瘦弱，而成疳证。

2.脾胃虚弱

素体虚弱，或伤于乳食、久病、断乳，致脾胃虚弱，健运失司，水谷精微生化无源，营养失调，不能濡养脏腑肌肉、四肢百骸，久之气血虚衰，发育障碍，而成疳症。

二、临床表现

1.乳食积滞

形体消瘦，精神萎靡，体重不增，腹胀嗳酸，食欲不振，夜卧不安，大便臭秽或秘结，尿如米泔，舌苔厚腻，指纹紫滞。

2.气血两亏

面色萎黄，毛发枯黄稀疏，肌肤少荣，骨瘦如柴，四肢不温，困倦无力，不思饮食，睡卧不宁，啼哭声低，大便溏泄，舌质淡，苔薄，指纹色淡。

三、推拿治疗

（一）乳食积滞

1.治则

消积导滞，调理脾胃。

2.处方

补脾经 300 次，揉板门 50 次，推四横纹 300 次，运内八卦 100 次，揉中脘 100 次，分腹阴阳 100 次，揉天枢 50 次，按揉足三里 50 次。

3. 配穴理论

揉板门、揉中脘、分腹阴阳、揉天枢消食导滞，疏调肠胃积滞；推四横纹、运内八卦加强以上作用，并能理气调中；补脾经、按揉足三里以健脾开胃，消食和中。

（二）气血两亏

1. 治则

温中健脾，补益气血。

2. 处方

补脾经 300 次，推三关 300 次，揉外劳宫 300 次，运内八卦 100 次，掐揉四横纹 5 次，按揉足三里 50 次，揉中脘 100 次，捏脊 9 遍。

3. 配穴理论

补脾经、推三关、揉中脘、捏脊温中健脾，补益气血，增进饮食；运内八卦、揉外劳宫温阳助运，理气和血，并加强前四法的作用；掐揉四横纹主治疳积，配按揉足三里调和气血，消导积滞。

4. 加减

若五心烦热，盗汗，舌红光剥，阴液不足者，宜去推三关、揉外劳宫，加清肝经、补肾经、揉上马、运内劳宫；烦躁不安加掐揉五指节、清肝经；口舌生疮加掐揉小横纹；目赤、隐涩难睁者，加清肝经、揉肾纹；若兼见咳嗽痰喘，加推肺经、推揉膻中、肺俞；便溏加补大肠；便秘加清大肠、推下七节骨。

四、针灸治疗

（一）针刺治疗

1. 治疗原则

健脾消积，补益气血。

2. 取穴

基础方：四缝、足三里。

随证加减：厌食加中脘；腹胀加足三里穴；腹泻加天枢穴；烦躁加大陵穴；呕吐加内关穴。

配穴：内关配大椎、天枢；脾俞配胃俞。

3. 方法

取四缝穴，患儿掌心向上；五指伸直并拢，医者左手捏住其指端，消毒后右手持三棱针点刺，或用长 13 毫米毫针迅速刺入 0.5～1 分，捻转 3～5 次快速拔出，挤出黄白色透明黏液即可。余穴用快速行针法，不留针，隔日治疗 1 次。

（二）耳针治疗

治则：乳食内积者宜消食导滞、健脾和胃；脾虚夹积者宜健脾助运、化积消滞。

处方：主穴：大肠、小肠、脾、胃、胰胆；配穴：三焦、内分泌、腹。

操作方法：

耳穴针刺法：每次取一侧耳穴之主穴和 1 个配穴，两耳交替使用。耳郭常规消毒后，用耳毫针对准所选穴位，用中或强刺激，留针 15 ～ 30 分钟，5 ～ 10 分钟行针 1 次，以加强刺激。每日针治 1 次，5 次为一疗程。

耳穴压迫法：每次取一侧耳穴，两耳交替使用。用针灸针针柄找到穴位的最敏感点，耳郭常规消毒后，按操作常规，用 0.6cm×0.6cm 中间放有一粒王不留行籽的胶布贴压在所选穴位上，边贴边按摩，贴紧固定。并嘱患儿家长每日按压耳穴 4 ～ 5 次以加强刺激，每次按压至耳部发红为宜。隔 2 天换贴 1 次，5 次为一疗程。

五、注意事项

本病宜及早防治，应注意饮食调节，合理喂养，进食要定时、定量，尽量采用母乳喂养，及时添加辅助食品，多吃含维生素丰富的水果、蔬菜，防止挑食、偏食等不良习惯。此外，要保证小儿充足的睡眠，经常带小儿到室外活动和锻炼身体，呼吸新鲜空气，多晒太阳，以增强体质。

第六节　疳　证

疳证是由喂养不当或多种疾病影响，致脾胃受损，气液耗伤而形成的一种慢性病症。临床以形体消瘦，面色无华，毛发干枯，精神萎靡或烦躁，饮食异常，大便不调为特征。本病发病无明显季节性，多见于 5 岁以下小儿。因起病缓慢，病程迁延，不同程度地影响小儿的生长发育，严重者还可导致阴竭阳脱，因而被古人视为恶候，列为儿科四大要证之一。中华人民共和国成立以来，随着生活水平提高和医疗条件的改善，本病的发病率已明显下降。本病如能积极治疗，一般预后良好。仅有少数重症由于脾胃受损较重，日久不愈可累及其他四脏，亡津液生内热，五脏皆损，预后较差。

"疳"的含义有二：其一曰"疳者甘也"，言其病因，强调疳证乃由恣食肥甘厚味，损伤脾胃所致；其二曰"疳者干也"，言其病机为气血津液枯涸，主症为形体干枯羸瘦。

一、病因病机

本病多因乳食无度，饮食不节，壅滞中焦，损伤脾胃，不能消化水谷而形成积滞，导致乳食精微无从运化，脏腑肢体失养，身体日渐羸瘦，气阴耗损，终成疳证；或因饮食不洁，感染虫疾而耗夺乳食精微，气血损伤，不能濡养脏腑经脉，日久成疳。

二、临床表现

以面黄肌瘦、头大颈细、头发稀疏、精神不振、饮食异常、腹胀如鼓或腹凹如舟、青筋暴露等为主要症状。

1. 疳气

食欲不振或食多便多，大便干稀不调，形体略见消瘦，面色稍显萎黄，精神不振，好发脾气，苔腻，脉细滑。多见于本病的初期。

2. 疳积

食欲减退或善食易饥，或嗜食生米、泥土等异物，大便下虫，形体明显消瘦，面色萎黄，毛发稀疏易落，脘腹胀大，青筋暴露，烦躁不安，或喜揉眉挖鼻，吮指磨牙，舌淡、苔淡黄而腻，脉濡细而滑。多见于本病的中期。

3. 干疳

精神萎靡，极度消瘦，皮包骨头，皮肤干枯有皱纹，呈老人貌，啼哭无力、无泪，腹凹如舟，或见肢体浮肿，或有紫癜、鼻衄、齿衄等，舌淡或光红少津，脉弱。多见于本病的后期。

三、针灸治疗

1. 治则

健运脾胃、补益气血、消积导滞；针灸并用；平补平泻。

2. 处方

四缝、中脘、脾俞、足三里。

3. 配穴理论

四缝是治疗疳积的经验效穴，现代研究表明：针刺四缝穴能增强多种消化酶的活性；中脘乃胃募、腑会穴，足三里是胃之合穴，合脾之背俞穴共奏健运脾胃、益气养血、通调腑气、理气消疳之功，以助小儿发育。

4. 加减

疳气加章门、胃俞健运脾胃；疳积加建里、天枢、三阴交消积导滞；干疳加肝俞、膈俞调养气血；虫积加百虫窝驱虫消积。

5. 操作

四缝穴应在严格消毒后用三棱针点刺，挤出少量黄水或乳白色黏液；背部腧穴和章门不可直刺、深刺，以防伤及内脏；其余腧穴常规针刺；不留或少留针。

四、推拿治疗

1. 推拿治疗

适应证非寄生虫病、非结核病或其他消耗性疾病引起的疳证。

2. 基本治法

健脾和胃。根据疾病发展的不同阶段，采取疳气以和为主，疳积以消为主，或消补兼施，干疳则以补为要的具体治法。

3. 基本处方

(1) 患儿仰卧位：补脾经 100 次，揉板门 100 次，掐四横纹各 5 次；摩腹 3 分钟，按揉足三里 100 次。

(2) 患儿俯卧位：捏脊 3 ～ 5 遍，按揉脾俞、胃俞，每穴约半分钟。

4. 辨证施治

(1) 疳气：在基本处方基础上加具有和中理气作用的操作法。如清胃经 100 次，运内八卦 100 次；揉中脘 100 次，逆时针方向摩腹 3 分钟，按弦走搓摩 50 次；揉龟尾 100 次，推下七节骨 100 次。

(2) 疳积：在基本处方基础上加具有消食化滞作用的操作法。如清胃经 300 次，清大肠 100 次，清心经 100 次，清肝经 100 次，揉小天心 50 次；开璇玑 50 次，分腹阴阳 100 次；揉龟尾 300 次，推下七节骨 100 次。

(3) 干疳：在基本处方基础上将补脾经 100 次调整为补脾经 500 次，再加具有补益脾肾作用的操作法。如补肾经 300 次，揉肾顶 100 次，推三关 100 次，揉外劳宫 100 次；摩中脘 2 分钟，顺时针方向轻摩腹 3 分钟，振腹 1 分钟；按揉肺俞、心俞、肝俞、肾俞、大肠俞，每穴约半分钟；按揉血海、三阴交，每穴约半分钟。

五、注意事项

1. 合理喂养

乳幼儿提倡母乳喂养，不要过早断乳，断乳后给予易消化而富有营养的食物；添加辅食应遵循由单一到多样、由少量到多量的原则，乳食宜定时定量，不宜过饥过饱；小学生早餐要吃饱，午餐应保证供给足够的能量和蛋白质。

2. 合理安排生活起居

坚持户外活动，多晒太阳，多呼吸新鲜空气，保证充足的睡眠，纠正偏食、挑食、吃零食等不良生活习惯。

3. 积极防治传染病和先天畸形

按时进行预防接种，对患有唇裂、腭裂及幽门狭窄等及时治疗。

第七节 小儿脑性瘫痪

小儿脑性瘫痪简称"脑瘫"，是指小儿组织在发育尚未成熟阶段受到损害，形成一种非进行性、不可逆性以姿势异常和运动障碍为主要表现的综合征。临床以肢体运动功能障碍，听觉与视力障碍，语言不清，智力低下和学习困难为本病的主要特征。以早产儿较多见。中医无"脑性瘫痪"之名，主要将其归属于"五迟""五软"范畴。

一、病因病机

西医学认为发生本病的原因可分为三类：①宫内因素，如脑部先天性发育畸形或伴有其他的先天性疾病，妇女怀孕期间创伤，胎儿受压，胎儿期感染出血和缺氧，母婴血型不合，胎儿生长迟缓，多胎妊娠，或怀孕早期严重营养缺乏或过多接触放射线。②生产因素，如产钳所致的产伤，胎膜早破，羊水堵塞，脐带绕颈导致的窒息或难产，颅内出血或缺氧。③产后因素，如新生儿休克，新生儿溶血性黄疸，新生儿颅内损伤，肺炎以及各种感染引起的脑病。

中医认为本病多因先天禀赋不足，肝、肾亏损，后天失养，气血虚弱所致。

1. 先天不足

多由父母体质素虚，精血不足，或母体疾病缠绵而致怀孕期间胎元失养，造成胎儿先天禀赋不足，以致胎儿出生后肝肾亏损，气血虚衰，脑髓失养而成脑瘫。

2. 后天失养

孕妇分娩时难产，胎儿窒息缺氧，颅脑损伤或感受病邪，治疗不当而发病。

二、临床表现

1. 中枢性运动障碍

患儿运动发育迟缓，运动能力低于同年龄正常儿童。轻者只是手和脚动作稍显得不灵活或笨拙；严重者则双手不会抓握东西，竖头困难，翻身、坐起、爬行、站立、行走甚至正常地咀嚼和吞咽均有障碍，自主运动困难，动作僵硬，不协调，不对称，出现异常的运动模式和不自主动作等。

2. 姿势异常

常有异常的姿势反射，稳定性差，姿势别扭，左右不对称，如握拳、双上肢内旋、外展和双下肢内收、交叉之怪异姿势，越紧张越严重。静止时姿势可见四肢强直、角弓反张、偏瘫等姿势；活动时姿势常以张力低下型、共济失调型与痉挛性为主，如舞蹈样手足徐动、痉挛性偏瘫步态、小脑共济失调步态等。

3. 肌张力异常

肌张力低下或亢进、肌强直及肌张力不协调。肌张力低下时肌肉松弛无力，被动活动时无抵抗感。肌张力亢进时肌肉发紧、发硬，被动活动时有抵抗感觉。肌张力亢进所致姿势异常是脑瘫的典型表现，如交叉腿为两下肢内收肌肌张力亢进所致；手足徐动为肌张力不协调，指伸肌、屈肌张力不平衡造成。

4. 反射异常

小儿生长发育过程中出现反射异常对诊断脑瘫十分重要。反射异常包括：①某月龄该消失的反射继续存在。②反射样式异常，即重度脑瘫儿的原始反射，如紧张性颈反射、握持反射等在 3 ～ 6 个月还持续存在。

5. 小儿脑瘫

除运动和姿势异常外，脑瘫儿童还可能不同程度地伴有下列一种或数种症状：①智力障碍：在这类儿童中约有 25% 智力正常，约 50% 出现轻度或中度智力障碍，另有 25% 为重度智力障碍。智能落后在痉挛型、手足徐动型、共济失调型当中较为少见，伴有癫痫发作的脑性瘫痪患儿多有智能落后。②癫痫：25% ～ 35% 的脑性瘫痪者伴有癫痫，以出生后颅内感染、出血及中毒性脑病等原因所致的脑性瘫痪较为多见。③语言障碍：约有 30% ～ 70% 脑瘫患儿存在着不同程度的语言障碍，表现为发音不清，语速过快、过慢，或者不准确、不流畅。语言障碍最开始的表现为吸吮困难及吞咽困难。④听觉障碍：如新生儿重症黄疸所致手足徐动型脑瘫大多伴有听觉障碍。⑤视觉障碍：有 20% ～ 50% 的脑瘫患儿有视觉障碍，如斜视、眼球震颤和凝视障碍，近视、远视、弱视等。⑥口面功能障碍：由于颜面部肌肉及口腔、舌部肌肉的肌张力异常、不协调，及原始反射的持续，导致脑瘫患儿咀嚼和吞咽困难及流涎。除上述之外，还有牙齿发育不良、情绪行为障碍、四肢感觉异常、认识障碍和运用障碍等。

三、针灸治疗

1. 基本治疗治法

滋养肝肾，通经活络。

主穴：百会、四神聪、足三里、悬钟。

配穴：以背俞穴、足阳明胃经和足太阴脾经穴为主。肝肾不足者，配肝俞、肾俞；气血虚弱者，配心俞、脾俞；言语障碍加通里、廉泉、金津、玉液；颈软加天柱；上肢瘫加肩髃、曲池；下肢瘫加环跳、阳陵泉。

操作：毫针刺，按虚补实泻法进行操作。

配穴理论：百会属于督脉，为诸阳之会穴，督脉入络脑，故能调神开窍健脑；四神聪为经外奇穴，有醒脑益智宁神之功；足三里培补后天之本，化生气血，滋养筋骨、脑髓；阳明经多气多血，合谷调理气血，化瘀通络；悬钟为"八会穴"中的髓之会，刺之可通脑益髓，强壮筋骨。

2. 其他治疗

(1) 头针法：选额中线、顶颞前斜线、顶旁 1 线、顶旁 2 线、顶中线、颞后线、枕下旁线。每次视具体情况选取 2 ～ 3 穴，用 1.5 寸毫针迅速刺入帽状腱膜下，然后将针体与头皮平行，推送至所需的刺激区，留针 60 分钟，每日 1 次，10 次为 1 疗程。

(2) 耳针法：枕、皮质下、心、肾、肝、脾、交感、神门。每次选 2 ～ 4 穴，毫针刺，中等强度刺激，每次留针 20 ～ 30 分钟。或用王不留行籽贴压，两侧交替贴压，每日按压刺激 2 ～ 3 次，隔日 1 次。

四、推拿治疗

治则：滋补肝肾，健脾利湿，养心安神。

取穴：中脘、气海、关元、百会、身柱、命门、肩髎、曲池、手三里、环跳、承山、涌泉等。

手法：一指禅推、点、按、揉、拿、搓、擦、擦、捏、摇、屈伸等。

处方与操作：

(1) 患儿仰卧位：按揉或一指禅推膻中、中脘、气海、关元各穴，每穴 0.5 ～ 1 分钟；摩腹 2 ～ 3 分钟。

(2) 患儿俯卧位：按揉百会；双手拇指沿督脉循行路线做按揉，重点按揉身柱、至阳、命门各穴；按揉或一指禅推腰背部膀胱经第一侧线上的腧穴由上而下，往返 3 ～ 5 遍，重点按揉肺俞、脾俞、胃俞、肾俞、气海俞等背俞穴。

(3) 中指指尖叩击两肩胛间的督脉及膀胱经，以局部胀麻、发热和出现传导为宜。

(4) 沿两侧华佗夹脊穴反复进行点压，轻拨骶脊肌。

(5) 直擦督脉及膀胱经第一侧线，以透热为度；捏脊 3 ～ 5 遍。

对症加减：

(1) 上肢瘫痪者，拿揉肩关节周围及胸大肌群；沿上臂外侧，从上到下按揉肩外俞、天宗、膈俞、肩贞、肩髎、臂臑、曲池、手三里、内关、外关、合谷每穴 0.5 分钟；摇肩、肘、腕关节配合关节的屈伸及外展等活动；搓擦手肩部及上肢部 3 ～ 5 遍。

(2) 下肢瘫痪者，擦患儿臀部及下肢之后部，腹股沟处及下肢前侧、内侧、外侧，同时配合下肢的后伸、前屈等被动运动，反复操作 3 ～ 5 分钟；按揉环跳、承扶、殷门、风市、委中、阳陵泉、足三里、承山、绝骨、三阴交、解溪、昆仑各穴，每穴 0.5 分钟；拿揉腓肠肌及跟腱 2 分钟；摇并配合屈伸髋、膝、踝关节；搓抖下肢 3 次。

第四章　皮外骨伤科病症

第一节　乳　痈

乳痈是由热毒入侵乳房而引起的急性化脓性疾病。其特点是乳房局部结块、红肿热痛，伴有恶寒发热等全身症状。

一、病因病机

（一）乳汁郁积

乳汁郁积是最常见的原因。初产妇乳头破碎，或乳头畸形、凹陷，影响充分哺乳；或哺乳方法不当，或乳汁多而少饮，或断乳不当，均可导致乳汁郁积，乳络阻塞结块，郁久化热酿脓而成痈肿。

（二）肝郁胃热

情志不畅，肝气郁结，失于疏泄；产后饮食不节，脾胃运化失司，阳明胃热壅滞，均可使乳络闭阻不畅，郁而化热，形成乳痈。

（三）感受外邪

产妇体虚汗出，或露胸哺乳外感风邪；或婴儿含乳而睡，口中热毒之气侵入乳孔，均可使乳络瘀滞不通，化热成痈。孔深陷呈橘皮样改变，局部无痛或轻压痛。同侧腋窝淋巴结明显肿大，质硬固定。

二、辨证论治

本病与肝胃郁热和风热毒邪侵袭密切相关。前者为内所因，后者为外所因。

（一）辨证

1.气滞热壅

主症：乳汁郁积结块，皮色不变或微红，肿胀疼痛；伴有恶寒发热，周身酸楚，口渴，便秘；舌红苔薄，脉数。

症候分析：产后情志不畅，肝气郁结，兼过食肥甘厚味，胃热熏蒸，或风热毒邪侵袭乳房局部，气滞热壅，结于肝胃之经，闭阻乳络，故见上述症候。

2.热毒炽盛

主症：乳房肿痛加剧，皮肤焮红灼热，肿块变软，有应指感；或溃后脓出不畅，红肿热痛不消，身热不退，有"传囊"现象；舌红，苔黄腻，脉洪数。

症候分析：肝郁胃热，结于乳络，逐渐热盛肉腐化脓；邪热炽盛，热盛伤津，故见上述症候。

3. 正虚毒恋

主症：溃脓后乳房肿痛虽轻，但疮口脓水不断，脓汁清稀，愈合缓慢或形成乳漏；全身乏力，面色少华，或低热不退，饮食减少；舌淡，苔薄，脉弱无力。

症候分析：溃后毒随脓泄，但正气已虚，无力托毒外出；正虚邪正相争无力，导致上述症候。

（二）治则治法

1. 针灸治疗

治法：清热解毒，消肿散结。取足阳明、足厥阴经穴为主。

主穴：少泽、膻中、乳根、太冲、肩井。

配穴：肝气郁结者配期门、行间；胃热蕴滞者配曲池、内庭；火毒蕴滞者配厉兑、大敦点刺放血。

方义：少泽系小肠经井穴，有疏通乳腺闭塞、行气活血之功效，善治乳房疾患。乳根、膻中两穴疏通局部气血。太冲疏肝解郁。肩井为治疗乳痈的经验用穴，系手足少阳、足阳明、阳维脉交会穴，所交会之经脉均行胸、乳部，故用之可通调诸经之气，使少阳通则郁火散，阳明清则肿痛消。诸穴共奏清热、消肿、散结之功。

操作：毫针刺，用泻法。期门、肩井不得针刺过深，以免伤及肝、肺等脏器。

2. 隔物灸法

选取阿是穴。用葱白或大蒜捣烂，铺于乳房患处，用艾条熏灸 10～20 分钟，每日 1～2 次。用于乳痈初起未成脓时。

3. 耳针法

选乳腺、内分泌、肾上腺、胸。毫针刺，用中度刺激，留针 20～30 分钟。

4. 三棱针法

在背部肩胛区寻找阳性反应点。反应点为大如小米粒的红色斑点，指压不褪色，稀疏散在，数个至 10 多个不等。用三棱针挑刺并挤压出血，出血量以血色变为正常为度。若刺血后拔罐，则疗效更佳。

第二节　肠　痈

发生于肠部的痈肿，称为肠痈。它以转移性右下腹持续性疼痛和右下腹阑尾处拒按为主要特征。即现代医学中的急性阑尾炎等。

肠痈之名，早见于《内经》，如"少阳厥逆，机关不利……发肠痈不可治，惊者死"。《金匮要略》对肠痈未成脓，已成脓的辨证、鉴别、治法有详细的论述，如"肠痈者，少腹肿痞，按之即痛如淋……脓未成，可下之，当有血……脓已成，不可下也"。对于肠痈初期，推拿手法治疗效果明显。

一、病因病机

肠道的正常生理功能为承接胃之化物，进一步分清别浊，吸收其精微物质，转化气血，并传导与排泄糟粕。肠道气机以降为顺。下列因素易扰乱气机，形成肠痈。

（一）寒温不适，外感六淫

热毒、火毒直犯肠腑，郁遏气机，瘀热互结，化腐成痈。

（二）饮食不节

暴饮暴食，脾胃受伤，痰湿内生。或过食肥甘厚味，湿热内生，蕴积肠中。热盛则化腐，湿浊以生秽而成痈。

（三）肝郁气滞

情志失常，肝气郁结，脾失健运而成痰气交阻，结于肠中，发为痈肿。现代医学认为阑尾腔梗阻和细菌感染是本病的主要发病因素。

二、辨证论治

（一）辨证

腹痛是肠痈的主要症状。根据病情的发展，我们将其分为轻证和重证。

1. 轻证

初起上腹或脐周疼痛，多为隐痛、钝痛，走窜不定，阵性发作，经过数小时，疼痛移至右下腹呈固定部位的持续性胀痛，可伴有恶寒发热，恶心呕吐，便秘，腹胀或腹泻，苔黄脉数。

2. 重证

右下腹部剧烈疼痛，腹肌紧张，拒按，局部可触摸到局限性肿物，高热不退，口渴欲饮，便秘尿黄。右下腹阑尾部（右髂前上棘与脐连线中外1/3交界处）明显的压痛和反跳痛，这是诊断肠痈的重要依据。

（二）治则治法

1. 推拿治疗

治法：清热消痈，活血化瘀，行气止痛。

操作步骤：①腹部治疗：患者仰卧，医者坐于患者右侧，先用轻快的一指禅推法推中脘、天枢、气海、关元。然后在下腹部顺时针摩腹，约5分钟。继之移于肠痈处，频率更快，但力度宜轻，3～5分钟，最后用掌跟或指腹轻揉阑尾部，使热深透于腹内，约10分钟，同时配合点按上巨虚、阑尾、天枢穴。②背部治疗：患者俯卧，沿脊柱两旁膀胱经由上而下，按揉约 5 分钟。继之点按肝俞、胆俞、脾俞、胃俞、肾俞、气海俞、关元俞及大肠俞、小肠俞等，时间约 10 分钟。③横擦腰骶部，直擦背部督脉，均以透热为度。④疼痛甚者，可在腰骶部认真寻找压痛点，重按或点揉约 2 分钟。配合点按合谷、曲池、足三里、阑尾穴，以酸胀为度。

2. 针灸治疗

治法：清热导滞，行气活血。取足阳明、太阴经穴为主。

主穴：阑尾穴、天枢、上巨虚、阿是穴。

配穴：发热者配曲池、大椎；呕吐者配上脘、内关；便秘者配腹结、天枢；腹胀者配大肠俞、次髎。

方义：本病病位在大肠，故取大肠募穴天枢、下合穴上巨虚（合治内腑）以通调肠腑，清泻肠腑积热。阑尾穴是治疗肠痈的经验效穴。针刺阿是穴可直达病所，畅通患部气血，消痈止痛。

操作：毫针刺，用泻法，并可长留针。

第三节　肘　劳

肘劳也叫肱骨外上髁炎，是因急慢性损伤造成肱骨外上髁周围软组织的无菌性炎症，以肘部疼痛、关节活动障碍为主症的疾病，其中慢性损伤引起者较常见。本病属中医学"伤筋""痹证"的范畴，好发于劳动强度较大的中老年人，多见于从事旋转前臂、屈伸肘关节和肘部长期受震荡的劳动者，如木工、钳工、泥瓦工、打字员、网球运动员，尤其是网球运动员更易罹患本病，故又有"网球肘"之称。男女比例为 3∶1，右侧多于左侧。

本病相当于西医学的肱骨外上髁综合征、肱桡关节外侧滑囊炎、肘外侧疼痛综合征、前臂伸肌肌腱炎、桡侧伸腕短肌与环状韧带纤维组织炎等疾病。

一、病因病机

肱骨外上髁是肱骨外上缘的骨性突起，也是前臂伸肌腱的起点，有桡侧腕长短伸肌、指总伸肌、小指固有伸肌和尺侧腕伸肌的肌腱，在环状韧带平面形成腱板样的总腱附着，该处有微细的血管神经穿出，总腱起始部与肱桡关节，桡骨颈和环状韧带等组织紧密接触。当做伸腕、屈肘、前臂旋转及肘内翻动作时，都有牵拉应力作用于肱骨外上髁，故此处易发生病变。本病主要是与气血虚弱、劳伤过度、风寒湿邪侵袭而瘀阻经筋，流注关节有关。

（一）风寒阻络

劳累汗出，营卫不固，寒湿侵袭肘部经络，致使气血阻滞不畅，不通则痛。

（二）湿热内蕴

寒湿之邪停聚，日久则蕴湿化热，故局部发热肿胀压痛明显。

（三）气血亏虚

长期从事旋前、伸腕等剧烈运动，使筋脉损伤，筋肉失养，瘀血内停等均可导致肘部经气不通。不通则痛。

二、针灸治疗

1. 基本治疗

治则：通经活络，疏筋止痛。取局部穴位为主。

主穴：阿是穴、曲池、肘髎、阳陵泉。

配穴：手阳明经筋证，配手三里、三间；手太阳经筋证，配小海、阳谷；手少阳经筋证，配天井、外关。

操作：毫针泻法。先针对侧阳陵泉处压痛点（多在腓骨头），同时活动患部。在局部压痛点采用多向透刺，或多针齐刺，局部可加温和灸。局部疼痛明显者，可用隔姜灸。

方义：取阿是穴以通经活络，疏筋止痛；肘劳多发于肘外侧，此乃手阳明经脉所过之处，阳明经为多气多血之经，又"主润宗筋"，取手阳明经穴旨在疏通经络气血；阳陵泉为筋会，取对侧阳陵泉处压痛点又属缪刺法，配合局部穴位可疏筋止痛。

2. 皮肤针治疗

主穴：脊柱两侧、臂外侧区、肘关节区、腕关节区、压痛点上下周围。

配穴：曲池、手三里。

方法：采用重刺法，先叩刺脊柱两侧3行2遍，再重点刺激第5、6胸椎和第11、12胸椎及其两侧5行5遍，然后对臂外侧区、肘关节区、腕关节区、压痛点上下周围做局部刺激。每日叩打1次，5次为1个疗程。

3. 其他治疗

(1) 火针：取阿是穴。2～3日治疗1次。

(2) 刺络拔罐：取阿是穴。用皮肤针叩刺或三棱针点刺出血后加拔火罐。

第四节　胁　痛

本文主要介绍胸胁迸挫伤，是一种常见的损伤。胸部因负重迸气或受暴力撞击而致胸部气血、经络、胸壁软组织损伤称为胸部迸挫伤。由于负重气所致的损伤，称为胸部进伤；因暴力直接作用于胸壁软组织所致的损伤，称为胸部挫伤。无论是胸部进伤或者挫伤皆是以胸肋部疼痛、胀闷为主症的损伤性疾患。

中医认为，进伤以伤气为主，气机逆乱，运化阻滞，经络气血运行受阻；挫伤则以伤血为主，皮肤筋肉受挫，脉络受损，血溢脉外，瘀血停滞。因气血相互为用，伤气可伤血，伤血必及气，故多见气血两伤。

一、病因病机

胸部进伤，多因进气用力举重物、搬重物、扛抬重物等时候用力不当或姿势不良，提拉扭转，筋肉过度牵拉而产生损伤，导致气机阻滞，瘀滞横逆，经络受阻，不通则痛，出现伤气的症状。因此，进伤多以伤气为主。损伤严重者，则由气及血，产生气血两伤。

胸部挫伤，多因外力直接撞击于胸部，如挤压、拳击、碰撞、跌扑等，使胸部皮肤、筋肉受挫，络脉损伤，血溢脉外，以致瘀血停滞，产生伤血症状。故胸部挫伤以伤血为主。气与血是相辅相成、相互联系与影响的，可由血伤及气，成为气血两伤。

二、辨证论治

（一）辨证

1.肝气郁结

主症：胁肋胀痛，走窜不定，甚至连及胸肩背，且情志不舒则痛增，胸闷，善太息，得嗳气则舒，饮食减少，舌苔薄白，脉弦。

症候分析：肝失条达，阻于胁络故胁肋胀痛，走窜不定，甚至连及胸肩背，且情志不舒则痛增。气机不畅则胸闷，善太息。肝气横逆，侵犯脾胃，脾胃升降失司则得嗳气则舒，饮食减少。舌苔薄白，脉弦为肝郁之象。

2.瘀血阻络

主症：胁肋刺痛，痛处固定而拒按，疼痛持续不已，入夜尤甚，或胁下有积块，或面色晦暗，舌质紫黯，脉沉弦。

症候分析：瘀血停着，痹阻胁络故胁肋刺痛，痛处固定而拒按，疼痛持续不已，入夜尤甚。瘀血停着，积久不散则胁下有积块。面色晦暗，舌质紫黯，脉沉弦为瘀血内停之征。

3.湿热蕴结

主症：胁肋胀痛，触痛明显而拒按，或引及肩背，伴有脘闷纳呆，恶心呕吐，厌食油腻，口干口苦，或有黄疸，舌苔黄腻，脉弦滑。

症候分析：湿热蕴结肝胆，胁络失和故胁肋胀痛，触痛明显而拒按，或引及肩背。湿热中阻，胃失和降，则可见脘闷纳呆，恶心呕吐，厌食油腻，口干口苦。若湿热交蒸，胆液外溢则可见有黄疸。舌苔黄腻，脉弦滑为湿热之征。

(二) 治则治法

1. 推拿治疗

(1) 治疗原则：行气止痛，活血散瘀，理筋整复。

(2) 取穴与部位：以患侧胸肋部为主。重点取膻中、中府、云门、章门、大包、日月及背部膀胱经俞穴。

(3) 主要手法：按揉、点按、弹拨、背、擦法等。

(4) 操作方法

1) 准备手法：患者患侧在上卧位，医者以掌面按揉胸肋部或肩背患处，着重按揉紧张痉挛的肌肉，约 5 分钟。

2) 治疗手法：医者用拇指指腹点按中府、云门、大包、膻中、日月等穴，约 4 分钟；再用拇指弹拨痉挛的条索状肌索，由内至外横向进行，直至条索由硬变软，变小；患者正坐位，医者先以拇指按揉胸廓痛相对应的脊柱旁，约 3 分钟，使之温热，再以拇指按揉背部两侧膀胱经俞穴，约 2 分钟。接着，患者站立位，全身放松，不可进气，身体后仰，医者稍屈膝下蹲，背对背地以双臂交挽患者两臂，然后腰贴腰，背起患者身体，让患者双脚离地腾空，再令患者用力咳嗽的同时颤动患者腰背部，最后慢慢地放下患者即可。

3) 结束手法：最后，用鱼际擦热患处。

2. 针灸治疗

(1) 处方：后溪穴。

(2) 方法：取健侧后溪穴，快速进针 1 ～ 1.5 寸，此时患者大多有胀麻等感觉。医者随即用捻转提插的强刺激手法行针，并嘱患者由小范围逐渐到大范围，由慢渐快地活动患部，使疼痛或牵掣感消失或减轻后，留针 5 ～ 20 分钟，少数可留 30 分钟以上，留针期间按上法行针 2 ～ 3 次。

3. 按摩手法

(1) 按摩治疗本病用复位手法。

患者取俯卧位，双手攀住床头。一助手双手握住患者的双踝上方，缓缓用力牵拉。医者立于患者的一侧。

第一种复位手法：医者用双手拇指在病变的棘突部位定好用力方向，待助手将患者的椎间隙牵开并增大时，用力按捺棘突使之向脊柱中线移动，绝大多数患者在此手法的作用下听到或感到有"咯嗒"的复位声。

第二种复位手法：患者俯卧位，医者立于患者的一侧，先用掌揉法在脊柱、两侧的膀胱经揉动 3 ～ 5 次，然后将一手掌根按在患处的棘突上，另一手叠加其上，嘱患者深吸气一口，再令其呼出，在呼出的同时，双手用力下按，亦可听到复位的声响。

第三种复位手法：先令患者仰卧 (或侧卧)。医者在其胸肋部用一指禅推法、摩法，并配合揉按章门、期门、大包、膻中、日月等穴。数次或数分钟后，令患者坐位。医者立于一侧，用擦法沿背部膀胱经循行部位轻柔地擦之，再在膀胱经的俞穴上揉按，以微有痠胀为度。医者再用背法将患者背起、颤动，并嘱患者用力咳嗽，常可使其复位。复位后令患者正坐，医者用掌擦法沿肋骨方向擦之，以透热为度。结束手法。

(2) 注意事项：新伤者一般一次可愈，三周以上的陈伤一次虽可愈，但病程越久复发率越高。新伤者一般不用卧床休息，陈伤者手法后最好卧床 30 分钟后再小心地离床活动。活动时勿使脊柱扭转运动，以防再发。一周内不宜做用力过度的各种活动。

第五节 腕管综合征

腕管综合征是指由于腕管内容积减少或压力增高，使正中神经在管内受压而形成的综合征。本病以中年患者居多，女性多于男性，以单侧多见 (女性发病为男性的 5 ～ 6 倍，双侧发病者占 1/3 ～ 1/2)。

腕管有四壁：前壁为腕横韧带，后壁为一层覆盖桡腕关节及腕横关节光滑韧带的筋膜组织，桡侧壁为舟骨结节和大多角骨结节，尺侧壁为豌豆骨、钩骨钩突及其韧带。在腕管内通过的有拇长屈肌腱、指浅屈肌腱、指深屈肌腱及正中神经。

一、病因病机

(一) 腕管内压力增大

长期反复用力进行手部活动可使手和腕发生慢性损伤，临床常见于木工、裁缝等。尤其是女性，腕部的活动范围较大。在掌指和腕部活动中，指屈肌腱和正中神经长期与腕横韧带来回摩擦，引起肌腱、滑膜和神经的慢性损伤。在握拳屈腕时，则更易受伤。

大量肌腱、滑膜水肿使管腔压力增高，正中神经受压。风湿和类风湿疾病，产后或闭经期内分泌功能紊乱，以及结缔组织病和掌长肌先天性肥大，均可诱发正中神经卡压症状。

(二) 腕管容积减小

如月骨脱位、桡骨下端骨折畸形愈合等都可使腕管内腔缩小，腕横韧带的增厚亦可使腕管缩小，压迫正中神经。

(三) 腕管内容物的增多

如常见的腱鞘囊肿、脂肪瘤、钙质沉着等。

二、临床表现

主要症状为患手正中神经支配区疼痛、麻木、手指运动无力及血管、神经营养障碍等。轻者仅在夜间或持续用手劳动后出现手指感觉异常，但运动障碍不明显，仅少数患者用手指做精细动作时有不灵活的感觉，活动及甩手后减轻。重者手指刺痛、麻木，且持续而明显，有时疼痛可向前臂乃至上臂、肩部放射，夜间或用手工作时加剧；甚至可见鱼际肌萎缩、瘫痪，拇指不能对掌，麻痛而影响睡眠和工作。

三、治则治法

（一）体针治疗

1. 处方

取穴分为两组，第一组取鱼际、腕部卡压点、劳宫、内关；第二组取液门、中渚、合谷、间使。两组穴位同时取用或交替使用。

2. 操作方法

常规消毒后，选用 28～30 号毫针，直刺鱼际 0.8±0.2 寸，直刺腕部卡压点 0.4±0.1 寸，直刺劳宫 0.6±0.2 寸，直刺内关 1.2±0.2 寸。直刺液门 0.4±0.1 寸，直刺中渚 0.6±0.2 寸，直刺合谷、间使 1.2±0.2 寸。每天治疗 1～2 次，每次留针 20 分钟，留针期间行针 2～3 次。用强刺激手法针刺，捻转幅度为 3～4 圈，捻转频率为每秒 3～5 个往复，每次行针 5～10 秒。待症状明显减轻后，改用中等强度的刺激手法行针为主，捻转幅度为 2～3 圈，捻转频率为每秒 2～4 个往复，每次行针 5～10 秒。

（二）电针体穴治疗

1. 处方

与体针疗法的选穴相同。取穴分为两组，第一组取鱼际、腕部卡压点、劳宫、内关；第二组取液门、中渚、合谷、间使。两组穴位交替取用。

2. 操作方法

操作分为两步，第一步，进针操作与体针疗法一样；第二步为电针疗法。第一步操作完毕后，在每一组相距较远的穴位之间连接电针治疗仪的两极导线，采用疏密波，刺激量的大小以出现明显的局部肌肉颤动或患者能够耐受为宜。每次电针治疗 20 分钟，每天治疗 1～2 次。每次电针 2～4 个穴位。没有接电疗仪的穴位，按普通体针疗法进行操作。

（三）灸法

灸法多与针刺法配合使用。

1. 处方

取穴分为两组，第一组取鱼际、腕部卡压点、劳宫、内关；第二组取液门、中渚、合谷、间使。两组穴位交替取用。

2. 操作方法

用艾条温和灸，或用隔姜灸，每穴灸 15 分钟，使局部有明显的温热感为宜。每日治疗 1～2 次。

（四）耳针治疗

1. 处方

取一侧的腕部、手部耳区内的敏感点。两侧交替。

2. 操作方法

常规消毒后，用 28 号 0.5～1.0 寸毫针斜刺或平刺耳穴。每天针刺 1～2 次，每次留针 20 分钟，留针期间行针 2～3 次，强刺激手法针刺，捻转幅度为 3～4 圈，捻转频率为每秒 3～5 个往复，每次行针 5～10 秒。待症状明显减轻后，改用中等强度捻转手法，捻转幅度为 2～3 圈，捻转频率为每秒 2～4 个往复，每次行针 5～10 秒。

（五）推拿按摩治疗

1. 按揉拔伸法

患者取坐位，术者与患者对面而坐。患者将患手伸出，掌心向上置于治疗桌上且放松。术者先用拇指点按患者大陵、合谷、劳宫、鱼际、内关等穴，以局部出现酸胀为度，每穴半分钟；再用一指禅推法在前臂至手沿心包经往返治疗 4 分钟，重点在大陵及鱼际穴治疗，用小鱼际施揉法在患者鱼际、手指掌及前臂至肘往返治疗 4 分钟，手法应先轻后重；掌揉前臂及掌指部 3 分钟；用捻法在拇指、食指、中指操作 2 分钟，拔伸腕关节 1 分钟，力量逐渐增加；在拔伸的基础上摇患侧腕关节（掌屈、背伸、外展、内收及环旋各 10 次）；最后用擦法擦腕掌指部，以局部发热为度。全部按摩完成共需 15～20 分钟。

2. 按压揉摩法

患者取坐位，术者与患者对面而坐。患者将患手伸出置于治疗桌上，术者用茴香酒等外搽局部后，按压、揉摩外关、阳溪、鱼际、合谷、劳宫等穴及痛点。然后轻轻拔伸患手，缓缓旋转、屈伸腕关节。术者左手握住腕上，右手拇、食二指捏住患手拇指末节，向远心端迅速拔伸，以发生弹响为佳。

3. 推摇揉擦法

患者取坐位，术者与患者对面而坐。术者用拇指点按劳宫、合谷、鱼际、内关、间使、曲泽等穴。在前臂至手沿手厥阴心包经往返用一指禅推法，重点在腕管及大鱼际处，手法宜先轻后重。再用摇法揉腕关节及指关节，最后用擦法擦腕关节。

第六节　蛇串疮

蛇串疮是以突发单侧簇集状水疱呈带状分布排列，宛如蛇形并伴有剧烈烧灼刺痛为主症的病症，多见于腰腹、胸背及颜面部，又称"蛇丹""蛇窠疮99""66 蜘蛛疮""缠腰火丹"等。本病相当于西医学中的带状疱疹。

一、病因病机

多因情志不畅，肝气郁结，郁久化火。肝经蕴热，外溢皮肤而发；或脾失健运，湿邪内生，蕴湿化热，外溢皮肤而生；或感染毒邪，湿热火毒蕴结肌肤而成。年老体弱，常因血虚肝旺，湿热火毒炽盛，而导致经络阻塞，气血凝滞，以致疼痛剧烈，病程迁延难愈。总之本病初期以湿热火毒为主，后期以正虚血瘀为主。

西医学认为，本病是由水痘 — 带状疱疹病毒所致。初次感染后，表现为水痘或呈隐性感染。此后，该病毒潜伏于脊髓后根神经节的神经元中，当机体免疫功能低下时，如传染病、外伤、疲劳、恶性肿瘤、放射治疗等，病毒被激活，使侵犯的神经节发炎及坏死，产生神经痛。病毒沿着周围神经纤维移至皮肤而发生节段性水疱疹。

二、辨证论治

（一）辨证

主症：初起时先觉发病部位皮肤灼热疼痛，皮色发红，继则出现簇集性粟粒大小丘状疱疹，多呈带状排列，多发生于身体一侧，以腰、胁部为最常见。疱疹消失后可遗留疼痛感。兼见疱疹色鲜红，灼热疼痛，泡壁紧张，口苦，心烦，易怒，脉弦数，为肝经火毒；疱疹色淡红，起黄白水泡，泡壁易于穿破，渗水糜烂，身重腹胀，苔黄腻，脉滑数，为脾经湿热；疱疹消失后遗留疼痛者，证属余邪留滞，血络不通。

1. 肝郁化火

皮损鲜红，灼热刺痛剧烈，水疱晶莹，伴心烦易怒，口苦咽干，便秘溲赤；舌质红，苔黄，脉弦滑数。

2. 脾虚湿蕴

皮损淡红，疼痛不显，疱液混浊，兼见胸脘满闷，口渴不欲饮，食少腹胀，大便时溏；舌质红，苔黄腻，脉滑数。

3. 气滞血瘀

皮疹减轻或消退后局部疼痛不止，并放射到附近部位，痛不可忍，重者可持续数月甚至更长时间；舌质暗，苔白，脉细涩。

（二）治则治法

1. 体针治疗

基本处方：阿是穴、夹脊、曲池、外关、太冲、血海、支沟。

加减运用：肝郁化火加行间、侠溪；脾经湿热加内庭、阴陵泉；气滞血瘀加委中、三阴交。

方义：曲池为手阳明大肠经合穴，可清泻阳明热邪、疏风解表；外关属手少阳经络穴，具有疏利少阳经气、清泻在表火毒之功，配支沟以泻肌表之火毒；太冲为肝经原穴，可疏肝行气，配血海以达理气、调血之效；阿是穴乃邪毒壅聚之所，与相应的夹脊穴共用可疏通局部气机，调畅患处气血使邪透热散；行间、侠溪为肝胆二经荥穴，"荥主身热"，故可清泄肝胆之火；内庭、阴陵泉清利脾胃湿热；委中、三阴交活血行滞。诸穴合用共奏清肝泄热、理脾化湿、祛瘀止痛之功，为局部、邻近与循经远端配穴方法。

刺灸方法：阿是穴选取皮损周围正常皮肤，从不同方向向皮损中心沿皮围刺；夹脊穴选皮损相应神经节段；委中可用三棱针点刺出血；余穴泻法。本病针灸治疗效果良好，尤其止痛效果明显。

2. 推拿治疗

取穴：阳陵泉、蠡沟、侠溪、复溜、阴陵泉、三阴交、血海、支沟、阳溪、外关等。

手法：一指禅推、提、拿、点、按、揉、弹法。

操作：患者俯卧位，用一指禅推法从背部沿第一胸椎至第五腰椎夹脊段上下往返3～5次。患者仰卧位，用揉拿手三阴法、提拿足六经法，分别从上肢内侧沿手三阴经循行方向，从下肢沿足六经循行方向上下往返3～5次。然后，用点、按、弹法于支沟、阳溪、外关，用较重的点、按、揉法于阳陵泉、蠡沟、侠溪、复溜、阴陵泉、三阴交、血海。

第七节　隐　疹

隐疹是皮肤出现红赤色或白色的疹块，以突然发作，痒而不痛，成团连片，发无定处，时隐时现，疹退后不留痕迹为特征的一种疾病。本病因其遇风易发，时隐时现，故称"隐疹""风隐疹""风丹""鬼风疙瘩""风瘩瘰"等，俗称"风疹块"，如发生于眼睑、口唇等处，水肿特别明显，则称"游风""赤白游风"。

一、病因病机

本病由感受风寒热等外邪及饮食不节所致者，多发病较急；由情志失调、素体亏虚引起者，多发病较缓。病位在卫表腠理之间，与气血、脾胃、心肺、肝肾等脏腑有关。初起实证多，病久则可出现虚证或虚实夹杂证。实证中属风、属热者多；虚证则以气血不足者常见。总的病势是始则病在肌肤，继则可深入到脏腑气血，也可由脏腑、气血受损，发于肌表而成。

（一）邪搏肌肤

本病常由营卫虚疏，迎风受邪，客于肌腠所致。而风与寒、湿、热邪又常相兼侵袭人体，搏于肌肤腠理之间，淫气妄行，外发皮表，遂为本病。风邪善行而数变，故本病也每具来去倏忽的特点。此外，在病机上尚有风热搏于血分及风寒湿搏于气分而并发于表的不同，所以临床又有赤疹、白疹之别。至如鼻闻花粉等特异气味而发者，由肺气壅遏、营卫不和之故。

（二）胃肠积热

膏粱厚味，嗜酒，或食鱼、虾、螃蟹等荤腥动风之品，致风湿热内蕴肠胃，肺受熏蒸，内不得疏泄，外不得透达，怫郁于皮毛腠理，发为隐疹。《证治要诀·发丹》所云："才食则丹随发"，即此之谓。另有便秘不通，阳明胃肠积热动风，逆于肌肤，亦可致生本病。

（三）血热动风

禀赋不足，肾阴虚弱，虚火内甚，熏灼心肺；或情志所动及劳伤心神，引动心火。心主血脉，营血受火炎灼而热，血热动风见于肌表而为隐隐疹块，抑或肝气瘀滞，日久化火，遂致血热生风，发在肌表而为本病。此即《疡医大全·斑疹》"热极生风而发"之谓。

（四）气血虚弱

有素体亏虚，气血不足者，气虚则卫外不固，易罹外邪侵袭而发病，正如巢元方所云："夫人阳气外虚则多汗，汗出当风，风气搏于肌肉与热气并则生痛瘰。"血虚则可生风，且肌腠失于濡养，营卫不和，亦易受邪而患本病。

综上所述，本病的病因是多方面的，且是互相联系的，初起多为风寒、风热等邪客于肌表，治疗及时得当，可愈；若失治误治，病从热化，可转化为心肺郁热、胃肠积热，甚则出现血热毒盛证；而心肺郁热、胃肠积热等证，过用辛燥之品或素体阳虚，可转为脾虚受风证。以上诸证，反复发作，经久不愈，均可转化为气血不足、血瘀生风证，此时则病情多顽固难治。

二、辨证论治

（一）辨证

1. 风邪袭表

疹块色淡或苍白，遇冷或风吹而发，或兼有发热恶寒等症，舌苔薄白，脉浮缓或浮紧，为风寒之证；若全身或面、手等暴露部位出现疹块，色红，剧痒，以手按之有焮热感，重则面唇俱肿，或心烦口渴，或发热，受热汗出易起，舌苔薄黄，脉滑数，属风热为患；若周身散发丘疹水疱或大疱，掀起红块，晚上痒甚，苔薄滑，脉浮或濡缓。如风湿隐疹，多见于小儿。

2. 胃肠湿热

出现疹块时，伴有剧烈腹痛，纳呆，大便秘结或泄泻，有时可出现恶心呕吐。舌苔黄腻，脉滑数。

3. 脾虚受风

风团粉白，出疹时常伴有腹痛、泄泻、纳呆、恶心呕吐、面色萎黄等症。舌淡胖，苔白腻，脉濡缓。

4. 心肺郁热

皮疹色红，灼热刺痒，搔起后皮肤即起条状疹块，晚间尤甚，睡眠不实，心悸易惊，或口舌糜烂，甚或胸闷心烦，喘息有声。舌尖红，脉细数或滑数。

5. 肾虚内热

疹块瘙痒，反复发作，迁延不愈，午后面部时有潮红，入暮隐疹加重，或兼有腰酸膝软、五心烦热、梦遗滑泄等症，苔薄舌红，甚或舌光红而干，脉细数；妇女可见隐疹随月经周期而作，经行前数日皮肤疹块即发，经净则疹块自行消退，或兼有痛经或月经不调。

6. 肝火内炽

隐疹发作常与情志波动有关，疹块色赤，心烦易怒，或见面红目赤，口干口苦，头痛，大便干结不爽，尿赤。苔黄或黄腻，脉弦数。

7. 气血两虚

疹块反复发作，绵延数月或数年，每由劳累诱发，兼见头晕，体倦乏力，面色少华，心悸气短，失眠，或见自汗。舌淡红润或舌体胖，脉细而缓。

此外，隐疹反复发作或延久不愈，以致表卫益虚，内外之邪与血相结，瘀血入络，使隐疹更趋顽固，可见舌上瘀斑、脉弦涩等症。

8. 血热毒盛

疹块鲜红，泛发周身，起病急骤，瘙痒剧烈，伴高热恶寒、口渴喜冷饮、小便短赤、大便干结等症，多有服药毒病史。舌质红，苔黄，脉洪数。

（二）治则治法

1. 针灸治疗

治法：疏风和营。以手阳明、足太阴经穴为主。

主穴：膈俞、曲池、合谷、血海、委中。

配穴：风邪侵袭加外关、风池；肠胃积热加内庭、天枢；湿邪较重加阴陵泉、三阴交；血虚风燥加足三里、三阴交；呼吸困难加天突；恶心呕吐加内关。

操作：主穴用毫针泻法，风寒束表或湿邪较重者可灸，血虚风燥者只针不灸。配穴按虚补实泻法操作。

方义：曲池、合谷同属阳明，擅开泄，既可疏风解表，又能清泻阳明，故凡隐疹不论是外邪侵袭还是肠胃蕴热者用之皆宜。本病邪在营血，膈俞为血之会，委中又名血郄，与血海同用，可调理营血，而收"治风先治血，血行风自灭"之效。

2. 耳针法

选取神门、肾上腺、内分泌、肺、耳尖、耳背静脉。毫针刺，中强度刺激，耳尖、耳背静脉可点刺出血。

3. 拔罐法

在神阙穴拔火罐，留罐 5 分钟，取下再拔罐留 5 分钟，如此 3 次为 1 次治疗，每日治疗 1 次。

第五章 液体制剂

第一节 概 述

一、液体药剂的含义与特点

液体药剂系指药物分散在液体分散介质中制成的液态剂型，可供内服或外用。其中由浸出法、灭菌法制备的液体药剂分别再浸出制剂。

液体药剂中被分散的药物称为分散相，分散药物的介质统称为分散介质。其中溶液型和胶体溶液型的高分子溶液因药物以分子或离子状态分散于介质中，分散介质亦称为溶剂；乳状液型液体药剂的分散介质又称为外相或连续相。

液体药剂是临床上广泛应用的一类剂型。其具有吸收快，作用较迅速，给药途径广泛，服用方便，易于分剂量，尤其适用于婴幼儿和老年患者，能减少某些药物的刺激性，固体药物制成液体制剂后，能提高生物利用度等优点。液体药剂也存在一些不足，如药物分散度较大，受分散介质的影响，易引起药物的化学降解，使药效降低甚至失效，体积较大，携带、运输、贮存不方便；易霉变等。

二、液体药剂的分类

（一）按分散系统分类

液体药剂中的药物可以是固体、液体或气体，在一定条件下分别以分子或离子、胶体、微粒、液滴状态分散于液体分散介质中组成分散体系。根据分散相粒子大小及分散情况的不同，分为溶液型、胶体溶液型、混悬液型、乳状液型四类。如分散相以分子或离子状态分散于液体分散介质中称为溶液（真溶液），其中溶质分子量小呈低分子状态称为溶液，溶质分子量大呈高分子状态属于胶体溶液，分散相质点为多分子聚集体的胶体溶液又称为溶胶。以固体或液滴分散于分散介质中，与分散介质之间有相界面的，前者称为混悬液，后者称为乳状液。

（二）按给药途径分类

按照给药途径，液体药剂可分为以下几类：

1. 内服液体药剂

内服液体药剂如合剂、糖浆剂、口服乳剂、口服混悬剂等。

2.外用液体药剂

(1) 皮肤用液体药剂：如洗剂、搽剂等。

(2) 五官科用液体药剂：如洗耳剂、滴耳剂。

(3) 直肠、阴道、尿道用液体药剂：如灌肠剂、灌洗剂等。

三、液体药剂常用的溶剂

液体药剂的溶剂对药物起溶解和分散作用，其本身质量直接影响制剂的制备和稳定性。液体药剂的溶剂应符合化学性质稳定、毒性小、成本低、无臭味、不影响主药的作用和含量测定等条件。但完全具备以上条件的溶剂很少，故应根据药物性质、制剂要求和临床用途合理选择溶剂。

1.水

水是最常用的溶剂，本身无药理作用。能与乙醇、甘油、丙二醇等溶剂任意比例混合。水能溶解绝大多数的无机盐类和有机药物，能溶解中药中的生物碱盐、苷类、糖类、树胶、黏液质、鞣质、蛋白质、酸类及色素等，但水性液体制剂中的药物不易稳定，容易产生霉变，故不宜长久贮存。配制水性液体制剂时应使用蒸馏水或纯化水等药剂用水。

2.乙醇

乙醇是常用溶剂，可与水、甘油、丙二醇等溶剂任意比例混合，能溶解大部分有机药物和中药中的有效成分，如生物碱及其盐类、苷类、挥发油、树脂、鞣质、有机酸和色素等。20%以上的乙醇即有防腐作用。但乙醇有一定的生理作用，有易挥发、易燃烧等缺点。为防止乙醇挥发，制剂应密闭贮存。

3.甘油

本品为黏稠性液体，味甜，毒性小，能与水、乙醇、丙二醇混溶。甘油的吸水性很强，多在外用制剂中用作保湿剂。甘油黏度较大，且有防腐性，故常将一些外用药制成甘油剂。

4.丙二醇

丙二醇兼有甘油的优点，刺激性与毒性均较小，能溶解很多有机药物，如磺胺类药、局部麻醉药、维生素 A、维生素 D 及性激素等，液体药剂中常用来代替甘油。

5.聚乙二醇

低聚合度的聚乙二醇，如 PEG300～600，为透明液体，能与水以任何比例混溶，并能溶解许多水溶性无机盐和水不溶性有机药物。本品对易水解的药物具有一定的稳定作用，并具有与甘油类似的保湿作用。

6.脂肪油

脂肪油是指一些药典收载的植物油，如棉籽油、花生油、麻油、橄榄油、豆油等。多用于外用制剂，如洗剂、搽剂等。脂肪油能溶解游离生物碱、挥发油及许多芳香族化合物。

7. 液状石蜡

本品为饱和烷烃化合物，化学性质稳定。分为轻质和重质两种，前者密度为 0.818 ～ 0.880g·mL^{-1}，多用于外用液体药剂，后者密度 0.845 ～ 0.905g·mL^{-1}，可用于软膏剂。

8. 油酸乙酯

油酸乙酯属脂肪油的代用品。本品为淡黄色或几乎无色、易流动、有类似橄榄油香味的油状液体，是甾族化合物及其他油溶性药物的常用溶剂，但在空气中暴露易氧化、变色，故使用时常加入抗氧剂。

9. 肉豆蔻酸异丙酯

本品为透明、无色、几乎无臭的流动液体，由异丙醇和肉豆蔻酸酯化而得。化学性质稳定，不易酸败，不易氧化和水解，本品常用作外用药物的溶剂，特别对需要药物与患部直接接触或渗透时更为理想。

此外，因制备各种类型液体药剂的需要，需选择各类附加剂，起到增溶、助溶、乳化、助悬、润湿，以及矫味（臭）、着色等作用。其中表面活性剂可作为液体药剂的增溶剂、乳化剂、润湿剂等。

四、液体药剂的质量要求

溶液型液体药剂应澄明，乳状液型和混悬液型液体药剂应保证分散相小而均匀，且在振摇时易均匀分散；有效成分的浓度准确、稳定；口服液体药剂口感好，外用液体药剂应无刺激性；分散介质最好用水，其次是稀乙醇或乙醇，最后再考虑其他毒性较小的有机分散介质；制剂应具有一定的防腐能力；包装容器适宜，方便患者携带和使用。

第二节　表面活性剂

一、表面活性剂的含义、组成与特点

微粒间、液滴间与空气三者的各相间互相存在着复杂的表面或界面关系，常见的如液—气、液—液、液—固、气—固之间的接触面上会产生一定的表面张力或界面张力。凡能显著降低两相间表面张力（或界面张力）的物质，称为表面活性剂。

表面活性剂之所以能降低表面（界面）张力，主要是由于其分子结构上的特点。它们大都是长链的有机化合物，分子结构中都同时含有亲水基团和疏水基团。亲水基团易溶于水或易被水湿润；疏水基团具有亲油性，亦可称亲油基。

将表面活性剂加入水中，低浓度时可被吸附在溶液的表面，亲水基团朝向水中，亲油基团朝向空气（或疏水相）中，在表面（或界面）上定向排列，从而改变了液体的表面性质，使表面张力降低。

二、常用的表面活性剂

表面活性剂通常按其解离情况分为离子型和非离子型两大类，离子型表面活性剂又可按离子所带电荷的性质分为阴离子型、阳离子型和两性离子型表面活性剂。常用表面活性剂的结构、特征和性质介绍如下：

（一）阴离子型表面活性剂

阴离子型表面活性剂的特征是阴离子部分起表面活性作用，即带负电荷，如肥皂、长链烃基的硫酸盐等。

1. 肥皂类

肥皂类系高级脂肪酸的盐，通式为 $(RCOO)^n M^{n+}$。其脂肪酸烃链一般为 $C_{11} \sim C_{18}$，以硬脂酸、油酸、月桂酸等较常用。根据 M 的不同，有碱金属皂、碱土金属皂和有机胺皂（如三乙醇胺皂）等。它们都具有良好的乳化能力，但易被酸所破坏。碱金属皂还可被钙盐、镁盐等破坏，电解质可使之盐析。有一定的刺激性，一般只作为皮肤用的药剂。

2. 硫酸化物

硫酸化物系硫酸化油和高级脂肪醇硫酸酯类，通式为 $R \cdot O \cdot SO_3^- M^+$，其中高级醇烃链 R 为 $C_{12} \sim C_{18}$。硫酸化油的代表是硫酸化蓖麻油，通称为土耳其红油，为黄色或橘黄色黏稠液，有微臭，可与水混合，为无刺激性的去污剂和润湿剂，可代替肥皂洗涤皮肤，亦可作载体使挥发油或水不溶性杀菌剂混于水中。高级脂肪醇硫酸酯类中常用的是十二烷基硫酸钠（月桂硫酸钠）、十六烷基硫酸钠（鲸蜡醇硫酸钠）、十八烷基硫酸钠（硬脂醇硫酸钠）等。乳化性较强，且较肥皂类稳定，主要作为外用软膏的乳化剂。

3. 磺酸化物

磺酸化物系指脂肪族磺酸化物、烷基芳基磺酸化物和烷基萘磺酸化物等，通式为 $R \cdot SO_3^- M^+$。脂肪族磺酸化物如阿洛索 -OT、二己基琥珀酸磺酸钠（商品名阿洛索 -18)，烷基芳基磺酸化物如十二烷基苯磺酸钠，均为目前广泛应用的洗涤剂。

（二）阳离子型表面活性剂

与上述阴离子型表面活性剂相反，阳离子型表面活性剂是起表面活性作用的是阳离子部分。其分子结构的主要部分是一个五价氮原子，也称为季铵化合物，其特点是水溶性大，在酸性与碱性溶液中均较稳定。除具有良好的表面活性作用外，都具有很强的杀菌作用，因此主要用于杀菌与防腐。常用品种有氯苄烷铵、溴苄烷铵及气化（溴化）十六烷基吡啶等。

（三）两性离子型表面活性剂

两性离子型表面活性剂系指分子中同时具有正、负电荷基团的表面活性剂。这类表面活性剂具有阴、阳离子结合在一起的特性，并随着介质的 pH 酸碱度不同可成为阳离子型，也可以成为阴离子型。有天然制品，也有人工合成制品。

1. 卵磷脂

卵磷脂是天然的两性离子型表面活性剂，由磷酸型的阴离子部分和季铵盐型的阳离子部分所组成，由于卵磷脂有 R_1 和 R_2 两个疏水基团，故不溶于水，但对油脂的乳化作用很强，可制成油滴很小、不易被破坏的乳剂，目前是制备注射用乳剂的主要附加剂。

2. 合成的两性离子型表面活性剂

两性离子型表面活性剂构成阳离子部分的是胺盐或季铵盐，阴离子部分主要有羧酸盐，还有硫酸酯、磷酸酯、磺酸盐等。羧酸盐型又分为氨基酸型和甜菜碱型两类。

氨基酸型两性离子型表面活性剂在等电点（一般为微酸性）时亲水性减弱，可能产生沉淀；甜菜碱型的最大优点是无论在酸性、中性或碱性水溶液中均易溶，在等电点时也无沉淀，适用于任何 pH 环境。

两性离子型表面活性剂在碱性水溶液中呈阴离子型表面活性剂性质，起泡性良好，去污力亦强；在酸性水溶液中则呈阳离子型表面活性剂特性，杀菌力很强。

（四）非离子型表面活性剂

非离子型表面活性剂系指在水溶液中不解离的一类表面活性剂，其分子中构成亲水基团的是甘油、聚乙二醇和山梨醇等多元醇，构成亲油基团的是长链脂肪酸或长链脂肪醇及烷基或芳基等，亲水基团和亲油基团以酯键或醚键相结合，因而有许多不同品种。由于化学上的不解离性，具有不受电解质和溶液 pH 酸碱度影响、毒性和溶血性小，以及能与大多数药物配伍等优点，所以在药剂上应用较广，常用作增溶剂、分散剂、乳化剂等。可供外用，也可供内服，个别品种还可用于注射剂。

1. 脂肪酸山梨醇类

脂肪酸山梨醇类为脱水山梨醇脂肪酸酯类，由山梨醇与各种不同的脂肪酸所组成的酯类化合物，商品名为司盘类。由于山梨醇羟基脱水位置不同，脱水山梨醇实际上是一次脱水物和二次脱水物的混合物，所生成的酯也是混合物，一般可用以下通式表示：脱水山梨醇的酯类因脂肪酸种类和数量的不同而有不同产品，如 span20、span40、span60、span80 等。其 HLB 值为 4.3 ～ 8.6，亲油性较强，故一般用作 W/O 型乳剂的乳化剂，或 O/W 型乳剂的辅助乳化剂。

2. 聚山梨酯类

聚山梨酯类系聚氧乙烯脱水山梨醇脂肪酸酯类，这类表面活性剂是在同类的剩余 —OH 基上，再结合聚氧乙烯基而制得的醚类化合物，商品名为吐温类。和司盘类一样，聚氧乙烯脱水山梨醇脂肪酸酯类中的山梨醇也是一次脱水物和二次脱水物的混合物。可用以下通式表示：聚氧乙烯脱水山梨醇脂肪酸酯类根据脂肪酸种类和数量的不同而有不同产品，如 tween20、tween40、tween60、tween80 等。由于分子中增加了亲水性的聚氧乙烯醇，大大增加了亲水性，故为水溶性的表面活性剂，广泛用作增溶剂或 O/W 型乳化剂。

3. 聚氧乙烯脂肪酸酯类

聚氧乙烯脂肪酸酯类系由聚乙二醇与长链脂肪酸缩合而成。

4. 聚氧乙烯脂肪醇醚类

聚氧乙烯脂肪醇醚类系由聚乙二醇与脂肪醇缩合而成的醚类。亦因聚氧乙烯基聚合度和脂肪醇的不同而有不同的品种。如西土马哥、平平加 O、埃莫尔弗等。药剂上常用作乳化剂或增溶剂。

5. 聚氧乙烯 — 聚氧丙烯共聚物

聚氧乙烯 — 聚氧丙烯共聚物系由聚氧乙烯和聚氧丙烯聚合而成。由于聚氧乙烯基是亲水性的,聚氧丙烯基则随分子量的增大而逐渐变得亲油,而构成这类表面活性剂的亲油基团。最常用的有普朗尼克,该类产品随分子量增大,可由液体逐渐变为固体。该类表面活性剂对皮肤无刺激性和过敏性,对黏膜刺激性极小,毒性也比其他非离子型表面活性剂为小,故可作为静脉注射的乳化剂。

三、表面活性剂的基本性质

(一)胶束与临界胶束浓度

表面活性剂水溶液达到一定浓度后,浓度再增大,对表面张力的降低作用不大。因表面层表面活性剂已基本饱和,当浓度继续增加时,主要是溶液内部浓度增加。表面活性剂分子的疏水部分与水的亲和力较小,当浓度较大时疏水部分相互吸引、缔合在一起,形成缔合体,这种缔合体称为胶团或胶束。开始形成胶束时溶液的浓度称为临界胶束浓度。它和表面活性剂的结构与组成有关,每一种表面活性剂都有其自己的临界胶束浓度。如十二烷基硫酸钠的 CMC 为 $0.232\%(g \cdot mL^{-1})$,每个胶束的分子数约为 125 个,总分子量约为 36600。

在表面活性剂达到 CMC 浓度的水溶液中,胶束有相近的缔合度,并呈球形或板状等,分子中亲水基排列在球壳外部形成栅状层结构,而碳氢链在中心形成内核。

(二)亲水亲油平衡值

由于表面活性剂分子由亲水基团和亲油基团组成,能在水 — 油界面上定向排列,表面活性剂亲水亲油性的强弱取决于其分子结构中亲水基团和亲油基团的多少。

表面活性剂亲水亲油的强弱,可以用亲水亲油平衡值表示。表面活性剂的 HLB 值越高,其亲水性越强;HLB 值越低,其亲油性越强。不同值的表面活性剂有不同的用途,如增溶剂 HLB 值的最适范围为 15 ~ 18;去污剂 HLB 值为 13 ~ 16;O/W 乳化剂 HLB 值为 8 ~ 16;润湿剂 HLB 值为 7 ~ 9;W/O 乳化剂 HLB 值为 3 ~ 8;大部分消泡剂 HLB 值为 0.8 ~ 3 等。

(三)Krafft 点

对于离子型表面活性剂,温度对胶束的形成影响不显著,主要是增加表面活性剂的溶解度及增加增溶质在胶束中的溶解度。

钠在水中的溶解度随温度变化曲线：随温度升高至某一温度，其溶解度急剧升高，该温度称为 Krafft 点，相对应的溶解度即为该离子表面活性剂的 CMC。当溶液中表面活性剂的浓度未超过溶解度时，溶液为真溶液；当继续加入表面活性剂时，则有过量表面活性剂析出；而此时再升高温度，体系又成为澄明溶液。

Krafft 点是离子型表面活性剂的特征值，Krafft 点越高，CMC 越小。Krafft 点是表面活性剂使用温度的下限，或者说，只有在温度高于 Krafft 点时表面活性剂才能更大程度地发挥效能，如十二烷基硫酸钠与十二烷基磺酸钠的 Krafft 点分别为 8℃ 和 70℃，后者在室温下表面活性不够理想。

（四）起昙与昙点

温度会影响表面活性剂的溶解度。通常温度升高溶解度增大，但某些含聚氧乙烯基的非离子型表面活性剂的溶解度开始随温度上升而加大，达到某一温度后其溶解度急剧下降，使溶液变混浊，甚至产生分层，冷后又能恢复澄明。这种由澄明变混浊的现象称为起昙，转变点的温度称为昙点。产生这一现象的原因，主要是含聚氧乙烯基的表面活性剂其亲水基与水所形成的氢键，开始可随温度升高溶解度增大，而温度升高达到昙点后，氢键受到破坏，分子水化力降低，溶解度急剧下降，故而出现混浊或沉淀。聚山梨酯 -20、聚山梨酯 -60、聚山梨酯 -80 的昙点分别是 95℃、76℃、93℃。盐类或碱性物质的加入能降低昙点。

有的含聚氧乙烯基的表面活性剂没有昙点，如聚氧乙烯聚氧丙烯的共聚合物 pluronicF-68 极易溶于水，甚至达沸点时也没有起昙现象。

含有昙点表面活性剂的制剂，由于在达到昙点时析出表面活性剂，其增溶性及乳化性能亦下降，被增溶的物质可能析出，或相应的乳剂可能遭到破坏。有的可能在温度下降后恢复原状，有的则难以恢复。因此需加热灭菌的这类制剂应格外注意。

（五）表面活性剂的毒性

表面活性剂的毒性，一般以阳离子型的毒性最大，其次是阴离子型，非离子型毒性最小。例如，0.063% 的阳离子型表面活性剂气化烷基二甲胺，小鼠口服就显示出慢性毒性作用，1% 阴离子型的二辛基琥珀酸磺酸钠仅有轻微的毒性，而同浓度的十二烷基硫酸钠则没有毒性反应，一般认为非离子型表面活性剂口服没有毒性。

表面活性剂用于静脉给药的毒性大于口服。仍以非离子型的毒性最小，其中尤以静脉注射 pluronic 类毒性更小。麻醉小鼠可耐受静脉注射 10% 的 pluronicF-68 溶液 10mL。阳离子型和阴离子型表面活性剂不仅毒性较大，而且还具有较强的溶血作用。例如，0.001% 的十二烷基硫酸钠溶液就有强烈的溶血作用。非离子型表面活性剂也有溶血作用，但一般较轻微。聚山梨酯类的溶血作用通常比其他含聚氧乙烯基的表面活性剂为小。溶血作用的顺序为：聚氧乙烯烷基醚＞聚氧乙烯烷芳基醚＞聚氧乙烯脂肪酸酯＞聚山梨酯类。聚山梨酯类溶血作用的顺序为：聚山梨酯-20＞聚山梨酯-60＞聚山梨酯-40＞聚山梨酯-80。

外用时表面活性剂呈现较小的毒性。仍以非离子型对皮肤和黏膜的刺激性为最小。季铵盐化合物浓度高于1%就可对皮肤产生损害作用，而阴离子型的十二烷基硫酸钠则在20%以上才产生损害作用；非离子型表面活性剂如某些吐温，以100%浓度滴眼也无刺激性，而聚氧乙烯醚类产品浓度高于5%时即可产生损害作用。

表面活性剂有时因结构的极小差别，而呈现的作用有很大的差异，因此对于同系列表面活性剂的毒性不能完全类推，应通过动物实验来确定。

四、表面活性剂在药剂中的应用

(一)增溶剂

药物在水中因加入表面活性剂而溶解度增加的现象称为增溶。具有增溶作用的表面活性剂称为增溶剂。

1.增溶的原理

如前所述，表面活性剂水溶液当达到临界胶束浓度后，表面活性剂分子的疏水部分相互吸引、缔合在一起，形成胶束。被增溶的物质，以不同方式与胶束结合。

增溶作用可以使被溶物的化学势降低，使整个体系趋向稳定。增溶作用与真正的溶解作用并不相同，真正溶解过程会使溶剂的依数性质有很大改变。但增溶后对依数性影响很小，这说明在增溶过程中溶质没有分解成分子或离子，而以胶束分子分散在增溶溶液中，所以质点的数目不会增多。

2.影响增溶的因素

(1)增溶剂的性质：不同种类的增溶剂可以影响增溶量，即使是同一系列的增溶剂，也可由于分子量大小的不同而产生不同的增溶效果。同系物的增溶剂碳链越长，其增溶量也越大。

增溶剂HLB值和增溶效果的关系还没有统一的规律，一般HLB值应在15～18选择。目前认为，对极性或半极性药物而言，非离子型增溶剂的值越大，其增溶效果也越好。但对极性低的药物，则结果恰好相反。

(2)药物的性质：被增溶药物的同系物，分子量越大被增溶量通常越小。因增溶剂所形成的胶团体积大体是一定的，而药物的分子量越大，则摩尔体积也越大，在增溶剂浓度一定时，能增溶药物的量必然越少。

(3)加入顺序：例如以聚山梨酯类作为增溶剂，对冰片的增溶实验证明，如将增溶剂先溶于水，再加冰片几乎不溶；如先将冰片与增溶剂混合，最好使其完全溶解，然后再加水稀释，则能很好溶解。

3.增溶在中药药剂中的应用

(1)增加难溶性成分的溶解度：一些难溶性成分，如乌头中提取的乌头碱，以及丹参酮、大黄素及挥发油成分，制成液体药剂有一定难度，加入聚山梨酯-80后可制成澄明的液体药剂。

增溶剂、增溶质和溶剂的最佳配比常通过实验制作三元相图来确定。

(2) 用于中药提取的辅助剂：表面活性剂具有降低表面张力的作用，可增加对细胞的润湿、渗透性，溶解或增溶有效成分，尤其是非离子型表面活性剂不与成分起作用，毒性低，适用于做各种成分提取的辅助剂，如聚山梨酯-80可使熏衣草油提取率增加20%，而油的性质不变。

(二) 乳化剂

在两种不相混溶的液体体系中，由于第三种物质的加入，使其中一种液体以小液滴的形式均匀分散在另一种液体中的过程称为乳化，具有乳化作用的物质称为乳化剂。许多表面活性剂可以用作乳化剂。其乳化的机制主要有形成界面膜、降低界面张力以及形成扩散双电层等。乳化剂的选择往往结合乳剂的类型、乳剂给药途径、HLB值的要求等因素综合考虑。

(三) 润湿剂

促进液体在固体表面铺展或渗透的表面活性剂称为润湿剂。在混悬剂的制备中，用疏水性药物配制混悬液时，必须加入润湿剂，使药物能被水润湿。润湿剂的作用原理是降低固—液二相界面张力，减小接触角。因此一些表面活性剂如聚山梨酯类、脂肪酸山梨酯类以及长链烃基或烷烃芳基的硫酸盐和磺酸盐均可用作润湿剂。

(四) 起泡剂与消泡剂

泡沫是气体分散在液体中的分散体系。中药的提取液常因含有皂苷、蛋白质、树胶或其他高分子化合物而在提取罐或浓缩罐中产生大量稳定的泡沫。这些具有表面活性的高分子物质通常有较强的亲水性和较高的值，在溶液中可降低液体的界面张力而使泡沫稳定，这些物质即称为"起泡剂"。在体系中加入一些HLB值为1～3的亲油性较强的表面活性剂时，后者可与泡沫液层的发泡物质争夺液膜上空间，降低表面黏度，促使液膜液体流失而消泡，这些表面活性剂称为"消泡剂"。消泡剂在抗生素生产过程中用以消除因发酵产生的泡沫。

(五) 杀菌剂

大多数阳离子表面活性剂和两性离子表面活性剂及少数阴离子表面活性剂都可用作杀菌剂，如苯扎溴铵、甲酚皂等。

(六) 去污剂

去污剂也称洗涤剂，是用于去除污垢的表面活性剂。去污作用是表面活性剂润湿、渗透分散、乳化或增溶等各种作用的综合结果。常用洗涤剂是HLB值为13～16的皂、十二烷基磺酸钠等。

第三节　溶解度和增加药物溶解度的方法

一、溶解度及其影响因素

（一）溶解度的概念

药物的溶解度系指在一定温度（气体在一定压力）下，在一定量溶剂中溶解药物的最大量。《中国药典》2010 年版关于溶解度有 7 种提法：极易溶解、易溶、溶解、略溶、微溶、极微溶解、几乎不溶或不溶。这些概念仅表示药物大致的溶解性能，至于准确的溶解度，一般以一份溶质 (1g 或 1mL) 溶于若干毫升溶剂中表示。如苦杏仁苷在水中的溶解度为 1:12，即 1g 苦杏仁苷溶于 12mL 水中。

了解中药有效成分的溶解性质，对于中药制剂是十分必要的。有效成分的溶解度太小，就意味着吸收很困难。中药提取物一般是多种物质的复合体。目前在大多数中药有效成分及其理化性质的数据不全的情况下，可以先根据已知有效成分或指标成分的溶解性质，选择适宜的溶剂和方法进行提取。

（二）影响溶解度的因素

1. 溶剂

溶剂的极性对药物的溶解影响很大。药物的极性与溶剂的极性相似则溶解性好，即所谓的"相似者相溶"规律。

2. 药物的性质

不同的药物在同一溶剂中具有不同的溶解度。主要由于极性的差异，也与晶型和晶格引力的大小有关。结晶型药物由于晶格能的存在，与无定型药物溶解度差别很大。

3. 粒子大小

一般情况下溶解度与药物粒子大小无关，但当药物粒径处于微粉状态时，根据 Ostwald-Freundlich 公式，药物溶解度随粒径减小而增加。

二、增加药物溶解度的方法

（一）助溶

一些难溶于水的药物由于加入第二种物质而增加其在水中的溶解度的现象，称为助溶，该第二种物质称为助溶剂。

助溶的机理一般有 3 种：①助溶剂与难溶性药物形成可溶性络合物；②助溶剂与难溶性药物形成有机分子复合物；③助溶剂与难溶性药物通过复分解而形成可溶性盐类。例如，难溶的碘在 10% 碘化钾水溶液中制成含碘达 5% 的水溶液，这是利用形成可溶性络合物增大了碘在水中的溶解度；咖啡因在水中的溶解度为 1:50，用苯甲酸钠助溶，形成分子复合物安钠咖，溶解度增大到 1∶1.2；芦丁在水中的溶解度为 1∶10000，可加入硼砂而增大其溶解度。

常用助溶剂可分为两类：一类是某些有机酸及其钠盐，如苯甲酸钠、水杨酸钠、对氨基苯甲酸钠等；另一类是酰胺化合物，如乌拉坦、尿素、烟酰胺、乙酰胺等。

（二）制成盐类

一些难溶性弱酸、弱碱，可制成盐而增加其溶解度。

含羟基等酸性基团的药物均可用碱（氢氧化钠、碳酸氢钠、氢氧化钾、氨水、乙二胺、三乙醇胺等）与其作用生成溶解度较大的盐。天然的及合成的有机碱，一般用盐酸、硫酸、硝酸、磷酸、氢溴酸、枸橼酸、水杨酸、马来酸、酒石酸或醋酸等制成盐类。

选用盐类时除考虑溶解度因素、满足临床要求外，还需考虑溶液的 pH 酸碱度、稳定性、吸湿性、毒性及刺激性等因素。例如，黄芩苷元因脂溶性强影响溶解度、吸收与活性，因此常制成苷、钠盐、铝盐、有机胺盐及磷酸酯钠盐等使用。

（三）使用潜溶剂

有时溶质在混合溶剂中的溶解度要比其在各单一溶剂中的溶解度大，这种现象称为潜溶性，具有这种性质的混合溶剂称为潜溶剂。常用作潜溶剂的有乙醇、丙二醇、甘油、聚乙二醇 300 或 400 等，均可与水组成混合溶剂。如洋地黄毒苷可溶于水和乙醇的混合溶剂中。苯巴比妥难溶于水，制成钠盐虽能溶于水，但因水解而沉淀和变色，若用聚乙二醇与水的混合溶剂，溶解度增大而且稳定，可供制成注射剂。药物在混合溶剂中的溶解度，与混合溶剂的种类、混合溶剂中各溶剂的比例有关。药物在混合溶剂中的溶解度通常是各单一溶剂溶解度的相加平均值，但也有高于相加平均值的。

此外，提高温度可促进药物的溶解；应用微粉化技术可减小粒径，促进和提高药物的溶解度；包合技术等新技术的应用也可促进药物的溶解。

真溶液型液体药剂系指药物以分子或离子状态分散在溶剂中形成的供内服或外用的真溶液。主要有溶液剂、芳香水剂、甘油剂、醑剂等剂型。

第四节　真溶液型液体制剂

一、溶液剂

溶液剂系指药物溶解于溶剂中所形成的澄明液体药剂，供内服或外用。

溶液剂的制备方法分为：溶解法、稀释法与化学反应法。

(1) 溶解法：一般配制程序为溶解、滤过，再加溶剂使成足量，搅匀，即得。

(2) 稀释法：将某些药物预先配制成浓溶液，临用前稀释至所需浓度。

(3) 化学反应法：配制时除有特殊规定外，应先将相互反应的药物分别溶解在适量的溶剂中，然后将其中之一慢慢地加入另一种药物溶液中，随加随搅拌，待化学反应完成，滤过，自滤器上添加适量的溶剂使成足量，搅匀，即得。

二、芳香水剂与露剂

芳香水剂系指挥发油或其他挥发性芳香药物的饱和或近饱和的澄明水溶液。个别芳香水剂可用水和乙醇的混合液做溶剂。

含挥发性成分的中药用水蒸气蒸馏法制成的芳香水剂称露剂或药露。

芳香水剂的制备方法因原料的不同而异。纯净的挥发油或化学药物多用溶解法或稀释法，含挥发性成分的植物中药多用蒸馏法。通常制成浓芳香水剂，临用时再稀释。

(一)溶解法

A 法：一般取挥发油 2mL。玻璃瓶中，加蒸馏水 1000mL，用力振摇约 15min 使成饱和溶液后放置，用蒸馏水润湿的滤纸滤过，自滤纸上添加适量蒸馏水至 1mL，即得。

B 法：取挥发油 2mL，加纯化滑石粉 15g(或适量滤纸浆)，混匀，移至大玻璃瓶中，加蒸馏水 1000mL，振摇约 10min；用润湿的滤纸滤过。初滤液如显浑浊，应重滤至澄明，再自滤器上添加蒸馏水至 1000mL，即得。

滑石粉为分散剂，可增加挥发油或挥发性物质的分散度，以加速其溶解，并可吸附剩余的挥发油或挥发性物质及杂质，以利于溶液的澄明。但所用的滑石粉不宜过细，以免滤液浑浊。

(二)稀释法

取浓芳香水剂 1 份，加蒸馏水若干份稀释而成即为稀释法。

(三)水蒸气蒸馏法

取含挥发性成分的中药适量，洗净，适当粉碎，置蒸馏器中，加适量蒸馏水浸泡一定时间，进行蒸馏或通入蒸汽蒸馏，一般约收集中药重量的 6 ～ 10 倍馏液，除去过量的挥发性物质或重蒸馏一次。必要时以润湿的滤纸滤过，使成澄明溶液，即得。

三、甘油剂

甘油剂系指药物的甘油溶液，专供外用。甘油具有黏稠性、防腐性和吸湿性，对皮肤黏膜有柔润和保护作用，附着于皮肤黏膜能使药物滞留患处而起延效作用，且具有一定的防腐作用。常用于口腔、鼻腔、耳腔与咽喉患处。甘油对一些药物如碘、酸、硼酸、鞣酸等有较好的溶解能力，制成的溶液也较稳定。例如，鱼石脂 (10%)、干燥硫酸镁 (45%) 也常制成甘油剂外用于脓毒性疮疖等疾患。

甘油剂的引湿性较大，故应密闭保存。

制备甘油剂常用溶解法与化学反应法。甘油剂的百分浓度一般都用重量表示。

四、醑剂

醑剂系指挥发性药物的浓乙醇溶液。凡用于制备芳香水剂的药物一般都可以制成醑剂，供外用或内服。挥发性药物在乙醇中的溶解度比在水中大，所以醑剂中挥发性成分浓度可以比芳香水剂大得多。醑剂含乙醇量一般为 60% ～ 90%。当醑剂与以水为溶剂的制剂混合时，往往会发生浑浊。

醑剂有的用于治疗药，如亚硝酸乙酯醑、樟脑醑等，有的仅作为芳香剂，如复方橙皮醑、薄荷醑等。

醑剂应贮藏于密闭容器中，置冷暗处保存。由于醑剂中的挥发油易氧化、酯化或聚合，久贮易变色，甚至出现黏性树脂物沉淀，故不宜长期贮藏。

醑剂常用溶解法及蒸馏法制备。由于醑剂是高浓度醑溶液，所用器械应干燥，滤器与滤纸宜先用乙醇润湿，以防挥发性成分析出而使滤液浑浊。成品应规定含醇量。

第五节　胶体溶液型液体制剂

一、概述

胶体溶液型液体药剂系指质点大小在 1 ～ 100nm 范围的分散相分散在分散介质中所形成的溶液。分散介质大多为水，少数为非水溶剂。分散相质点以多分子聚集体 (胶体微粒) 分散于溶剂中则称为溶胶，又称疏水胶体。高分子化合物以单分子形式分散于溶剂中构成的溶液称高分子溶液，又称亲水胶体溶液。

二、胶体溶液的种类

（一）高分子溶液

高分子化合物溶液如蛋白质、酶、纤维素类溶液及淀粉浆、胶浆、右旋糖酐、聚维酮溶液等，常因其与水的亲和力强称为亲水胶体。

高分子化合物分子结构中含有许多亲水基团 (极性基团)，如 —OH、—COOH、—NH$_2$ 等，能发生水化作用，水化后以分子状态分散于水中，形成高分子溶液。

高分子化合物分子结构中还有非极性基团，如 —CH$_3$、—C$_6$H$_5$ 及 —(CH$_2$CH$_2$O)$_2$ 等，随着非极性基团数目的增加，高分子的亲水性能降低，而对弱极性或非极性溶剂的亲和力增加。高分子分散在这些溶剂中时，称为高分子非水溶液，如玉米朊乙醇溶液。

有的高分子溶液如明胶水溶液、琼脂水溶液等，在温热条件下为黏稠性流动液体，但在温度降低时，呈链状分散的高分子形成网状结构，分散介质水可被全部包含在网状结构中，形成不流动的半固体状物，称为凝胶。形成凝胶的过程称为胶凝。凝胶可分脆性与弹性两种，脆性凝胶失去网状结构内部的水分后就变脆，易研磨成粉末，如硅胶；而弹性凝胶脱水后，不变脆，体积缩小而变得有弹性，如琼脂和明胶。

有些胶体溶液，如硬脂酸铝分散于植物油中形成的胶体溶液，在一定温度下静置时，逐渐变为半固体状溶液，当振摇时，又恢复成可流动的胶体溶液。胶体溶液的这种性质称为触变性，这种胶体称为触变胶。触变胶在混悬型滴眼液或注射液中可遇到。

（二）溶胶

溶胶是由多分子聚集体作为分散相的质点，分散在液体分散介质中组成的胶体分散体系。其外观可以与溶液一样是透明的，但具有乳光，即 Tyndall 现象，是一种高度分散的热力学不稳定体系。由于其质点小，分散度大，存在强烈的布朗运动，能克服重力作用而不下沉，因而具有动力学稳定性。但由于界面能大，质点易聚集变大，以降低界面能。聚集质点的大小超出了胶体分散体系的范围，质点本身的布朗运动不足以克服重力作用，而从分散介质中析出沉淀，这个现象称为聚沉。溶胶聚沉后往往不能恢复原态。

溶胶在制剂中目前直接应用较少，通常是使用经亲水胶体保护的溶胶制剂，如氧化银溶胶就是被蛋白质保护而制成的制剂，用作眼、鼻收敛杀菌药。

三、胶体溶液的稳定性

（一）高分子溶液的稳定性

亲水胶体溶液的稳定性主要与水化作用有关。例如，高分子水溶液的质点周围形成较坚固的水化膜，水化膜可阻碍质点的相互聚集。如向高分子溶液中加入少量电解质，不会由于反离子的作用(ζ电位降低)而聚集。但若破坏其水化膜，则会发生聚集而引起沉淀。破坏水化膜的方法之一是加入脱水剂，如乙醇、丙酮等。在药剂学中制备高分子物质如右旋糖酐、羧甲基淀粉钠等，都是利用加入大量乙醇的方法，使它们失去水化膜而沉淀。控制加入乙醇的浓度，可将不同分子量的产品分离。另一方法是加入大量的电解质，由于电解质强烈的水化作用，夺去了高分子质点水化膜的水分而使其沉淀，这一过程称为盐析，在制备生化制品时经常使用。引起盐析作用的主要是电解质的阴离子。不同电解质的阴离子盐析能力是不同的。

高分子溶液在放置过程中也会自发地聚集而沉淀，称为陈化现象。陈化速度受许多因素影响，如光线、空气、电解质、pH 酸碱度、絮凝剂等。可使高分子的质点聚集成大粒子而产生沉淀，称为絮凝现象，含中药提取物的制剂在放置过程中经常发生。带相反电荷的两种高分子的溶液混合时，可因电荷中和而发生絮凝。这时两种高分子均失去它们原有的一些性质，如表面活性、水化性等。

（二）溶胶的稳定性

1.溶胶的稳定性

溶胶胶粒上既有使其带电的离子，也含有一部分反离子，形成的带电层称为吸附层。

另一部分反离子散布在吸附层的外围，形成与吸附层电荷相反的扩散层。这种由吸附层和扩散层构成的电性相反的电层称双电层，又称扩散双电层。由于双电层的存在，在电场中胶粒与扩散层之间发生相对移动，表现出电位差，在滑动面上的电位称ζ电位。溶胶ζ电位的高低可以表示胶粒与胶粒之间的斥力，阻止胶粒因碰撞而发生聚集，所以大多数情况下可用ζ电位作为估计溶胶稳定性的指标。溶胶质点还因具有双电层而水化，溶胶的质点是疏水的，但表面形成双电层，由于双电层中离子的水化作用，使胶粒外形成水化膜。胶粒的电荷越多，扩散层就越厚，水化膜也就越厚，溶胶越稳定。

2. 影响溶胶稳定性的因素

(1) 电解质的作用：电解质的加入对ζ电位的影响很大，如使扩散层变薄，较多的离子进入吸附层，使吸附层有较多的电荷被中和，胶粒的电荷变少，使水化膜也变薄，胶粒易合并聚集。

(2) 高分子化合物对溶胶的保护作用：溶胶中加入高分子溶液到一定浓度时，能显著地提高溶胶的稳定性，使其不易发生聚集，这种现象称为保护作用，形成的溶液称为保护胶体。保护作用的原因是足够数量的高分子物质被吸附在溶胶粒子的表面上，形成类似高分子粒子的表面结构，因而稳定性增高。此外，被保护了的溶胶聚集后再加入介质，能重新变成溶胶。但如加入溶胶的高分子化合物的量太少，则反而降低了溶胶的稳定性，甚至引起聚集，这种现象称为敏化作用。

(3) 溶胶的相互作用：胶粒带有相反电荷的溶胶互相混合，也会发生沉淀。与电解质作用的不同之处在于，两种溶胶的用量使电荷相反的胶粒所带的总电荷相等时，才会完全沉淀，否则可能不完全沉淀，甚至不沉淀。

四、胶体溶液的制备

(一) 高分子溶液的制备

高分子溶液制备多采用溶解法。

高分子溶液溶解首先要经过溶胀过程。溶胀是指水分子渗入高分子化合物分子间的空隙中，与高分子中的亲水基团发生水化作用而使体积膨胀，结果使高分子空隙间充满了水分子。这一过程称为有限溶胀。由于高分子空隙间存在水分子，降低了高分子分子间的作用力，溶胀过程继续进行，最后高分子化合物完全分散在水中而形成高分子溶液，这一过程称为无限溶胀过程。无限溶胀过程常需加以搅拌或加热等步骤才能完成。例如，将明胶碎成小块，放于水中浸泡 3～4h，使其吸水膨胀，这是有限溶胀过程，然后加热并搅拌使其形成明胶溶液，这是无限溶胀过程。琼脂、阿拉伯胶、西黄蓍胶、羧甲基纤维素钠等在水中的溶化均属于这一过程。甲基纤维素则可直接溶于冷水中。淀粉遇水立即膨胀，但无限溶胀过程必须加热至 60℃～70℃才能制成淀粉浆。胃蛋白酶、蛋白银等高分子药物，其有限溶胀和无限溶胀过程都很快，需将其撒于水面，待其自然溶胀后再搅拌可形成溶液，如果将它们撒于水面后立即搅拌则形成团块，这时在团块周围形成了水化层，使溶胀过程变得相当缓慢，给制备过程带来困难。

（二）溶胶的制备

溶胶的制备可采用分散法和凝聚法。

1. 分散法

(1) 研磨法：机械粉碎的方法，适用于脆而易碎的药物，对于柔韧性的药物必须使其硬化后才能研磨。

(2) 胶溶法：是使刚刚聚集起来的分散相重新分散的方法，而不是使脆的粗粒分散成溶胶。将制得的沉淀，经洗涤除去过多的电解质，加入少量的稳定剂（种类要视胶核表面所能吸附的离子而定），则可制得溶胶。例如，$Fe(OH)_3$ 新鲜沉淀加入稳定剂 $FeCl_3$（起作用的是其中的 FeO^+ 离子），经搅拌可得 $Fe(OH)_3$ 溶胶。

(3) 超声波分散法：利用超声波（频率大于 16000Hz）所产生的能量来进行分散的方法。当超声波直接送入粗分散系后，可产生相同频率的振动波，而使分散相粒子分散成胶体粒子。

2. 凝聚法

药物在真溶液中可因物理条件（如溶剂组成）的改变或化学反应而形成沉淀，若条件控制适度，使该溶液有一个合适的过饱和度，就可以使形成的质点大小恰好符合溶胶分散相质点的要求。

第六节　乳状液型液体制剂

一、概述

乳状液型液体药剂也称乳剂，是两种互不相溶的液体经乳化制成的非均相的液体药剂。其中一种液体往往是水或水溶液，另一种则是与水不相溶的有机液体，又称为"油"。一种液体以细小液滴的形式分散在另一种液体中，分散的液滴称为分散相、内相或不连续相，包在液滴外面的另一种液体称为分散介质、外相或连续相。一般分散相液滴的直径在 0.1 ～ 100μm。

乳剂的基本类型有两种：①油为分散相，分散在水中，称为水包油 (O/W) 型乳剂；②水为分散相，分散在油中，称为油包水 (W/O) 型乳剂。

二、乳状液形成的理论

（一）界面张力学说

当水相与油相混合时，用力搅拌即可形成液滴大小不同的乳剂，但很快会合并分层。

这是因为形成乳剂的两种液体之间存在界面张力，两相间的界面张力越大，界面自由能也越大，形成乳剂的能力就越小。两种液体形成乳剂的过程，也是两相液体间新界面形成的过程，乳滴越细新增加的界面就越大。乳剂的分散度越大，新界面增加就越多，而乳剂粒子的界面自由能也就越大。这时乳剂就有很大的降低界面自由能的趋势，促使乳滴变大甚至分层。为保持乳剂的分散状态和稳定性，必须降低界面张力，用界面活性较强的肥皂进行实验，证实降低油水两相界面张力时，可将油相分散为液滴形成较稳定的 O/W 型乳剂。

（二）乳化膜学说

乳化剂的重要作用之一是降低油、水之间的界面张力，与此同时乳化剂被吸附于乳滴的表面上，在降低油、水之间的界面张力和表面自由能的同时，也使乳化剂在乳滴周围有规律地定向排列成油膜，从而阻止乳滴的合并。在乳滴周围形成的乳化剂膜称为乳化膜。乳化剂在乳滴表面上排列越整齐，乳化膜就越牢固，乳剂也就越稳定。

常见的乳化膜有以下 3 种类型：

(1) 单分子乳化膜：表面活性剂类乳化剂被吸附于乳滴表面，有规律地定向排列成单分子乳化剂层，称为单分子乳化膜，增加了乳剂的稳定性。若乳化剂是离子型表面活性剂，形成的单分子乳化膜是离子化的，乳化膜本身带有电荷，由于电荷互相排斥，阻止乳滴的合并，使乳剂更加稳定。

(2) 多分子乳化膜：亲水性高分子化合物类乳化剂，在乳剂形成时被吸附于乳滴的表面，形成多分子乳化剂层，称为多分子乳化膜。强亲水性多分子乳化膜不仅阻止乳滴的合并，也增加分散介质的黏度，使乳剂更稳定。如阿拉伯胶做乳化剂就能形成多分子乳化膜。

(3) 固体微粒乳化膜：作为乳化剂使用的固体微粒对水相和油相有不同的亲和力，因而对油、水两相界面张力有不同程度的降低，在乳化过程中固体微粒被吸附于乳滴表面，在乳滴表面上排列成固体微粒膜，起阻止乳滴合并的作用，增加乳剂的稳定性。这样的固体微粒层称为固体微粒乳化膜。如硅藻土、氢氧化镁等都可作为固体微粒乳化剂使用。

三、常用的乳化剂种类与选用

（一）乳化剂的种类

常用的乳化剂根据其性质不同可分为 3 类，即表面活性剂、高分子溶液及固体粉末。

1. 表面活性剂

(1) 阴离子型表面活性剂：如肥皂、十二烷基硫酸钠或十六烷基硫酸钠等，后两者常与鲸蜡醇合用做乳化剂。

(2) 阳离子型表面活性剂：许多含有高分子烃链或稠合环的胺和季铵化合物，有不少还具有抗菌活性，与鲸蜡醇合用形成阳离子型混合乳化剂，同时还有防腐作用。

(3) 非离子型表面活性剂：如聚山梨酯类、脂肪酸山梨坦类等，这类物质在水溶液中不解离，不易受电解质和溶液 pH 的影响，能与大多数药物配伍。由于品种不同，可得到不同的值。HLB 值可决定乳剂的类型：HLB 值为 8 ~ 16 者，形成 O/W 型乳剂，HLB 值为 3 ~ 8 者，形成 W/O 型乳剂。

2. 天然或合成乳化剂

这类乳化剂种类较多，如来自植物、动物及纤维素衍生物等。由于分子量大，扩散到界面较慢，需先用高浓度乳化剂制备初乳，再用分散相稀释。

(1) 阿拉伯胶：主要含阿拉伯酸的钾、钙、镁盐。因阿拉伯胶羧基离解，膜带负电，可形成物理障碍和静电斥力而阻止分散相聚集。阿拉伯胶所含阿拉伯酸本身极易溶于水，可作为有效的乳化剂。含阿拉伯胶的乳剂在 pH 2 ~ 10 较稳定。

(2) 明胶：系蛋白质，形成的界面膜可随 pH 酸碱度不同而带正电或负电，在明胶等电点时所得的乳剂最不稳定。用量为油的 1% ~ 2% 时，可形成 O/W 型乳剂。若与阿拉伯胶合用，pH 酸碱度在明胶的等电点下可产生聚集而影响乳化作用。

(3) 磷脂：由卵黄提取的卵磷脂或由大豆提取的豆磷脂，乳化作用较强，可形成 O/W 型乳剂，一般用量为 1% ~ 3%，可供内服或外用，纯品可注射用。

(4) 胆固醇：系用羊毛脂皂化分离而得。主要含有羊毛醇，具有吸水性，能形成 W/O 型乳剂。

(5) 西黄耆胶：该品水溶液的黏度较高，乳化能力较差，通常与阿拉伯胶合用以增加乳剂的黏度。

其他还有白及芨胶、酪蛋白、果胶、琼脂、海藻酸盐及甲基纤维素等。

3. 固体粉末

不溶性的固体粉末可用作水油两相的乳剂。由于这类固体粉末能被油水两相润湿到一定程度，因而聚集在两相间形成膜，防止分散相液滴彼此接触合并，且不受电解质的影响。常用的有氢氧化镁、氢氧化铝、二氧化硅、硅藻土、白陶土等亲水性固体粉末，乳化时可形成 O/W 型乳剂；而氢氧化钙、氢氧化锌、硬脂酸镁、炭黑等为亲油性固体粉末，乳化时可形成 W/O 型乳剂。

(二) 乳化剂的运用

选择适宜的乳化剂是配制稳定乳剂的重要环节。在选择时应根据药物的性质、油的类型、电解质是否存在、欲制备的乳剂类型、乳剂的黏度以及乳化方法等综合考虑。

1. 根据乳剂类型选择

O/W 型乳剂应选择 O/W 型乳化剂，W/O 型乳剂应选择 W/O 型乳化剂。

2. 根据乳剂给药途径选择

口服乳剂应选择无毒的天然乳化剂或某些亲水胶类乳化剂；外用乳剂应选择对局部无刺激性、无过敏性、无毒的乳化剂；注射用乳剂应选择无毒、无溶血性的乳化剂。

3. 混合乳化剂的使用

为了使乳化剂发挥较好的效果，如增加界面膜的强度、调节 HLB 值、增加乳剂的黏度及稳定性等，通常可将几种乳化剂混合使用。在混合使用时应注意相互间的配伍禁忌。混合使用两种或两种以上的乳化剂，其值具有加合性，可按各个乳化剂重量计算得出混合乳化剂的值。

四、乳状液的稳定性

(一)影响乳剂稳定性的因素

1. 乳化剂的性质与用量

制备乳状液型药剂的过程有分散过程与稳定过程。分散过程主要是借助机械力将分散相分割成微小液滴，使均匀地分散于连续相中；稳定过程是使乳化剂在被分散了的液滴周围形成薄膜，以防止液滴聚集合并。应使用能显著降低界面张力的乳化剂或形成较牢固的界面膜的乳化剂，以利于乳剂的稳定。

一般乳化剂用量越多，则乳状液越易于形成，且稳定。但用量过多，往往造成外相过于黏稠，不易倾倒，且造成浪费。一般用量为所制备乳剂量的 0.5%～10%。

2. 分散相的浓度与乳滴大小

乳状液的类型虽然与乳化剂的性质有关，但当分散相的浓度达到74%以上时，则容易转相或破裂。根据经验，一般最稳定的乳状液分散相浓度为50%左右，25%以下和74%以上时均易发生不稳定现象。乳剂的稳定性还与乳滴的大小有关，乳滴越小乳剂就越稳定，乳剂中乳滴大小是不均一的，小乳滴通常填充于大乳滴之间，使乳滴聚集性增加，因而容易引起乳滴的合并。为了保持乳剂稳定，在制备乳剂时应尽可能保持乳滴大小均匀。

3. 黏度与温度

乳状液的黏度越大越稳定，但所需乳化的功亦越大。黏度与界面张力均随温度的提高而降低，故提高温度有利于乳化，但过热、过冷均可使乳状液稳定性降低，甚至破裂。实验证明，最适宜的乳化温度为50℃～70℃。但贮存的温度以室温为最佳，温度升高可促进分层。

(二)乳剂不稳定的现象

乳剂属于热力学不稳定的非均相体系，它的不稳定性有分层、絮凝、转相、破裂及酸败等现象。

1. 分层

乳剂在放置过程中，体系中分散相会逐渐集中在顶部或底部，这个现象称为分层，又称乳析。分层主要是因分散相与分散介质间的密度差造成的。经过振摇后，分层的良好乳剂应能很快再均匀分散。乳剂的分层速度符合 Stokes 定律，如减少乳滴的直径，增加连续相的黏度，均可降低分散相与连续相之间的密度差，从而降低分层速度。其中最常用的方法是适当增加连续相的黏度。

2. 絮凝

由于ζ电位的降低会促使液滴聚集，出现乳滴聚集成团的现象，称为絮凝。乳剂中电解质和离子型乳化剂的存在是产生絮凝的主要原因。絮凝时乳滴的聚集和分散是可逆的。但絮凝的出现说明乳剂的稳定性已降低，通常是乳剂破裂的前奏。

3. 转相

O/W型转成W/O型乳剂或者相反的变化称为转相。这种转相通常是由于外加物质使乳化剂的性质改变而引起的。例如，钠肥皂可以形成O/W型乳剂，但加入足量的氧化钙溶液后，生成的钙肥皂可使其转变成W/O型。

4. 破裂

乳剂絮凝后分散相乳滴合并且与连续相分离成不相混溶的两层液体的现象称为破裂。破裂后的乳剂再加以振摇，也不能恢复原来状态，所以破裂是不可逆的。

5. 酸败

乳剂受外界因素（光、热、空气等）及微生物作用，使体系中油或乳化剂发生变质的现象称为酸败。通常可以通过加抗氧剂、防腐剂等方法予以阻止。

五、乳状液的制备

（一）干胶法

本法的特点是先将乳化剂（胶）分散于油相中，研匀后加水相制成初乳，再加水稀释至全量。在初乳中油、水、胶有一定的比例，若用植物油，其比例为4:2:1；若用挥发油比例为2:2:1；而用液状石蜡比例为3:2:1。本法适用于阿拉伯胶或阿拉伯胶与西黄蓍胶的混合胶。

（二）湿胶法

本法也需制备初乳，初乳中油:水:胶的比例与上法相同。先将乳化剂分散于水中，再将油加入，用力搅拌使成初乳，加水将初乳稀释至全量，混匀，即得。

（三）新生皂法

油水两相混合时，两相界面生成新生态皂类乳化剂，再搅拌制成乳剂。植物油中含有硬脂酸、油酸等有机酸，加入氢氧化钠、氢氧化钙、三乙醇胺等，在高温下(70℃以上)或振摇，以生成的新生皂为乳化剂，可形成乳剂。若以生成的钙盐为乳化剂，则可形成W/O型乳化剂。

（四）两相交替加入法

向乳化剂中每次少量交替地加入水或油，边加边搅拌，也可形成乳剂。天然胶类、固体微粒乳化剂等可用本法制备乳剂。当乳化剂用量较多时本法是一个很好的方法。本法应注意每次须少量加入油相和水相。

(五)机械法

将油相、水相、乳化剂混合后用乳化机械制成乳剂。机械法制备乳剂可不考虑混合顺序，借助于机械提供的强大能量，很容易制成乳剂。乳化机械主要有以下几种：

(1) 搅拌乳化装置：少量制备可用乳钵，大量制备可用搅拌机，分为低速搅拌乳化装置和高速搅拌乳化装置。

(2) 乳匀机：借强大推动力将两相液体通过乳匀机的细孔而形成乳剂。制备时可先用其他方法初步乳化，再用乳匀机乳化，效果较好。

(3) 胶体磨：利用高速旋转的转子和定子之间的缝隙产生强大剪切力使液体乳化。对要求不高的乳剂可用本法制备。

(4) 超声波乳化装置：利用 10 ~ 50kHz 高频振动来制备乳剂。可制备 O/W 和 W/O 型乳剂，但黏度大的乳剂不宜用本法制备。

(六)乳剂中添加其他药物的方法

如药物能溶于内相，可先加于内相液体中，然后制成乳剂；若药物溶于外相，则将药物先溶于外相液体中再制成乳剂；若需制成初乳，可将溶于外相的药物溶解后再用以稀释初乳；若药物不溶于内相也不溶于外相时，可用亲和性大的液相研磨，再制成乳剂；也可以在制成的乳剂中研磨药物，使药物混悬均匀。有的成分(如浓醇或大量电解质)可使胶类脱水，影响乳剂的形成，应先将这些成分稀释，然后逐渐加入。

六、乳剂的质量评定

乳滴大小是衡量乳剂质量的重要指标。不同给药途径的乳剂对液滴大小要求不同，如静脉注射乳剂的液滴应在 0.5μm 以下。乳滴大小测定可采用显微镜测定法、库尔特计数器测定法、激光散射光谱法及透射电镜法等方法。

第六章　注射剂

第一节　概　述

一、注射剂的含义与特点

中药注射剂系指药物经提取、纯化制成的专供注入机体内的一种无菌制剂。其中包括灭菌或无菌溶液、乳状液、混悬液，以及供临用前配成溶液的无菌粉末或浓缩液等类型。

注射剂的应用迄今已有一百多年的历史，由于它可在皮内、皮下、肌内、静脉、脊椎腔及穴位等部位给药，为药物作用的发挥和疾病的诊疗提供了可靠的有效途径，因而品种和使用数量都有很大发展，成为当前临床尤其是急救诊疗应用最广泛的剂型。其主要特点是：

（一）药效迅速，作用可靠

注射给药可直接以液体形式进入人体血管组织或器官内，药物吸收快，作用迅速。尤其是静脉注射，药液直接进入血液循环，不存在吸收过程，更适用于抢救危重患者。同时注射给药不经胃肠道，也可免受消化道众多因素对药物作用的影响，因此剂量准确，作用可靠。

（二）适用于不宜口服给药的药物

对于胃肠道不易吸收，易被消化液所破坏或对胃肠道有刺激性的药物，制成注射剂可避免上述问题。

（三）适用于不能口服给药的患者

昏迷、抽搐、惊厥状态或者由于消化系统疾患，吞咽功能丧失或者障碍的患者，选择注射给药是有效的方式和途径。

（四）可使药物发挥定位定向的局部作用

注射剂可通过关节腔、穴位等部位的注射给药，使药物产生局部作用，达到预期的治疗目的。

此外，某些药物制成注射剂能产生延长药效的作用，有些注射剂还可用于临床疾病的诊断。

但是注射剂也存在不足之处。其质量要求高，制备过程需要特定的条件与设备，生产费用较大，价格较高；使用不便，注射时疼痛；一旦注入机体，其对机体的作用难以逆转，若使用不当易发生危险。

二、注射剂的分类

注射剂按分散体系可分为 4 类：

（一）溶液型注射剂

溶液型注射剂包括水溶液和油溶液（非水溶剂）两类。对于在水中易溶且稳定的药物，或本身在水中溶解度不大但用增溶或助溶方法能增加溶解度的药物，均可配制成水溶液，水溶液型注射剂最为常用。有些在水中难溶或注射后希望延长药效的药物可制成油溶液，油溶液型注射剂一般仅供肌内注射用。

（二）混悬液型注射剂

某些难溶于水的药物、在水溶液中不稳定的药物或注射后要求延长药效作用的药物，可制成水或油的混悬液。混悬液型注射剂一般供肌内注射用，若要静脉注射，必须注意控制混悬微粒的粒度。

（三）乳状液型注射剂

水不溶性的液体药物，可根据临床医疗的需要制成乳状液型注射剂，其分散相粒径大小一般应在 1 ~ 10μm 范围内。供静脉注射用的乳状液型注射剂，分散相球径的粒度 90% 应控制在 1μm 以下，不得有大于 5μm 者。

（四）固体粉末型注射剂

固体粉末型注射剂通常也称为粉针剂，将无菌粉末状药物分装在安瓿或其他适宜的容器中，临用前以适当的溶剂使之溶解或混悬，供注射应用。凡在液体状态下不稳定的药物均可制成此类注射剂。

三、注射剂的给药途径

根据医疗的需要，注射剂有不同的给药途径。给药途径不同，注射剂作用特点和质量要求也有差异。

（一）皮内注射

注射于表皮与真皮之间。一次注射剂量在 0.2mL 以下，该部位药物吸收少而缓慢，故常用于药物的过敏性试验或者临床疾病的诊断。

（二）皮下注射

注射于真皮与肌肉之间。一次注射剂量为 1 ~ 2mL，该部位的药物吸收较皮内注射稍快，可产生局部作用或全身作用，但由于人的皮下感觉比较敏感，一般皮下注射采用药物的水溶液，具有刺激性的药物或混悬液型注射剂不宜行皮下注射。

（三）肌肉注射

注射于肌肉组织。一次注射剂量在 5mL 以下，该部位药物的吸收比皮下注射更快，刺激性也相对较小，药物的水溶液、油溶液、混悬液、乳状液型注射剂均可行肌内注射。

（四）静脉注射

注射于静脉内，有静脉推注和静脉滴注两种方式。静脉推注一次注射剂量一般在 50mL 以下，静脉滴注用量大，一次注射量可达数千毫升。静脉注射药物直接进入血液中，产生药效最快，常作为急救、补充体液和提供营养之用，多为水溶液和油 / 水型乳状液，油溶液和一般混悬液型注射剂以及凡能导致溶血和蛋白质沉淀的药物，均不能行静脉注射。大剂量静脉注射时应严格控制药液的 pH 酸碱度及渗透压，静脉注射剂一般不加抑菌剂。

（五）脊椎腔注射

注射于脊椎四周蛛网膜下腔内。一次注射剂量在 10mL 以下，该部位神经组织比较敏感，脊椎液的循环又十分缓慢，因此脊椎腔注射剂必须严格控制质量，使用渗透压与脊椎液相等的不含有任何微粒的纯净水溶液，pH 酸碱度控制在 5.0 ～ 8.0，且不得添加抑菌剂。

此外，还有动脉注射、脑池内注射、心内注射、关节腔注射、滑膜腔注射、鞘内注射及穴位注射等给药途径。

四、注射剂的质量要求

由于注射剂直接注入机体，所以必须严格控制注射剂的质量，要求药效确切，使用安全，质量稳定。产品在生产、贮藏及使用过程中，除制剂中土药含量应合格外，还应符合下列质量要求：

（一）无菌

注射剂成品中不应含有任何活的微生物，必须符合《中国药典》无菌检查的要求。

（二）热原与细菌内毒素

供静脉注射或脊椎腔注射的注射剂按各品种项下的规定，依照《中国药典》附录中的细菌内毒素检查法或热原检查法检查应符合规定。

（三）澄明度

注射剂需按照卫生部关于澄明度检查的规定进行澄明度检查，不得含有肉眼可见的混浊或异物，鉴于微粒进入机体所造成的危害，目前对澄明度的要求更为严格，检查方法也在不断改进。澄明度检查不仅是注射剂质量控制的重要内容，而且也是注射剂生产中质量保障系统的一个经常性的检验指标。

（四）pH 酸碱度

注射剂的 pH 酸碱度要求与血液相等或接近，人体血液的 pH 酸碱度为 7.4 左右，故注射剂的 pH 酸碱度一般应控制在 4 ～ 9 的范围内。

（五）渗透压

注射剂要求有一定的渗透压，特别是供静脉注射、脊椎腔注射的注射剂，其渗透压应当尽量与血液等渗。对于有些药物注射液虽已达到等渗，但仍有溶血现象，应考虑配成与血液等张的溶液。

（六）安全性

注射剂的使用不应对机体组织产生不良的刺激，也不能发生毒性反应。为确保临床用药安全，必须对注射剂产品进行相关的安全性评价，如异常毒性、溶血与凝聚试验、过敏试验等。

（七）稳定性

注射剂大多以水为溶剂，在制备、贮藏、使用的过程中，稳定性问题比固体剂型更为突出，为确保产品有效、安全，要求注射剂必须具有较好的化学稳定性、物理稳定性及生物稳定性。

（八）其他

有些注射剂的制备，由于原料、附加剂或制备方法的特殊，还应根据实际情况，规定特殊的质量要求。如复方氨基酸注射液，其降压物质必须符合规定；对中药注射液中蛋白质、鞣质等杂质的限量等应符合要求，以保证用药安全。

为保证注射剂的质量，在具体产品制备时，应根据药物的物理性质、化学性质、药理作用及临床用药要求，合理地进行处方设计并确定适宜的制备工艺。

五、中药注射剂的发展概况

中药传统剂型中没有注射剂，中药注射剂的研制与发展是传统中药给药途径的重大突破，是对中药剂型的补充与完善，扩大了中药应用的范围。在中医药理论指导下，以中药为原料，经提取纯化而成的中药注射剂，融合了注射剂独特的剂型优点，适应了中医临床危急重症治疗用药的要求，为更好地发挥中药疗效提供了有效手段，受到了医药学界广泛的关注。目前中药注射剂有溶液型、乳状液型、混悬液型及固体粉末等多种形式，给药途径以肌内注射、静脉注射和穴位注射为主。

中药注射剂最早出现在 20 世纪 30 年代末，由医务人员首创试制成功的柴胡注射剂，对流行性感冒治疗效果良好，受到患者的欢迎。该制剂首先由武汉制药厂批量生产，成为国内工业化生产的第一个中药注射剂品种。

中华人民共和国成立后，各级政府和卫生管理部门，十分注重中药注射剂的研究与开发，20 世纪 50 年代中期至 60 年代初期，先后有"板蓝根注射液"等 20 多个品种研制成功，并用于临床治疗，开拓了中药注射剂发展的新局面。70 年代，全国各地试制并用于临床的中药注射剂品种数量骤增，仅《中国药典》1977 年版一部就收载 23 个品种。80 年代，中药注射剂在急症治疗方面发挥了较大作用，适用于急症治疗的中药制剂，注射剂占有很大比例，如抗休克的生脉注射液、参麦注射液、参附注射液；治疗冠心病、心绞痛的丹参注射液、万年青注射液、脉络宁注射液；镇惊、开窍的牛黄醒脑静脉注射液、清开灵注射液；具止痛作用的颅痛宁注射液；有抗菌消炎作用的茵栀黄注射液等逐步被广大医务人员与患者所接受。《中国药典》2015 年版一部收载的注射剂品种有止喘灵注射液、清开灵注射液、灯盏细辛注射液、注射用双黄连（冻干）等。

但由于中药及其复方原料的成分比较复杂，大多数中药注射剂采用水醇法或醇水法制备，其药液中往往多种成分并存，杂质难以除尽，缺乏严格的质量控制标准和可靠的质量控制方法，对注射液的澄明度、稳定性和临床疗效均有很大影响。改进中药注射剂的制备工艺，提高中药注射剂的质量及其标准，确保中药注射剂的有效、安全稳定，成为 20 世纪 90 年代以来中药注射剂研究开发的重点。

为了完善中药注射剂的质量保证体系，根据国家药品监督管理部门的有关要求，采用先进的制剂工艺技术、洁净技术，以及先进的测试分析方法以控制其质量，例如：①以中药有效成分和有效部位为物质基础研究制备中药注射剂，使注射剂中所含药物成分同其疗效的相关性进一步明确，从而显著提高了中药注射剂的有效性。②以应用新工艺新技术为手段生产中药注射剂（如将罐组式逆流提取工艺、超临界流体萃取工艺、大孔树脂吸附技术、超滤技术、喷雾干燥与冷冻干燥技术等用于中药注射剂的提取、纯化、干燥过程），有效地改善了注射液的澄明度，减少了刺激性，提高了稳定性。同时研制成供静脉注射的中药脂质体、乳剂、毫微球和粉针剂等新剂型，不仅提高了中药注射剂的疗效，扩大了适用范围，而且为制备缓释、控释制剂和靶向给药系统奠定了基础。③以现代分析技术和方法（如紫外分光光度法、薄层扫描法、气相色谱法、高效液相色谱法、高效毛细管电泳法，以及气相色谱—质谱联用和高效液相色谱—质谱联用等现代分析技术）控制中药注射剂的质量，显著提高了中药注射剂质量控制的水平，还尝试采用指纹图谱进行中药注射剂质量控制检测的研究。

临床治疗用药水平的提高给中药注射剂的发展提出了更高更迫切的要求，中药注射剂的研究与开发，作为中药实现现代化的重要内容之一，发展潜力巨大，应当给予充分的重视。

依靠现代科学技术手段，从整体上推动中药注射剂的进步，使之提高到一个新的水平已成为当务之急。

第二节　热　原

一、热原的含义与组成

热原是指能引起恒温动物体温异常升高的致热物质，广义的热原包括细菌性热原、内源性高分子热原、内源性低分子热原及化学性热原等，药剂学上的"热原"通常是指细菌性热原，是微生物的代谢产物或尸体，注射后能引起特殊的致热反应。大多数细菌和许多霉菌甚至病毒都能产生热原，致热能力最强的是革兰阴性杆菌的代谢产物。

微生物代谢产物中内毒素是产生热原反应的最主要致热物质。内毒素是由磷脂、脂多糖和蛋白质所组成的复合物，存在于细菌的细胞膜与固体膜之间，其中脂多糖是内毒素的主要成分，具有特别强的致热活性。不同的菌种脂多糖的化学组成也有差异，一般脂多糖的分子量越大其致热作用也越强。

含有热原的注射剂，特别是输液剂注入人体时，有30～90min的潜伏期，然后就会出现发冷、寒战、体温升高、身痛、发汗、恶心呕吐等不良反应，有时体温可升至40℃左右，严重者还会出现昏迷、虚脱，甚至危及生命，临床上称上述现象为"热原反应"。

热原反应的强弱同恒温动物的体温变化有关。热原反应的温度变化曲线，因热原种类不同而有差异，一般先经过一个短暂的潜伏期，温度略微上升，然后略微下降，接着又很快上升，并出现一个高峰。热原的致热量又同菌种的类别有关，注射剂注射的方式不同，引起热原反应的程度也有差异。

二、热原的基本性质

热原具有下列基本性质：

（一）水溶性

热原含有磷脂、脂多糖和蛋白质，能溶于水，其浓缩的水溶液往往带有乳光。

（二）耐热性

热原的耐热性较强，一般经60℃加热1h不受影响，100℃也不会发生热解，但在180℃ 3～4h，250℃ 30～45min或650℃ 1min可使热原彻底破坏。虽然现已发现某些热原也具有热不稳定性，但必须注意，在通常采用的注射剂灭菌条件下，热原不能被破坏。

（三）滤过性

热原体积较小，约为1～5nm，一般滤器均可通过，不能截留去除，但活性炭可吸附热原，纸浆滤饼对热原也有一定的吸附作用。有报道，采用膜分离技术，选择适宜的超滤膜对溶液进行超滤处理，可有效去除溶液中的热原。

（四）不挥发性

热原本身不挥发，但因溶于水，在蒸馏时，可随水蒸气雾滴进入蒸馏水中，故蒸馏水器均应有完好的隔沫装置，以防止热原污染。

（五）其他性质

热原能被强酸、强碱、强氧化剂如高锰酸钾、过氧化氢以及超声波破坏。热原在水溶液中带有电荷，也可被某些离子交换树脂所吸附。

三、注射剂污染热原的途径

热原是微生物的代谢产物，注射剂中污染热原的途径与微生物的污染直接相关。

（一）由溶剂带入

这是注射剂出现热原的主要原因。注射剂的溶剂主要是注射用水及注射用油。如注射用水制备时操作不当或蒸馏水器结构不合理，都有可能使蒸馏水中带有热原。即使原有的注射用水或注射用油不带有热原，但如果贮存时间较长或存放容器不洁，也有可能由于污染微生物而产生大量热原。因此，注射剂的配制，要注意溶剂的质量，最好是新鲜制备的溶剂。

（二）由原辅料带入

原辅料本身质量不佳、贮藏时间过长或包装不符合要求甚至破损，均能受到微生物污染而导致热原产生。有些以中药为原料的制剂，原料中带有大量微生物，提取处理的条件不当以及用微生物方法制造的药品如右旋糖酐、水解蛋白、抗生素等，都容易产生热原，应用时更应当加以注意。

（三）由容器或用具带入

注射剂制备时所用的用具、管道、装置、灌装注射剂的容器，在使用前如没有按规定严格清洗和灭菌，均易使药液污染而导致热原产生。因此，注射剂制备时，在相关工艺过程中涉及的用具、器皿、管道以及容器，均应按规定的操作规程做清洁或灭菌处理，符合要求后方能使用。

（四）由制备过程带入

注射剂制备过程中由于生产环境达不到规定要求，工作人员未能严格执行操作规程，产品原料投入成品产出的时间过长，产品灌封后没有及时灭菌或灭菌不彻底，这些原因都会增加微生物的污染机会而产生热原。因此，在注射剂制备的各个环节，都必须注意避菌操作，并尽可能缩短生产周期。

（五）由使用过程带入

有时注射剂本身不含热原，但使用后仍出现有热原反应，这往往是由于注射器具的污染造成的不良后果。注射剂尤其是输液剂在临床使用时所用的相关器具，必须做到无菌无热原，这也是防止热原反应不能忽视的措施。

四、除去注射剂中热原的方法

根据热原的基本性质和注射剂制备过程中可能被热原污染的途径，除去注射剂中的热原可从以下两个方面着手。

（一）除去药液或溶剂中热原的方法

1. 吸附法

活性炭是常用的吸附剂，用量一般为溶液体积的 0.1% ～ 0.5%。使用时，将一定量的针用活性炭加入溶液中，煮沸，搅拌 15min 即能除去液体中大部分热原。活性炭的吸附作用强，除了吸附热原外，还有脱色、助滤作用。但由于用活性炭处理吸附热原，也会吸附溶液中的药物成分，如生物碱、黄酮等，故应注意控制使用量。此外也有活性炭与硅藻土配合应用者，吸附除去热原的效果良好。

2. 离子交换法

热原分子上含有磷酸根与羧酸根，带有负电荷，因而可以被碱性阴离子交换树脂吸附。用离子交换树脂吸附除去注射剂中热原，已有成功应用的报道，并在大生产中采用。

3. 凝胶滤过法

凝胶滤过法也称分子筛滤过法，是利用凝胶物质作为滤过介质，当溶液通过凝胶柱时，分子量较小的成分渗入凝胶颗粒内部而被阻滞，分子量较大的成分则沿凝胶颗粒间隙随溶剂流出。制备的注射剂，其药物分子量明显大于热原分子时，可用此法除去热原。国内有用二乙氨基乙基葡聚糖凝胶 A-25(分子筛) 制备无热原去离子水的报道。

4. 超滤法

本法利用高分子薄膜的选择性与渗透性，在常温条件下，依靠一定的压力和流速，达到除去溶液中热原的目的。用于超滤的高分子薄膜孔径可控制在 50nm 以下，其滤过速度快，除热原效果明显。国内报道，采用醋酸纤维素超滤膜处理含有热原的溶液，结果显示，除去热原的效果可靠。

5. 反渗透法

本法通过三醋酸纤维素膜或聚酰胺膜除去热原，效果好，具有较高的实用价值。

（二）除去容器或用具上热原的方法

1. 高温法

对于耐高温的容器或用具，如注射用针筒及其他玻璃器皿，在洗涤干燥后，经 180℃加热 2h 或 250℃加热 30min，可以破坏热原。

2. 酸碱法

对于耐酸碱的玻璃容器、瓷器或塑料制品，用强酸强碱溶液处理，可有效地破坏热原，常用的酸碱液为重铬酸钾硫酸洗液、硝酸硫酸洗液或稀氢氧化钠溶液。

上述方法可分别除去注射剂溶液、溶剂中或容器、用具上的热原，应根据实际情况合理选用。尤其应当在注射剂制备过程中，采取有效的综合措施，从预防热原的污染着手，以真正确保临床用药的安全。

五、热原与细菌内毒素的检查方法

静脉注射剂等应按各品种项下的规定，依照《中国药典》附录中规定的热原检查法或细菌内毒素检查法检查。

（一）热原检查法

本法系将一定剂量的供试品，静脉注入家兔体内，在规定的时间内，观察家兔体温升高的情况，以判定供试品中所含热原限度是否符合规定。

为使实验结果正确，避免其他因素的影响或干扰，对供试验用家兔的筛选、实验操作室的环境条件以及试验操作方法均应有严格要求。试验所用的注射器具和与供试品溶液接触的器皿，应在250℃加热30min，也可采用其他适宜的方法除去热原。

为了提高家兔热原测定法的精确度和效率，国产RY型热原测试仪，采用直肠热电偶代替直肠温度计，同时测量16只动物，在实验中将热电偶固定于家兔肛门内，其温度可在仪表中显示，具有分辨率高，数据准确的特点，可提高检测效率。

（二）细菌内毒素检查法

本法系利用鲎试剂来检测或量化由革兰阴性菌产生的细菌内毒素，以判断供试品中热原的限度是否符合规定的一种方法。由于某些药物品种如放射性药剂、肿瘤抑制剂不宜用家兔进行热原检测，因而，细菌内毒素检查法，也在制剂成品检验或制剂生产过程中用来检查细菌内毒素。

细菌内毒素是药物所含热原的主要来源，细菌内毒素检查法利用鲎试剂与细菌内毒素产生凝集反应的原理，来判断供试品细菌内毒素的限量是否符合规定。鲎试剂为鲎科动物东方鲎的血液变形细胞溶解物的无菌冷冻干燥品。鲎试剂中含有能被微量细菌内毒素激活的凝固酶原和凝固蛋白原。凝固酶原经内毒素激活转化成具有活性的凝固酶，进一步促使凝固蛋白原转变为凝固蛋白而形成凝胶。

细菌内毒素检查包括两种方法，即凝胶测定法和光度测定法。供试品检测时可使用其中任何一种方法进行试验。当测定结果有争议时，除另有规定外，以凝胶法结果为准。

细菌内毒素检查法灵敏度高，操作简单，试验费用少，尤其适用于生产过程中热原的检测控制，可迅速获得结果。但容易出现"假阳性"，且对革兰阴性菌产生的细菌内毒素不够灵敏，故不能取代家兔的热原试验法。

第三节　注射剂的溶剂

一、注射用水

（一）注射用水的质量要求

注射用水是注射剂溶剂中应用最广泛的一种，具有良好的生理适应性与对化学物质的溶解性，其质量要求在《中国药典》2010 年版中有严格规定。除一般蒸馏水的检查项目如 pH 酸碱度、氨、氯化物、硫酸盐、钙盐、硝酸盐、亚硝酸盐、二氧化碳、易氧化物、不挥发物、重金属等应符合规定外，还需进行细菌内毒素检查、微生物限度检查。

注射用水可采用重蒸馏法制备，为了提高水的质量，现也广泛应用综合法制备。配制注射剂时，应使用新鲜制备的注射用水作为溶剂，以减少微生物污染。

（二）原水的预处理与净化

为保证注射用水的质量，制备时水源的选择十分重要。应根据不同水源的实际情况，采取有效的方法和措施，有针对性地进行预处理。

一般原水中含有悬浮物、无机盐、有机物、细菌及热原等杂质，首先应将这些原水预处理，使之成为具有一定澄清度的常水，然后再进行净化处理，进一步成为具有相当洁净度的纯水。原水只有经过预处理与净化处理后，方可用来制备注射用水。

1. 原水的预处理

根据原水的质量，选择适宜的方法进行预处理。

(1) 滤过吸附法：原水中含有悬浮物较多时可采用本法。一般直接将原水通过砂滤桶、砂滤缸或砂滤池，滤层通常由碎石、粗砂、细砂、活性炭（粒状活性炭或质地较好的木炭）等组成，经过滤过吸附，可有效除去原水中悬浮的粒子，得到澄清的水。当原水的处理量较少或原水中只含少量有机物、细菌及其他杂质时，预处理也可直接用砂滤过滤吸附。

(2) 凝聚澄清法：原水中加入凝聚剂，使水中的悬浮物等杂质，加速凝聚成絮状沉淀而被除去。常用的凝聚剂有明矾，用量一般为 0.1 ～ 2.0g/10L；硫酸铝，用量一般为 0.075 ～ 1.5g/10L；碱式氧化铝，用量一般为 0.5 ～ 1.0g/10L。

(3) 石灰高锰酸钾法：当原水质量差、污染严重，采用滤过吸附法、凝聚澄清法处理不能满足要求时，可采用本法处理。具体操作是首先在原水中加入少量石灰水至 pH8（对酚酞指示剂显粉红色），然后加入 1% 高锰酸钾溶液（一般用量 1 ～ 5mL/10L），使水呈淡紫色，以 15min 内不褪色为度，再加入 1% 硫酸锰溶液适量，使高锰酸钾紫色褪去，滤过澄清即可。本法可除去原水中存在的 Ca^{2+}、Mg^{2+}、HCO_3^- 等离子，有效降低水的硬度，在处理过程中产生的新生态氧，对微生物和热原也有破坏作用。

经过预处理的原水应进行检查，检查内容包括色度、浊度、臭气、pH 酸碱度、氨、易氧化物、比电阻、细菌总数、大肠杆菌指数等。

2. 净化处理

预处理后经检查符合要求的原水，可采用离子交换法或电渗析法进一步进行净化处理。离子交换法制得的离子交换水主要供蒸馏法制备注射用水使用，也可用来洗涤制备注射剂所用的器皿及容器，但不能用来配制注射液。电渗析法处理所得的净化水，常供离子交换法使用，以减轻离子交换树脂的负担，延长其使用周期。

(1) 离子交换法：离子交换法是原水净化处理的基本方法之一，主要特点是制得的水化学纯度高，设备简单，节约燃料和冷却水，成本低。

离子交换法净化处理原水是通过离子交换树脂完成的。目前，常用的离子交换树脂有两种，一种是 732 型苯乙烯强酸性阳离子交换树脂，其极性基团是磺酸基，解离度大，酸性强，在酸性或碱性溶液中均能起交换反应，除去水中的阳离子，这类树脂可用简化式 $RSO_3^-H^+$ 和 $RSO_3^-Na^+$ 表示，前者称为氢型，后者称为钠型，钠型树脂比较稳定，因而树脂出厂或保存时均为钠型，临用时需转化为氢型。另一种是 717 型或 711 型苯乙烯强碱性阴离子交换树脂，其极性基团是季铵基，解离度大，碱性强，在酸性或碱性溶液中也均能起交换反应，除去水中的阴离子（强酸根与弱酸根），这类树脂可用简化式 $R-N^+(CH_3)_3OH^-$ 和 $R-N^+(CH_3)_3Cl^-$ 表示，前者称为 OH 型，后者称为氯型，氯型树脂比较稳定，因而树脂出厂和保存时均为氯型，临用时需转化为 OH 型。

离子交换法净化处理原水制备离子交换水的基本原理是，当原水通过阳离子交换树脂时，水中阳离子被树脂所吸附，树脂上的阳离子 H^+ 被置换到水中，并和水中的阴离子组成相应的无机酸。含无机酸的水通过阴离子交换树脂时，水中阴离子被树脂所吸附，树脂上的阴离子 OH^- 被置换到水中，并和水中的 H^+ 结合成水。离子交换法净化处理原水的工艺，一般可采用阳床、阴床、混合床的串联组合形式，混合床为阳树脂和阴树脂以一定比例混合而成。

上述联合床系统在实际生产中普遍应用。当原水中碱度较高时，可在阳床后加一脱气塔，将经过阳树脂的酸性水中所含的 CO_2 除去，以减轻阴离子交换树脂的负担；当原水中强酸根含量较高时，可在阴床前加用弱碱性阴离子交换树脂柱，以除去大部分强酸根离子，延长强碱性阴离子交换树脂的使用时间。

一般常水（如自来水）通过上述离子交换树脂联合床系统的处理，可除去水中绝大部分的阳离子与阴离子，对于热原与细菌也有一定的清除作用。目前生产过程中，通常通过测定比电阻来控制去离子水的质量，一般要求比电阻值在 100 万 $\Omega \cdot cm$ 以上，测定比电阻的仪器常用 DDS-Ⅱ型电导仪。

(2) 电渗析法：电渗析净化处理原水是一种制备初级纯水的技术。电渗析法对原水的净化处理较离子交换法经济，节约酸碱，特别是当原水中含盐量较高时，离子交换法已不适用，而电渗析法仍然有效。但本法制得的水比电阻较低，一般在 5 万～ 10 万 $\Omega \cdot cm$，因此常与离子交换法联用，以提高净化处理原水的效率。

电渗析技术净化处理原水的基本原理，是依靠外加电场的作用，使原水中含有的离子发生定向迁移，并通过具有选择透过性阴、阳离子交换膜，使原水得到净化，当电渗析器的电极接通直流电源后，原水中的离子在电场作用下发生迁移，阳离子膜显示强烈的负电场，排斥阴离子，而允许阳离子通过，并使阳离子向负极运动；阴离子膜则显示强烈的正电场，排斥阳离子，只允许阴离子通过，并使阴离子向正极运动。在电渗析装置内的两极间，多组交替排列的阳离子膜与阴离子膜，形成了除去离子区间的"淡水室"和浓聚离子区间的"浓水室"，以及在电极两端区域的"极水室"。原水通过电渗析设备就可以合并收集从各"淡水室"流出的纯水。

电渗析法净化处理原水，主要是除去原水中带电荷的某些离子或杂质，对于不带电荷的物质除去能力极差，故原水在用电渗析法净化处理前，必须通过适当方式除去水中含有的不带电荷的杂质。关于电渗析法的设备和净化处理原水的具体工艺流程可参考有关文献资料。

（三）注射用水的制备

1. 蒸馏法制备注射用水

本法是《中国药典》规定的制备注射用水的经典方法。制得的注射用水质量可靠，但制备过程耗能较多。蒸馏法制备注射用水是将净化处理的水先加热至沸腾，使之汽化为蒸汽，然后将蒸汽冷凝成液体。气化过程中，水中含有的易挥发性物质挥发逸出。而含有的不挥发杂质及热原，仍然留在残液中，因而经冷凝得到的液体为纯净的蒸馏水。经两次蒸馏的重蒸馏水不含有热原，可作为注射用水。

蒸馏法制备注射用水的蒸馏设备，主要有下列几种：

(1) 塔式蒸馏水器：主要由蒸发锅、隔沫器（也称挡板）和冷凝器 3 个部分组成，塔式蒸馏水器的生产能力大，并有多种不同规格，其生产能力 $50 \sim 200L \cdot h^{-1}$，可根据需要选用。

(2) 多效蒸馏水器：多效蒸馏水器的最大特点是节能效果显著，热效率高，能耗仅为单蒸馏水器的 1/3，并且出水快、纯度高、水质稳定，配有自动控制系统，成为目前药品生产企业制备注射用水的重要设备。

多效蒸馏水器由 5 个圆柱形蒸馏塔和冷凝器及一些控制元件组成。在前四级塔内装有盘管互相串联起来，蒸馏时，进料水（一般为去离子水）先进入冷凝器，由五级塔进来的蒸汽预热，然后依次进入四级塔、三级塔、二级塔、一级塔，此时进料水温度达到 130℃或更高，在一级塔内，进料水在加热时再次受到高压蒸汽加热，一方面蒸汽本身被冷凝为回笼水，一方面进料水迅速被蒸发，蒸发的蒸汽进入二级塔加热室供二级塔热原，并在其底部冷凝为蒸馏水，而二级塔的进料水是由一级塔底部在压力作用下进入。同样的方法供给了三级塔、四级塔和五级塔，各塔生成的蒸馏水加上五级塔蒸汽被第一、第二冷凝器冷凝后生成的蒸馏水，都汇集于蒸馏水收集器，废气则从废气排出管排出。

多效蒸馏水器的出水温度在 80℃ 以上，有利于蒸馏水的保存。

多效蒸馏水器的性能取决于加热蒸汽的压力和级数，压力越大，产量越高，效数越多，热的利用效率也越高。多效蒸馏水器的选用，应根据实际生产需要，结合出水质量、能源消耗、占地面积等因素综合考虑，一般以四效以上较为合理。

(3) 气压式蒸馏水器：主要由自动进水器、热交换器、加热室、蒸发室、冷凝器及蒸汽压缩机等组成，目前国内已有生产。该设备具有多效蒸馏器的优点，利用离心泵将蒸汽加压，提高了蒸汽利用率，而且不需要冷却水，但使用过程中电能消耗较大。

2. 反渗透法制备注射用水

反渗透是 20 世纪 60 年代发展起来的新技术。1975 年《美国药典》第 19 版首次收载，该方法作为制备注射用水的法定方法之一。

反渗透法制备注射用水，具有耗能低、水质好、设备使用与保养方便等优点，它为注射用水的制备开辟了新途径，目前国内也有进行相关研究的报道。

当两种不同浓度的水溶液（如纯水和盐溶液）用半透膜隔开时，稀溶液中的水分子通过半透膜向浓溶液一侧自发流动，这种现象叫渗透。由于半透膜只允许水通过，而不允许溶解性固体通过，因而渗透作用的结果，必然使浓溶液一侧的液面逐渐升高，水柱静压不断增大，达到一定程度时，液面不再上升，渗透达到动态平衡，这时浓溶液与稀溶液之间的水柱静压差即为渗透压。若在浓溶液一侧加压，当此压力超过渗透压时，浓溶液中的水可向稀溶液做反向渗透流动，这种现象称为反渗透，反渗透的结果能使水从浓溶液中分离出来。

用反渗透法制备注射用水，常选择的反渗透膜有醋酸纤维素膜和聚酰胺膜，膜孔大小为 0.5 ~ 10nm。由于反渗透膜的种类不同，其作用机制也有差异。

若多孔性膜的化学结构适宜，使得它能在与盐水溶液接触时，于膜表面选择性吸附水分子而排斥溶质，这样在膜与溶液界面上就形成一层纯水层，其厚度视界面性质而异，或为单分子层或为多分子层。

用反渗透法制备注射用水，其机理完全不同于蒸馏法。一般一级反渗透装置能除去水中一价离子 90% ~ 95%，二价离子 98% ~ 99%，同时还能除去微生物和病毒，但其除去氯离子的能力，不能达到《中国药典》的要求，只有二级反渗透装置才能比较彻底地除去氯离子。

3. 综合法制备注射用水

为了提高注射用水的质量，现普遍采用综合法制备注射用水。综合法的具体工艺组合有多种，常见的工艺流程如下：

常水 → 电渗析装置 → 离子交换树脂系统 → 多效蒸馏水器 → 注射用水。

（四）注射用水的贮存

用蒸馏法制备注射用水时，应弃去初馏液，检查合格后，方能正式收集。收集过程中，应采用密闭收集系统，防止空气中灰尘或其他杂质污染。

注射用水的贮存采用不锈钢密闭容器，容器的排气口应装有无菌滤过器。

配制注射剂，应采用新鲜制备的注射用水，一般在无菌条件下保存，并在12h内使用。

二、注射用非水溶剂

对于不溶或难溶于水，或在水溶液中不稳定或有特殊用途（如水溶性药物制备混悬型注射液等）的药物，可选用非水溶剂制备注射剂，常用的有以下几种。

（一）油

常用的注射用油为麻油。《中国药典》2010年版对注射用油的质量要求有明确规定：应无异臭、无酸败味；色泽不得深于黄色6号标准比色液；在10℃时应保持澄明。皂化值为185～200，碘值为79～128，酸值不大于0.56，并不得检出矿油。此外，过氧化物、重金属和脂肪酸组成也是评定注射用油质量的重要指标。

（二）乙醇

本品与水、甘油、挥发油等可任意混合，毒性较小，对小白鼠LD_{50}静脉注射为1.973$g·kg^{-1}$，皮下注射采用乙醇为注射溶剂时，浓度可高达50%，可供肌内注射或静脉注射，但当浓度超过10%时，肌内注射就有疼痛感。

（三）甘油

本品与水、乙醇、丙二醇等可任意混合。由于甘油的黏度、刺激性等原因，不能单独作为注射剂的溶剂，常与乙醇、水等组成复合溶剂应用。甘油对许多药物具有较大的溶解度，可供肌内注射或静脉注射，常用浓度为15%～20%，某些注射剂可高达55%。毒性：对小白鼠LD_{50}皮下注射为10$mL·kg^{-1}$，肌内注射为6$mL·kg^{-1}$，对大白鼠的LD_{50}静脉注射为5～6$g·kg^{-1}$。

（四）丙二醇

即1，2-丙二醇，本品与水、乙醇、甘油相混溶。丙二醇性质稳定，能溶解多种挥发油及多种类型药物，广泛用作注射剂的溶剂，可供肌内注射或静脉注射。毒性：对小白鼠的LD_{50}腹腔注射为10$g·kg^{-1}$，皮下注射为18.5$g·kg^{-1}$，静脉注射为5～8$g·kg^{-1}$。此外，不同浓度的丙二醇水溶液有冰点下降的特点，可用以制备各种防冻注射剂。

（五）聚乙二醇(PEG)

本品为环氧乙烷的聚合物，分子量200～700为液体，1000以上为固体。PEG300和PEG400能与水、乙醇、甘油、丙二醇混溶，可用作注射剂的溶剂，在注射液中最大浓度为30%，超过40%则产生溶血作用。毒性：PEG300对大白鼠的LD_{50}腹腔注射为19.125$g·kg^{-1}$，静脉注射为7.979$g·kg^{-1}$，PEG400对小白鼠的LD_{50}腹腔注射为4.2$g·kg^{-1}$。此外，还有油酸乙酯、苯甲酸苄酯、二甲基乙酰胺、肉豆蔻异丙基酯、乳酸乙酯等可选作注射剂的混合溶剂。

第四节　注射剂的附加剂

为了确保注射剂的有效、安全与稳定，注射剂中除主药以外根据药品的性质还可以加入其他适宜的物质，这些物质统称为"附加剂"。

一、增加主药溶解度的附加剂

这类附加剂包括增溶剂与助溶剂，添加的目的是增加主药在溶剂中的溶解度，以达到治疗所需的目的。常用的品种有：

（一）聚山梨酯 -80(吐温 -80)

本品为中药注射剂常用的增溶剂，肌内注射液中应用较多，因有降压作用与轻微的溶血作用，在静脉注射液中应慎用。常用量为 0.5% ～ 1%。

含鞣质或酚性成分的注射液，若溶液偏酸性，加入聚山梨酯 -80 后可致使溶液变浊；含酚性成分的注射剂，加入聚山梨酯 -80，可降低杀菌效果；聚山梨酯 -80 也能使注射剂中苯甲醇、三氯叔丁醇等抑菌剂的作用减弱。此外，含有聚山梨酯 -80 的注射液，在灭菌过程中会出现起浊现象，必须趁热振摇才能保持注射剂的澄明。上述情况，应在制备中药注射剂时充分注意，要合理拟定配方和确定配制工艺流程。

使用聚山梨酯 -80 时，一般先将其与被增溶物混匀，然后加入其他溶剂或药液稀释，这样可提高增溶效果。聚山梨酯类的其他品种在注射剂中也有作为增溶剂使用的报道。

（二）胆汁

动物胆汁所含主要成分是胆酸类的钠盐，具有较强的界面活性，常用量为 5% ～ 1.0%。常用的胆汁有牛胆汁、猪胆汁、羊胆汁等。胆汁除含胆酸盐类外，还含有胆色素、胆固醇及其他杂质成分，故不能直接用来作为注射剂的增溶剂，通常要经过加工处理成胆汁浸膏后才能应用。

应用胆汁为增溶剂，要注意药液的 pH 酸碱度。一般溶液 pH 酸碱度在 6.9 以上时，性质稳定；而溶液 pH 酸碱度在 6.0 以下时，胆酸易析出，不仅降低增溶效果，同时也影响注射剂的澄明度。

（三）甘油

甘油是鞣质和酚性物质良好的溶剂，一些以鞣质为主要成分的中药注射剂，用适当浓度的甘油做溶剂，可有效提高溶解度，保持药液的澄明度，用量一般为 15% ～ 20%。

（四）其他

一些"助溶剂"也可用于中药注射剂的配制，以提高药物的溶解度，如有机酸及其钠盐、酰胺与胺类。也有通过复合溶剂系统的应用，达到提高药物的浓度、确保注射剂澄明度的目的。

二、帮助主药混悬或乳化的附加剂

这类附加剂主要是指助悬剂和乳化剂，添加的目的是使注射用混悬剂和注射用乳状液具有足够的稳定性，保证临床用药的安全有效。

用于注射剂的助悬剂或乳化剂，应具备的基本条件包括：①无抗原性、无热原、无毒性、无刺激性、不溶血；②有高度的分散性和稳定性，使用剂量小；③能耐热，在灭菌条件下不改变助悬和乳化功能；④粒径小，不妨碍正常注射给药。常用于注射剂的助悬剂有明胶、聚维酮、羧甲基纤维素钠及甲基纤维素等。常用于注射剂的乳化剂有聚山梨酯 -80、油酸山梨坦 (司盘 -80)、普朗尼克 (pluronic)F-68、卵磷脂、豆磷脂等，后三种还可用于静脉注射用乳状液的制备。

三、防止主药氧化的附加剂

这类附加剂包括抗氧剂、惰性气体和金属络合剂，添加的目的是防止注射剂中由于主药的氧化产生的不稳定现象。

(一) 抗氧剂

抗氧剂为一类易氧化的还原剂。当抗氧剂与药物同时存在时，抗氧剂首先与氧发生反应，从而保护药物免遭氧化，保证药品的稳定。

注射剂中抗氧剂的选用，应综合考虑主药的理化性质和药液的 pH 酸碱度等因素，注射剂中常用抗氧剂的性质。

(二) 惰性气体

高纯度的 N_2 或 CO_2 置换药液和容器中的空气，可避免主药的氧化，一般统称为惰性气体。惰性气体可在配液时直接通入药液，或在灌注时通入容器中。

供注射剂用的 N_2 或 CO_2，必须经过预处理。一般 N_2 的含量在 99.9% 以上时，通过蒸馏水洗涤即可；N_2 的含量低于 99.5% 时，需通过浓硫酸、碱式焦性没食子酸、1% 高锰酸钾和注射用水洗涤后方可使用。而 CO_2 使用前应通过浓硫酸、硫酸铜、高锰酸钾溶液的洗涤处理，以除去其中含有的硫化物、水分、氧及细菌、热原等杂质。同时，还应注意 CO_2 对药液 pH 酸碱度的改变可能产生的影响。

(三) 金属络合剂

药液中由于微量金属离子的存在，往往会加速其中某些化学成分的氧化分解，导致制剂变质。加入金属络合剂，使之与金属离子生成稳定的络合物，避免金属离子对药物成分氧化的催化作用，从而产生抗氧化的效果。注射剂中常用的金属络合剂有乙二胺四乙酸 (EDTA)、乙二胺四乙酸二钠 (EDTA-Na_2) 等，常用量为 0.03% ～ 0.05%。

当然，控制注射剂中金属离子的存在，首先应注意杜绝生产过程中金属离子的带入。

四、抑制微生物增殖的附加剂

这类附加剂也称为抑菌剂，添加的目的是防止注射剂制备或多次使用过程中微生物的污染和生长繁殖。一般多剂量注射剂、滤过除菌或无菌操作法制备的单剂量注射剂，均可加入一定量的抑菌剂，以确保用药安全。而用于静脉注射或脊椎腔注射的注射剂一律不得添加抑菌剂，剂量超过 5mL 的注射液在选用添加抑菌剂时，应当特别审慎。添加抑菌剂的注射剂一般都为肌内注射或皮下注射。

五、调整 pH 酸碱度的附加剂

这类附加剂包括酸、碱和缓冲剂，添加的目的是减少注射剂由于 pH 酸碱度不当而对机体造成局部刺激，增加药液的稳定性以及加快药液的吸收。

调整注射剂的 pH 酸碱度，应根据药物的性质和临床用药的要求，结合药物的溶解度、稳定性、人体生理的耐受性以及局部刺激性等多方面因素综合考虑，原则上尽可能使药液接近中性，一般应控制在 pH4.0～9.0。

注射剂中常用的 pH 酸碱度调整剂有盐酸、枸橼酸、氢氧化钾（钠）、枸橼酸钠及缓冲剂磷酸二氢钠和磷酸氢二钠等。

六、减轻疼痛的附加剂

这类附加剂也称为止痛剂，添加的目的是减轻使用注射剂时由于药物本身对机体产生的刺激或其他原因引起的疼痛。

注射剂使用时产生的刺激性疼痛，是由多种因素造成的，添加减轻疼痛的附加剂不能从根本上解决问题，因而要针对产生问题的原因，采取针对性的有效措施，才能真正消除或减轻药物注射带来的疼痛或刺激。

目前，注射剂中常用的减轻疼痛的附加剂有：

（一）苯甲醇

常用量为 1%～2%，注射时吸收差，连续注射可使局部产生硬块，同时也会影响药物的吸收。

（二）盐酸普鲁卡因

常用量为 0.2%～1%，使用时作用时间较短，一般可维持 1～2h，在碱性溶液中易析出沉淀。个别患者注射时可出现过敏反应，应予以注意。

（三）三氯叔丁醇

常用量为 0.3%～1% 既有止痛作用，又有抑菌作用。

（四）盐酸利多卡因

常用量为 0.2%～0.5%，止痛作用比普鲁卡因强，作用也较持久，而且过敏反应的发生率低。

七、调整渗透压的附加剂

正常人的血浆有一定的渗透压，平均值约为 750kPa。渗透压与血浆渗透压相等的溶液称为等渗溶液，如 0.9% 的氯化钠溶液和 0.5% 葡萄糖溶液即为等渗溶液。高于或低于血浆渗透压的溶液相应地称为高渗溶液或低渗溶液。无论是高渗溶液还是低渗溶液注入人体时，均会对机体产生影响。肌内注射时人体可耐受的渗透压的范围相当于 0.45% ~ 2.7% 氯化钠溶液所产生的渗透压，即相当于 0.5 ~ 3 个等渗浓度。在静脉注射时当大量低渗溶液注入血液后，水分子穿过细胞膜进入红细胞内，使红细胞胀破，造成溶血现象，这将使人感到头胀、胸闷，严重的可发生麻木、寒战、高烧、尿中出现血红蛋白。一般正常人的红细胞在 0.45% 氯化钠溶液中就会发生溶血，在 0.35% 氯化钠溶液中可完全溶血。而当静脉注入高渗溶液时，红细胞内水分因渗出而发生细胞萎缩，尽管只要注射速度缓慢，机体血液可自行调节使渗透压恢复正常，但在一定时间内也会影响正常的红细胞功能。因而静脉注射也必须注意渗透压的调整。至于脊椎腔内注射，由于脊椎液量少，循环缓慢，渗透压的紊乱很快就会引起头痛、呕吐等不良反应，所以必须使用等渗溶液。

常用的渗透压调整剂有氯化钠、葡萄糖等。渗透压的调整方法有冰点降低数据法和氯化钠等渗当量法。

（一）冰点降低数据法

血浆的冰点为 -0.52℃，因此任何溶液，只要其冰点降低为 -0.52℃，即与血浆等渗。

（二）氯化钠等渗当量法

氯化钠等渗当量是指 1g 药物呈现的等渗效应相当于氯化钠的克数，用 E 表示。如硫酸阿托品的 E 值为 0.13，即 1g 硫酸阿托品于溶液中，能产生与 0.13g 氯化钠相同的渗透压效应。通过查阅文献，了解药物的 E 值，也能计算出配制该药物等渗溶液所需添加的氯化钠克数。

（三）等渗溶液与等张溶液

等渗溶液是指渗透压与血浆渗透压相等的溶液，因为渗透压是溶液的依数性之一，可用物理化学实验方法求得，因而等渗是一个物理化学概念。但是按这个概念计算出某些药物的等渗浓度，硼酸、盐酸麻黄碱、盐酸可卡因、盐酸乙基吗啡等，配制成等渗溶液，依然会出现不同程度的溶血现象。这就说明，不同物质的等渗溶液不一定都能使红细胞的体积和形态保持正常。因此需要提出等张溶液的概念。

所谓等张溶液是指与红细胞膜张力相等的溶液，在等张溶液中红细胞能保持正常的体积和形态，更不会发生溶血，因而等张溶液是一个生物学的概念。

红细胞膜对于很多药物的水溶液来说可以看作理想的半透膜，即它只能让溶剂分子出入，而不让溶质分子通过，因此，这些药物的等渗浓度与等张浓度相同或接近。但红细胞并非典型的半透膜，对有些药物的水溶液来说，不仅溶剂分子能出入，而且溶质分子也能自由通过细胞膜，这样即使是等渗浓度，也不能避免出现溶血现象。调整注射液的渗透压时引入等张浓度的概念，更接近红细胞正常的生理状态。

第五节　注射剂的制备

一、注射剂制备的工艺流程

注射剂的生产过程包括原辅料的准备与处理、配制、灌封、灭菌、质量检查和包装等步骤。

注射剂的制备，要设计合理的工艺流程，也要具备与各生产工序相适应的环境和设施，这是提高注射剂产品质量的基本保证。注射剂生产厂房设计时，应根据实际生产流程，对生产车间布局、上下工序衔接、设备及材料性能进行综合考虑，总体设计要符合国家食品药品监督管理局制定的《药品生产质量管理规范》的规定。具体要求可参考有关专业著作。

二、中药注射剂原料的准备

中药注射剂无论是单方还是复方，其配制原料可有 3 种形式：①以中药中提取的单体有效成分为原料；②以中药中提取的有效部位为原料；③以中药中提取的总提取物为原料。

以中药中单体有效成分或有效部位为配制原料的注射剂，澄明度好，质量稳定，是中药注射剂研究开发的重点，其原料的制备按中药化学中介绍的方法进行提取分离。

目前中药注射剂的配制原料仍以总提取物为主。现重点介绍此类中药注射剂原料的制备。

（一）中药的预处理

选用的中药原料必须首先确定品种与来源，经鉴定符合要求后，还要进行预处理，预处理过程包括挑选、洗涤、切制、干燥等操作，必要时还需进行粉碎或灭菌。

（二）中药注射用原液的制备

对于处方中药物有效成分尚不清楚，或某一有效部位并不能代表和概括原方药效的组方，应根据处方组成中药物所含成分的基本理化性质，结合中医药理论确定的功能主治，并考虑该处方的传统用法、剂量，以及制成注射剂后注射的部位和作用时间等因素，选择合适的溶剂，确定提取与纯化方法，以最大限度地除去杂质，保留有效成分，制成可供配制注射剂成品用的原液（或相应的干燥品），通常也称为半成品或提取物。目前常用的制备方法如下：

1. 蒸馏法

本法是提取挥发性成分的常用方法，适用于处方组成中有含挥发油或其他挥发性成分的药物。

通常将中药加工成薄片或粗粉，加入蒸馏容器内，加适量的水使其充分湿润膨胀，然后直接加热蒸馏或通入水蒸气蒸馏，经冷凝收集馏出液即得。必要时可以将收集得到的蒸馏液再蒸馏一次，以提高馏出液中挥发性成分的纯度或浓度，收集重蒸馏液至规定量，即可作为注射用原液供配制注射剂用。蒸馏的次数不宜过多，以免操作过程中，受热时间过长，导致某些挥发性成分氧化或分解，影响药效。

中药中挥发油含量较高时，蒸馏液中往往有较多挥发油析出，浮在液面或沉于底部，此时可根据实际情况，用适当方法将挥发油分离，或改用挥发油收集装置直接提取挥发油，并以挥发油为原液配制注射剂。这种方法配制的注射剂可使成品中挥发性成分的含量差异减小。

若制得的挥发油饱和水溶液澄明度较差时，可加少量纯化滑石粉或硅藻土吸附并滤过，使溶液澄清，也可考虑添加适量增溶剂如聚山梨酯-80增溶。

蒸馏法制得的原液，一般不含或少含电解质，渗透压偏低，如直接配制注射剂加入适量的氯化钠调整渗透压。

2. 水醇法

中药中大部分成分既溶于水又溶于醇，利用相关成分在水中或乙醇中不同溶解度的特性，先以水为溶剂提取中药中有效成分，然后再用不同浓度的乙醇除去杂质，纯化制成注射用原液。

水醇法较普遍地用于中药注射用原液的制备。在水煎液中加入一定量的乙醇，调整至适当的浓度，即可部分或绝大部分除去水溶性杂质。一般含醇量达50%～60%时，可沉淀除去淀粉、无机盐等；含醇量达75%时，可除去蛋白质和多糖。但有些杂质成分如鞣质、水溶性色素、树脂等，用此法不易完全除去。

水醇法制备中药注射用原液，乙醇沉淀处理可以一次完成，也可以反复处理2～3次，每次处理时药液的含醇量应逐渐提高。通过3次乙醇沉淀处理，若原液还不能达到配制注射剂的要求，应考虑改用其他方法制备。

3. 醇水法

本法依据的原理与水醇法相同，先以乙醇为溶剂提取，可显著减少某些醇中溶解度小的杂质如黏液质、淀粉、蛋白质等成分的提出，有利于提取液中相关成分的进一步纯化与精制。

醇水法通常采用渗漉或回流操作，工序简单，药液受热时间较短。所用乙醇浓度的选择，主要根据药物所含有效成分的性质，如苷类成分可用60%～70%乙醇，生物碱类成分可用 70% ～ 80% 乙醇，挥发油则可用 90% 以上乙醇。

4. 双提法

本法是蒸馏法和水醇法的结合。中药复方中所含药物成分的性质各异，要同时保留药物的挥发性成分和非挥发性成分，选用双提法较为适宜。

5. 超滤法

本法利用特殊的高分子膜为滤过介质，在常温、加压的条件下，将中药提取液中不同分子量的物质加以分离，达到纯化药液的目的。用此法制备中药注射用原液，具有工艺流程简单、生产周期短、可在常温下操作、有效成分损失少、杂质去除效果好的特点，特别是中药提取纯化过程，不接触有机溶剂，有利于保证有效成分的稳定和注射剂的临床疗效。

应用超滤法，能否有效除去杂质、保留有效成分的关键在于超滤膜的选择，包括选择适宜的制膜材料与超滤膜孔径。目前国内应用较多的滤膜是醋酸纤维膜和聚砜膜，截留蛋白质分子量 10000 ～ 30000 的滤膜孔径范围，用于中药注射液的制备较适宜。

为确保注射剂成品的质量，超滤前药液的预处理必须按规定操作，同时也可采用多级超滤的方法进行处理。

除上述方法外，中药注射用原液的制备，也可采用透析法、离子交换法、有机溶剂萃取法、大孔树脂吸附法、酸碱沉淀法、反渗透法等。

（三）其他方法

根据实际情况，除去鞣质还可采用酸性水溶液沉淀法、超滤法、铅盐沉淀法等。

三、注射剂的容器与处理

注射剂的容器直接同药物接触，为保证注射剂的质量与稳定性，注射剂生产时必须重视容器的选择与处理。

（一）注射剂容器的种类

注射剂容器的材料以玻璃为主，由于塑料工业的发展，也有采用塑料容器者。一般可分为单剂量装容器、多剂量装容器、大剂量装容器 3 种。

1. 单剂量装容器

单剂量装容器也称安瓿，通常由硬质中性玻璃材料制成，式样有粉末安瓿、有颈安瓿、曲颈安瓿等，规格分为 1mL、2mL、5mL、10mL、20mL 等数种。安瓿一般为无色，盛装避光药物可用琥珀色安瓿，琥珀色玻璃中含有氧化铁，如药物成分遇铁易变质的注射剂不宜选用。

粉末安瓿供分装注射用粉末或结晶性药物，安瓿的口径粗或带喇叭口，便于药物分装。这种安瓿瓶的瓶身与瓶颈连接处有沟槽，临用时锯开，灌入溶剂溶解后注射。为方便临床使用，近年来开发出一种同时盛装药物粉末与注射溶剂的注射剂容器，该容器分为两个隔室，上面隔室装溶剂，下面隔室装无菌药物粉末，中间则用特别的隔膜分开，使用时通过容器顶上的塞子，打开隔膜，溶剂流入下面隔室，使粉末溶解后注射。这种容器特别适用于分装在溶液中药物具有不稳定性的注射剂。

目前国内规定使用易折安瓿，又叫刻痕色点曲颈易折安瓿，安瓿瓶上一环或刻痕，使用时不用锉力就很易折断，损坏率低，使用方便。

塑料安瓿也有使用，通常可盛装一些稳定性较好的药物注射液。但由于塑料材料具有一定的通透性，能透气透湿，故使用受到一定的限制。

2. 多剂量装容器

多剂量装容器通常是玻璃小瓶，规格有 5mL、10mL、20mL、30mL、40mL、50mL 等数种，瓶口用胶塞加上铝盖密封。此类容器，可装注射液，也可分装注射用粉末或疫苗、血清等生物制品。

3. 大剂量装容器

大剂量装容器通常是指输液瓶，一般有 500mL 和 1000mL 等规格，主要由玻璃材料制成，也有采用聚丙烯和聚乙烯制成的输液瓶（袋）。

（二）注射剂容器的质量要求

注射剂的容器不仅要盛装各种不同性质的注射剂，而且还要经受高温灭菌和在各种不同环境条件下的长期贮藏。常用的注射剂玻璃容器应符合下列要求：①安瓿玻璃应无色透明，以便于检查注射剂的澄明度、杂质以及变质情况；②应具有低的膨胀系数和优良的耐热性，能耐受洗涤和灭菌过程中产生的冲击，在生产过程中不易冷爆破裂；③要有足够的物理强度，能耐受热压灭菌时所产生的压力差，生产、运输、贮藏过程中不易破损；④应具有较高的化学稳定性，不易被药液侵蚀，也不改变溶液的 pH 酸碱度；⑤熔点较低，易于熔封；⑥不得有气泡、麻点与砂粒。

玻璃容器要符合上述要求，关键在于决定其理化性质的玻璃结构，包括玻璃的化学组成及熔合情况。目前，常用于安瓿制备的有中性玻璃、含钡玻璃和含锆玻璃三种。中性玻璃是低硅酸盐玻璃，化学稳定性较好，可作为 pH 酸碱度接近中性或弱酸性注射液的容器；含钡玻璃耐碱性能好，可作为碱性较强的注射液的容器；含锆玻璃是含少量锆的中性玻璃，耐酸耐碱性能均较好，不易受药液侵蚀。

塑料容器的主要成分是热塑性聚合物，附加成分含量较低，但有些仍含有不等的增塑剂、填充剂、抗静电剂、抗氧剂等。因此，选择塑料容器时，有必要进行相应的稳定性试验，依据试验结果再决定能否应用。

（三）安瓿的质量检查

为了保证注射剂的质量，安瓿使用前要经过一系列的检查，检查项目与方法，均可按《中国药典》的规定，生产过程中还可根据实际需要确定具体内容，但一般必须通过物理和化学检查。

1. 物理检查

物理检查主要检查外观，包括尺寸、色泽、表面质量、清洁度及耐热耐压性能等。

2. 化学检查

化学检查主要检查安瓿的耐酸性能、耐碱性能及中性检查等。

3. 装药试验

当安瓿用料变化或盛装新研制的注射剂时，经一般理化性能检查后，仍需做必要的装药试验，以进一步考察容器与药物有无相互作用。

（四）安瓿的切割与圆口

空安瓿需经切割，使安瓿颈的长度基本一致，便于灌封与包装。

安瓿切割要求瓶口整齐，无缺口，无裂口，无双线，长短适宜。安瓿割口后，颈口截面粗糙留有细小玻璃屑，相互碰撞或洗涤时容易落入安瓿内，所以需用强烈火焰喷射灼烧颈口截面，使颈口快速熔融光滑，此操作即称为"圆口"。

小批量生产时，切割与圆口操作，由手工分步完成，切割时常采用安瓿切割板；大批量生产时，一般采用安瓿自动割圆机，割口与圆口在一台机器上同时进行，生产效率大大提高。安瓿自动割圆机有多种规格，分别适用于不同容量的安瓿。

目前国内使用的易折安瓿，生产时安瓿瓶口已做处理，故不需要再进行切割与圆口。

（五）安瓿的洗涤

安瓿洗涤的质量对注射剂成品的合格率有较大影响。

安瓿洗涤前，先灌水蒸煮进行热处理。一般使用去离子水，清洁度差的安瓿可用稀酸溶液（如0.1%～0.5%盐酸或0.5%醋酸水溶液），安瓿灌满水或稀酸溶液后，以100℃蒸煮30min，其目的是使瓶内灰尘和附着的砂粒等杂质经加热浸泡后落入水中，便于洗涤。同时也可使玻璃表面的硅酸盐水解，微量的游离碱和金属离子溶于水中，提高安瓿的化学稳定性。

安瓿的洗涤方法一般有甩水洗涤法和加压喷射气水洗涤法两种。

1. 甩水洗涤法

操作时，安瓿先经灌水机灌满滤净的水，再用甩水机将水甩出，如此反复3次左右，即可达到清洗目的。甩水洗涤法一般适用于5mL以下安瓿的清洗。

2. 加压喷射气水洗涤法

本法常用于大安瓿的洗涤，是目前生产过程中采用的洗涤质量较高的洗瓶方法。操作时，利用已滤净的蒸馏水与已滤净的压缩空气通过针头喷入安瓿内交替喷射洗涤。压缩空气的压力一般为294.2～392.3kPa[$3 \sim 4kg \cdot (cm^2)^{-1}$]，按气—水—气—水—气顺序，冲洗4～8次，即可达到洗涤目的。

加压喷射气水洗涤法的洗涤用水一般用蒸馏水，最后一次洗涤，应采用通过微孔滤膜滤过的注射用水。压缩空气要经过特殊处理，先经冷却，再经过焦炭（或木炭）、泡沫塑料、瓷圈、砂棒等滤过，也可采用微孔滤膜滤过，空气净化后才能应用。

药厂一般将加压喷射气水洗涤装置安装在安瓿灌封机上，组成洗、灌、封联动机，使洗涤、灌注、封口等操作一步完成，提高了注射剂的生产效率。也有采用加压喷射气水洗涤与超声波洗涤相结合的洗涤设备。

（六）安瓿的干燥与灭菌

未经干燥的安瓿只能在洗涤后立即使用，否则洗涤后均应干燥（灌装与水不相混溶的药物，安瓿也应干燥）。

安瓿一般可在烘箱中 120℃～ 140℃干燥 2h 以上。供无菌操作药物或低温灭菌药物的安瓿，则需 150℃～ 170℃干燥灭菌 2h。

工厂大生产中，现在多采用隧道式烘箱进行安瓿的干燥，此设备主要由红外线发射装置与安瓿自动传递装置两部分组成，隧道内平均温度在 200℃左右，一般小容量的安瓿约 10min 即可烘干，可连续化生产。还有一种电热红外线隧道式自动干燥灭菌机，附有局部层流装置，安瓿在连续的层流洁净空气保护下，经过 350℃的高温，很快达到干燥灭菌的目的，洁净程度高。

由于电热红外线耗电量大，近年来具有节能特点的远红外线加热技术，已经广泛用于安瓿的干燥与灭菌。一般在碳化硅电热板的辐射源表面涂上远红外涂料，如氧化钛、氧化锆等氧化物，便可辐射远红外线，温度可达 250℃～ 350℃，一般 350℃经 5min，就能达到安瓿干燥灭菌的目的，效率高，质量好。

经灭菌处理的空安瓿应妥善保管，存放空间应有洁净空气保护，存放时间不应超过 24h。

四、注射剂的配液与滤过

中药注射剂的处方组成可以是单方或复方。处方中的药经适当方法提取纯化后，所得的中药有效成分、有效部位或总提取物作为原料配制注射剂，可按一般注射剂的制备工艺与方法进行操作。

（一）注射液的配制

以中药有效成分或有效部位为原料配制注射剂时，所用原料的含量、溶解性能、杂质检查等质量指标应符合相应的要求；以中药总提取物为原料配制注射液时，除严格规定原中药的品种、产地、规格和提取纯化方法以外，还应严格规定总提取物中相关指标成分的含量，一般总固体中相关可测成分的量不能低于 20%(供静脉注射用的不得低于 25%)。其他所有采用的溶剂或附加剂也均应符合有关标准的要求。

1. 原料投料量的计算

以中药的有效成分或有效部位投料时，可按规定浓度或限（幅）度计算投料量；以总提取物投料时，可按提取物中指标成分含量限（幅）度计算投料量。在注射剂配制后，因受灭菌条件的影响，其中可测成分的含量若下降，则应根据实际需要，适当增加投料量。

以往当原料中有效成分不明确或无指标成分可测定时，可用中药比量法表示注射液浓度，即以每毫升相当于原中药多少克表示，但这种表示方法不能用于新开发的注射剂品种。

2. 配液用具的选择与处理

配液用具必须采用化学稳定性好的材料制成，如玻璃、搪瓷、不锈钢、耐酸耐碱陶瓷及无毒聚氯乙烯、聚乙烯塑料等。一般塑料不能耐热，高温易变形软化，铝质容器稳定性差，均不宜使用。

配液用具在使用前要用洗涤剂或清洁液处理，洗净并沥干。临用时，再用新鲜注射用水荡洗或灭菌后备用。每次用具使用后，均应及时清洗，玻璃容器中也可加入少量硫酸清洁液或 75% 乙醇放置，以免长菌，临用前再按规定方法洗净。

3. 配液方法

小量配制注射液时，一般可在中性硬质玻璃容器或搪瓷桶中进行。大量生产时，常以带有蒸汽夹层装置的配液锅为容器配制注射液。

配液方式有两种。一种是稀配法，即将原料加入所需的溶剂中一次配成注射剂所需浓度，本法适用于原料质量好，小剂量注射剂的配制；另一种是浓配法，即将原料先加入部分溶剂配成浓溶液，加热溶解滤过后，再将全部溶剂加入滤液中，使其达到注射剂规定浓度，本法适用于原料质量一般，大剂量注射剂的配制。为保证质量，浓配法配成的药物浓溶液也可用热处理冷藏法处理 (先加热至 100℃，再冷却至 0 ~ 4℃，静置)，经处理后的浓溶液滤过后，再加入全部溶剂量。

若处方中几种原料的性质不同，溶解要求有差异，配液时也可分别溶解后再混合，最后加溶剂至规定量。

有些注射液由于色泽或澄明度的原因，配制时需加活性炭处理，活性炭有较好的吸附、脱色、助滤及除杂质作用，能提高药液澄明度和改善色泽。应用时，常把注射用规格的活性炭，加入药液中加热煮沸一定时间，并适当搅拌，稍冷后即滤过。但必须注意，针用活性炭使用前应在 150℃干燥 3 ~ 4h，进行活化处理，一般用量为 0.1% ~ 1%，同时也不能忽视活性炭可能对有效成分的吸附，从而影响药物含量的问题，要经过实验比较研究，才能评价其使用效果。

配液所用注射用水，贮存时间不得超过 12h。配液所用注射用油，应在使用前经 150℃ ~ 160℃灭菌 1 ~ 2h，待冷却后即刻进行配制。

药液配制后，应进行半成品质量检查，检查项目主要包括 pH 酸碱度、相关成分含量等，检验合格后才能进一步滤过和灌封。

(二) 注射液的滤过

注射液的滤过一般分两步完成，即先初滤再精滤，根据药液中沉淀物的多少选择合适的滤器与滤过装置。

注射液的初滤常以滤纸或绸布等为滤材,用布氏滤器减压滤过,大生产时则常采用板框压滤器或砂滤棒。精滤通常用 G_4 垂熔玻璃滤器和微孔滤膜滤器。

注射液的滤过通常有高位静压滤过、减压滤过及加压滤过等方法,其具体装置有以下几种:

1. 高位静压滤过装置

此种装置在生产量不大、缺乏加压或减压设备的情况下应用。特别是在楼房里生产更为合适,配制药液在楼上,灌封在楼下,利用药液本身的静压差在管道中进行滤过,该法压力稳定,滤过质量好,但滤速较慢。

2. 减压滤过装置

此种装置适用于各种滤器,设备要求简单,但压力不够稳定,操作不当,易引起滤层松动,直接影响滤过质量。一般可采用减压连续滤过装置。

该装置的整个系统都处于密闭状态,滤过的药液不易被污染,但必须注意进入滤过系统中的空气也应当行滤过处理。

3. 加压滤过装置

此种装置在药厂大生产时普遍采用,其特点是压力稳定,滤速快,由于全部装置保持正压,操作过程对滤层的影响较小,外界空气不易漏入滤过系统,滤过质量好而且稳定。加压滤过装置中采用离心泵和压滤器等耐压设备,适合于配液、滤过及灌封等工序在同一平面使用。操作时,注射液经砂滤棒或垂熔玻璃滤器预滤后,再经微孔滤膜滤器精滤。工作压一般为 $98.1 \sim 147.15 kPa[1 \sim 1.5 kg \cdot (cm^2)^{-1}]$。

五、注射剂的灌封

注射剂的灌封包括药液的灌注与容器的封口,这两部分操作应在同一室内进行,操作室的环境要严格控制,达到尽可能高的洁净度。

注射液滤过后,经检查合格应立即灌装和封口,以避免污染。

(一)注射液的灌装

药液的灌装,力求做到剂量准确,药液不沾瓶颈口,不受污染。灌入容器的药液量可按规定适当多于标示量,以补偿注射剂使用时药液在容器壁黏附和注射器及针头吸留而造成的药量损失。为使药液灌装量准确,每次灌注前,必须用精确的量筒校正灌注器的容量,并试灌若干次,然后按照《中国药典》2010年版附录注射液装量检查法检查,符合装量规定后再正式灌装,药液的灌装分手工灌装与机器灌装两种。

(二)安瓿的封口

容器灌入药液后,应立即进行封口。安瓿封口要做到严密不漏气,顶端圆整、光滑,无尖头或小泡。为保证封口的质量,现封口方法一般均采用拉封技术。

安瓿的封口分手工封口与机器封口两种。手工封口按火焰束可分为单火焰法和双火焰法。双火焰法封口速度快，封口后安瓿的长短一致，顶端也圆整，现常用。封口火焰可用煤气、汽油气化产生，同时吹以压缩空气或氧气助燃。为了进一步提高注射剂生产的质量与效率，我国已设计制成多种规格的洗、灌、封联动机和割、洗、灌、封联动机，该机器将多个生产工序在一台机器上联动完成。

洗灌封联动机在实际生产中的应用，不仅可以提高产品质量和生产效率，同时也可使生产车间的布局更为合理，对生产环境与生产过程的控制更加方便。

注射剂灌装与封口过程中，对于一些主药遇空气易氧化的产品，还要通入惰性气体以置换安瓿中的空气。常用的惰性气体有氮气和二氧化碳。高纯度的氮气可不经处理直接应用，纯度差的氮气以及二氧化碳必须经过处理纯化后才能应用。通气时，$1 \sim 2mL$ 的安瓿可先灌装药液后通气；$5 \sim 10mL$ 安瓿应先通气，后灌装药液，最后再通气。若多台灌封机同时运行时，为保证产品通气均匀一致，应先将气体通入缓冲缸，使压力均匀稳定，再分别通入各台灌封机，各台机器上也应有气体压力测定装置，用以控制调节气体压力。惰性气体的选择，要根据药物品种而确定，一般以氮气为好，二氧化碳易使安瓿爆裂，同时有些碱性药液或钙制剂，也会与二氧化碳发生反应，选用时应注意。

灌装与封口过程中，因操作方法或生产设备的原因，常可能出现如下问题：①灌装剂量不准确，可能是剂量调节装置的螺丝松动。②安瓿封口不严密出现毛细孔，通常是熔封火焰的强度不够。③安瓿出现大头（鼓泡）或瘪头现象，前者多是火焰太强，后者则是安瓿受热不均匀。④安瓿产生焦头，往往是药液灌装时沾染瓶颈所致，其原因可能是药液灌装太急，溅起的药液黏附在瓶颈壁上；灌装针头往安瓿中注药后未能及时回药，顶端还带有药液水珠，黏于瓶颈；灌装针头安装位置不正，尤其是安瓿口粗细不匀，注药时药液沾壁；压药与针头打药的动作配合不好，造成针头刚进瓶口就注药或针头临出瓶口才注完药液；针头升降轴不够润滑，针头起落迟缓，等等。上述问题的存在，均会影响注射剂的质量，应根据具体情况，分析原因，改进操作方法或调整设备运行状态，从根本上解决问题。

六、注射剂的灭菌与检漏

灌封后的注射剂应及时灭菌。一般注射剂从配制到灭菌，应在 12h 内完成。灭菌方法和条件主要根据药物的性质选择确定，其原则是既要保持注射剂中相关药物的稳定，又必须保证成品达到完全灭菌的要求，必要时可采取几种灭菌方法联用。在避菌条件较好的情况下生产的注射剂，一般 $1 \sim 5mL$ 的安瓿可用流通蒸汽 $100℃$ 灭菌 30min，$10 \sim 20mL$ 的安瓿 $100℃$ 灭菌 45min，灭菌温度和时间还可根据药品的具体情况作适当调整。凡对热稳定的产品，也可采用热压灭菌方法进行灭菌处理。灭菌效果的 Fo 值应大于 8。

注射剂灭菌后，要进行检漏，其目的是将熔封不严，安瓿顶端留有毛细孔或裂缝的注射剂检出剔除。安瓿有泄漏情况，药液容易流出，微生物或空气也可由此进入安瓿，将直接导致药液变质，故检漏处理对于保证注射剂质量也是十分必要的。使用灭菌检漏两用器，在灭菌过程完成后，可稍开锅门，从进水管放进冷水淋洗安瓿使温度降低，然后密闭锅门并抽气使灭菌器内压力逐渐降低。此时安瓿如有漏气，安瓿内的空气也会随之被抽出，当真空度达到 85.12 ～ 90.44kPa 时，停止抽气，将有色溶液 (如 0.05% 曙红或酸性大红 G 溶液) 吸入灭菌锅中，待有色溶液浸没安瓿后，关闭色水阀，开放气阀，并把有色溶液抽回贮液器中，开启锅门，将锅内注射剂取出，淋洗后检查，即可剔除带色的漏气安瓿。

小量生产时，也可在灭菌过程完成后，立即将注射剂取出，放置于适当的容器中，趁热将冷的有色溶液加到容器内，安瓿遇冷而降低内部压力，有色溶液即可从毛细孔或裂缝中进入安瓿而使漏气安瓿检出。

此外也可将安瓿倒置或横放于灭菌器内，在升温灭菌时，安瓿内部空气受热膨胀形成正压，药液则从漏气安瓿顶端的毛细孔或裂缝中压出，灭菌结束后变成空安瓿而被检出剔除。该方法操作简便，灭菌与检漏同时完成，可酌情选择。

七、注射剂的质量检查

注射剂的制备工艺比较复杂，质量不易稳定，应当重视注射剂的质量控制。

注射剂的质量控制包括杂质或异物检查、安全性检查、所含成分的检测等项目，应根据具体品种的要求，制定相应的质量控制标准。而一般注射剂成品，则应进行下列项目检查：

(一) 装量检查

按照《中国药典》2010 年版一部附录规定的方法进行。

注射剂的标示装量为 2mL 或 2mL 以下者，取样 5 支；2mL 至 50mL 者，取样 3 支。开启时注意避免损失，将内容物分别用相应体积的干燥注射器 (预经标化) 抽尽，在室温下检视；测定油溶液或混悬液，应先加温摇匀，再用干燥注射器抽尽，放冷至室温检视。每支注射液的装量均不得少于其标示量。

(二) 澄明度检查

澄明度检查不仅可以确保注射剂的质量和用药安全，而且还可以通过发现异物，寻找原因，改进生产操作过程。

除特殊规定外，注射液必须完全澄明，不得含有任何肉眼可见的不溶性微粒异物。我国目前多采用人工灯检，检查时取供试品，在黑色背景、20W 照明荧光灯光源下，用肉眼检视，检品应符合卫生部关于澄明度检查判断标准的规定。

为减轻人工视力检查澄明度的劳动强度，提高检查效率，国内外都在进行相关仪器设备的研制，试图用机器自动检查代替人工检查。如库尔特计数器、光电自动异物检查机等在生产中已有具体应用。关于油溶液注射剂、注射用灭菌粉针剂和灭菌混悬液的澄明度检查，应按照《中国药典》的规定执行。

（三）热原检查

供静脉注射用的注射液，都应做热原检查，除品种有特殊规定外，一般按照《中国药典》规定方法进行。注射剂量一般按家兔体重 $1 \sim 2mL/kg$ 计算，静脉滴注液可按人体剂量 (mL/kg) 的 $3 \sim 10$ 倍计算。

（四）无菌检查

任何注射剂灭菌后都必须抽取一定数量的样品进行无菌检查，以确保成品的灭菌质量。通过无菌操作制备的注射剂更应注意灭菌检查的结果，以保证临床用药安全。检查方法和结果判断标准按照《中国药典》2010 年版规定执行。

八、注射剂的印字与包装

注射剂经质量检查合格后即可进行印字与包装。每支注射剂上应标明品名、规格、批号等。印字可用手工或印字机。手工印字，可用刻好字的蜡纸反放在涂有油墨的橡胶板或其他适宜的材料上，将安瓿在蜡纸上轻轻滚过即可。用印字机可使印刷质量提高，也加快了印字速度。目前，药厂大批量生产时，广泛采用印字、装盒、贴签及包装等联成一体的印包联动机，大大提高了印包工序效率。包装对保证注射剂在贮存器的质量稳定具有重要作用，既要避光又要防止破损，一般用纸盒，内衬瓦楞纸分割成行包装。塑料包装是近年来发展起来的一种新型包装形式，安瓿塑料包装一般有热塑包装和发泡包装。

注射剂包装盒外应贴标签，标明品名、规格、生产批号、生产厂名及药品生产批准文号等。包装盒内应放注射剂详细使用说明书，说明药物的含量或处方、应用范围、用法用量、禁忌、贮藏、有效期及药厂名称等。

第六节　中药注射剂的质量控制

一、中药注射剂的质量控制项目与方法

中药注射剂的质量应符合一般注射剂的质量标准，但由于中药的来源、产地、采收季节、炮制加工、贮存条件等方面的差异，加上中药本身成分的多样性和提取制备方法的不同，均给中药注射剂有效成分含量的确定、杂质的控制、质量稳定性的保证等工作增加了复杂性和难度。因此，中药注射剂的质量控制，除了应进行一般注射剂的质量检查外，还要根据制剂本身的特点，制定有关控制质量的检查项目和检查方法。

1993 年卫生部制定发布的《中药注射剂研制指导原则》试行本，1999 年国家食品药品监督管理局制定的《中药注射剂研究的技术要求》，2000 年国家食品药品监督管理局

颁布的《中药注射剂指纹图谱研究的技术要求》(暂行)及《中国药典》2010年版制剂通则注射剂项下对中药注射剂的质量控制提出了具体要求。具体检查项目可归纳为：

(一)杂质或异物检查

注射剂的澄明度检查是考察注射液中是否存在杂质或异物的一种方法。除此之外，还可进行下列项目的检查。

1. 可见异物

除另有规定外，按照《中国药典》2010年版规定的可见异物检查法(一部附录ⅪC)检查，应符合规定。

2. 不溶性微粒

除另有规定外，溶液型静脉用注射液、溶液型静脉用无菌粉末及注射用浓溶液，按照《中国药典》2010年版规定的不溶性微粒检查法检查，应符合规定。

3. 有关物质

注射剂有关物质系指中药经提取、纯化制成注射剂后，残留在注射剂中可能含有并需要控制的物质。除另有规定外，一般应检查蛋白质、鞣质、树脂等，静脉注射液还应检查草酸盐、钾离子等，按照《中国药典》2010年版注射剂规定的有关物质检查法检查，应符合规定。

4. 重金属

重金属系指在规定的实验条件下能与硫代乙酰胺或硫化钠作用显色的金属杂质。中药注射剂制备过程中，由于多种原因，可能成品中会存在某些重金属离子，为防止它对人体健康产生危害，重金属离子的浓度应控制在一定范围内。

重金属检查按照《中国药典》2010年版规定的重金属检查法(一部附录ⅨE)检查，含重金属不得超过百万分之十。

5. 砷盐

对于中药注射剂中微量砷(以As计算)应限量控制。按照《中国药典》2010年版规定的砷盐检查法检查，其含量不得超过百万分之五。

6. pH酸碱度

中药注射剂的pH酸碱度按照《中国药典》2010年版规定的pH酸碱度测定法测定，应符合各有关品种项下的规定。

中药注射剂的pH酸碱度规定范围，一般应在4～9，也可根据具体品种确定，但同一品种的pH酸碱度允许差异范围不超过±1.0。

(二)安全性检查

为了确保临床用药的安全，中药注射剂除应按要求进行无菌检查和热原检查外，还应进行相关的安全性检查。

安全性检查的项目较多，中药注射剂质量检查项目一般有异常毒性、热原或细菌内毒素、溶血与凝聚等。

1. 异常毒性

注射剂的异常毒性检查法系将一定剂量的注射液注入小鼠体内，在规定时间内观察小鼠出现的死亡情况，以判定供试品是否符合规定的一种方法。

中药注射剂的异常毒性检查按照《中国药典》2010 年版规定的异常毒性检查法（二部附录Ⅺ C）检查，应符合规定。

2. 热原或细菌内毒素

除另有规定外，静脉用注射剂按各品种项下的规定，按照《中国药典》2010 年版规定的热原检查法或细菌内毒素检查法检查应符合规定。

3. 溶血与凝聚

有些中药注射剂由于含有的成分或物理化学与生物学方面的原因，在注入血管后可产生溶血或红细胞凝聚，给机体带来严重危害。因此，中药注射剂尤其是供静脉注射用者应做溶血与凝聚试验。方法如下：

(1) 2% 红细胞混悬液的制备：取兔血数毫升，放入盛有玻璃珠的锥形瓶中，振摇 10min，除去纤维蛋白原，加 10 倍量的生理氯化钠溶液，摇匀，离心，除去上清液，沉淀的红细胞再用生理氯化钠溶液洗涤 2 ～ 3 次，至上清液不显红色为止。将所得红细胞用生理氯化钠溶液配成 2% 的混悬液，即得。

(2) 试验方法：取试管 6 支，依次加入 2% 红细胞混悬液和生理氯化钠溶液，混匀后，置于 37℃恒温箱中，开始每隔 15min 观察一次，1h 后，每隔 1h 观察一次，共观察 2h。以第 3 试管为准，在 2h 内不得出现溶血和红细胞凝聚。

4. 无菌

按照《中国药典》2010 年版规定的无菌检查法检查，应符合规定。

5. 过敏试验

过敏反应是机体对药物的变态反应，严重者可引起死亡，一般含有异性蛋白质及某些有机化合物的注射剂容易发生过敏反应，因此，中药注射剂进行过敏试验，对于保证临床用药安全有重要意义。过敏试验的方法是，取体重 250 ～ 350g 的健康豚鼠 6 只，连续 3 次，隔日腹腔注射供试液 0.5mL，然后分为二组，分别在第一次注射后的第 14 天及第 21 天，再由颈静脉或股静脉注射供试液 1 ～ 2mL，均不得出现过敏反应。动物出现竖毛、呼吸困难、喷嚏、干呕或咳嗽等现象中的两种或两种以上者，或出现啰音、抽搐、虚脱或死亡现象之一者，均应认为有过敏反应。

（三）所含成分的检测

中药注射剂中有效成分的含量高低直接影响疗效和用药安全。只有建立严格的质量标准和采用科学的测定方法，才能切实保证中药注射剂的质量。国家食品药品监督管理局于 1999 年颁布的《中药注射剂研究的技术要求》对中药注射剂的含量测定作了具体规定。根据各种不同品种的特点，含量测定方法可采用理化方法，也可采用生物测定法或其他方法。目前常用的理化方法有比色法、荧光法、重量法、中和法、紫外分光光度法、薄层扫描法、气相色谱法、高效液相色谱法等。

1. 总固体含量测定

精密量取注射液 10mL，置于恒重的蒸发皿中，于水浴上蒸干后，在 105℃ 干燥 3h，移至干燥器中冷却 30min，迅速称定重量，计算出注射剂中含总固体的量，应符合限度范围的要求。

2. 有效成分或有效部位含量测定

以有效成分或有效部位为组分配制的注射剂，应根据被测成分的理化性质，选择重现性好的含量测定方法进行测定。扣除注射剂中附加剂的加入量，所测有效成分或有效部位的量应不低于总固体量的 70%(静脉注射剂不低于 80%)。

3. 指标成分含量测定

以净中药或总提取物为组分配制的注射剂，根据所含成分的性质，应选择适宜的方法，测定其代表性的有效成分、指标成分或一类成分 (如总多糖等) 的含量。扣除注射剂中附加剂的加入量，所测成分的总含量应不低于总固体量的 20%(静脉注射剂不低于 25%)。

4. 含量表示方法

以有效成分或有效部位为组分的注射剂含量均以标示量的上下限范围表示；以净中药为组分的注射剂含量以限量表示；含有毒性药味时，必须确定有毒成分的限量范围；注射剂的组分中含有化学药品的，应单独测定该化学药品的含量，并从总固体内扣除，不计算在含量测定的比例数内。

目前中药注射剂含量测定的方法，还不能全面地反映中药注射剂中所含相关成分的种类与数量，为了更好地进行质量控制，确保中药注射剂质量和疗效的相对稳定，2000 年国家食品药品监督管理局下发了《中药注射剂指纹图谱研究的技术要求》，要求中药注射剂推行指纹图谱的质检方法。

二、中药注射剂的质量问题讨论

中药注射剂是中医临床治疗危急重症的一种较好的速效剂型。近年来，随着中医事业的发展，中药注射剂的制备技术和成品质量有了新的提高。临床对中药注射剂的应用也提出了更加迫切的要求和更高的标准。但由于中药注射剂原料成分的复杂性，中药品种、产地、所含成分的不确定性，处方组分和剂量的特殊性，以及制备工艺和分析技术的不规范性等原因，目前在生产和应用中还存在一些问题。这些问题在一定程度上限制了中药注射剂应用范围的扩大和临床疗效的提高，主要表现为：

(一) 澄明度问题

澄明度是中药注射剂稳定性考核项目之一，也是评价其质量的重要指标。中药注射剂因制备工艺条件的问题，在灭菌后或在贮藏过程中产生浑浊或沉淀，出现澄明度不合格。一般解决的方法如下。

1. 去除杂质

中药注射剂制备时，凡按有效成分或有效部位组方、投料配制的成品，澄明度较好，而以净中药组方，以总提取物投料配制的成品，由于原料本身是多种成分的混合物，其中含有的一些高分子化合物，如鞣质、淀粉、树胶、果胶、黏液质、树脂、色素等杂质，在前处理过程中未能除尽，当温度、pH 等因素变化时，这些成分就会进一步聚合变性，使溶液呈现浑浊或出现沉淀；同时，有些注射剂中含有的成分，本身不够稳定，在制备或贮藏过程中发生水解、氧化等反应，也会使注射剂澄明度受到影响。因此制备时，应当根据中药所含成分的性质，采取合适的提取工艺，尽可能除尽杂质，并在操作过程中注意保持相关成分的稳定。

2. 调节药液的 pH 酸碱度

药液的 pH 酸碱度与注射剂的澄明度关系较大，因为中药中某些成分的溶解性能与溶液的 pH 酸碱度相关，若 pH 调节不当，则容易产生沉淀。一般碱性的有效成分（如生物碱类），药液宜调整至偏酸性；酸性的、弱酸性的有效成分（如有机酸等），药液宜调整至偏碱性。这样在适宜的 pH 酸碱度条件下药液中的成分可保持较好的溶解性能。

3. 采取热处理冷藏措施

中药注射剂中所含的有关的高分子物质，一般呈胶体分散状态，具有热力学不稳定性及动力学不稳定性，在注射剂灭菌处理时，受温度影响，或在放置时胶体粒子的运动碰撞，导致胶粒聚结而使药液浑浊或沉淀。因此，在注射剂灌封前，先对药液进行热处理冷藏，即采用流通蒸汽 100℃或热压处理 30min，再冷藏放置一段时间，以加速药液中胶体杂质的凝结，然后滤过，除去沉淀后再灌封，采取这种措施可明显提高注射剂的澄明度及稳定性。

4. 合理选用注射剂的附加剂

有些中药注射剂本身含有的成分溶解度小，经灭菌和放置后，可能有部分成分析出，加入合适的增溶剂、助溶剂，或使用复合溶剂则可使澄明度得到改善。制备过程中，使用助滤剂也对保证注射剂澄明度有利。

5. 应用超滤技术

超滤技术能够选择性地去除药液中的大分子杂质，保留小分子有效成分。一般中药提取液，采用 1 万～ 3 万分子量的超滤膜 (CA-3 型) 进行超滤处理，其注射剂成品的澄明度可显著提高，而且有效成分的损失也较其他纯化方法少。

（二）刺激性问题

中药注射剂使用过程中产生的刺激性问题，也是限制中药注射剂应用范围扩大的重要原因。引起中药注射剂刺激性的原因很多，一般解决的方法如下。

1. 消除有效成分本身的刺激性

注射剂中的某些成分，注射时本身就有较强的刺激性，在不影响疗效的情况下，可通过降低药物浓度、调整 pH 酸碱度或酌情添加止痛剂的方式来减少刺激性。而对于某些有刺激性的临床又需要高浓度使用的或刺激反应严重的有效成分，则可通过改变剂型或改变注射方式消除刺激性。

2. 去除杂质

中药注射剂中存在杂质，特别是鞣质含量较高时，可使注射局部产生肿痛或硬结；药液中钾离子浓度较高，也会产生刺激性。应通过适当工艺措施除去杂质。

3. 调整药液 pH 酸碱度

注射剂的 pH 酸碱度过高过低，均可刺激局部，引起疼痛，应在配制药液时注意调节。

4. 调整药液渗透压

药液的渗透压不当，也会产生刺激性。应注意药液渗透压的调节，尽可能使之成为等渗溶液。

(三) 疗效问题

中药注射剂的疗效不稳定，往往使临床治疗效果受到影响。影响中药注射剂疗效的因素，除原中药的质量差异外，组方的配伍、用药剂量，特别是提取与纯化方法的合理与否都与之相关。一般解决的方法如下。

1. 控制原料质量

由于中药来源、产地、采收、加工炮制等方面的差异，使中药注射剂的原料存在差异，直接导致成品中药效成分的含量不同，应从控制原料入手，保证每批注射剂的质量稳定。

2. 调整剂量优化工艺

一般注射剂的用药量都较小，应当从提取纯化工艺入手，采用新技术、新方法提高中药注射剂中有效成分的含量，保证临床疗效的发挥。

3. 提高有效成分溶解度

有些中药的有效成分水溶性较小，不能保证注射剂中有足够的浓度，可通过增溶、助溶或其他增加溶解度的方法，提高相关成分的溶解度，以满足临床治疗的需要。

总之，中药注射剂存在的问题，可以通过分析原因，进行相关的实验研究，从原料质量的控制、处方组成的调整、工艺条件的改进等方面入手，寻找合理的途径与方式解决。

三、中药注射剂的指纹图谱

(一) 概述

中药指纹图谱是中药化学成分指纹图谱的简称，一般是指中药 (包括中药原料、中药提取物和中药制剂等) 经适当处理后，采用一定的分析手段，得到的能够包含该中药特征信息、标示该中药特性，并反映其内在质量的稳定的图谱，可以是光谱图或色谱图。从广义上来说，按规范要求对中药进行的各类调试所得到的图谱，都具有中药指纹图谱的特征。中药注射剂的指纹图谱则是中药指纹图谱技术在中药注射剂质量控制中的具体应用。

国家食品药品监督管理局在 2000 年 8 月颁布了《中药注射剂指纹图谱研究的技术要求》，要求中药注射剂推行指纹图谱的质控办法，这一举措推动了中药指纹图谱技术的研究更加扎实地开展，并促进该技术在中药质量控制过程中的推广与应用，从整体上提高中药质量控制的水平。

（二）建立中药指纹图谱的意义

目前，中药质量评价的现行模式，一般是利用光谱或色谱手段鉴别和测定某一种或几种有效成分、活性成分或指标成分，以及药品标准规定的常规检查项目。这种质量评价模式基本上是化学药品质量控制模式的模仿，不能完全符合中药的实际情况，存在着很大的局限性。其主要缺陷表现为：

1. 不能全面地反映复杂的中药成分体系

中药的来源决定了其成分的复杂性、多样性，按现有模式进行相关成分检查，仅是以其中一个或几个特征成分为指标，显然不能全面反映中药所含化学成分的全貌，包括其中含有的化学成分的种类、数量以及组成比例，同样也难以体现中药的整体质量。

2. 不能准确地表达中药的整体功能

中医临床有其自身的理论体系和独立的组方用药思想，辩证施治复方用药具有明显的特点，中药通过多成分、多途径、多层次、多靶点在机体内发挥整体作用。中药的功效并非某味药的某一种或几种化学成分的独立作用，而是中药中所含成分的整体作用结果，按现有模式进行检测，不能准确地表达中药所含成分同其整体功能所具有的内在联系，同样也难以控制中药的临床疗效。

3. 不能有效地说明中药加工制备过程中所含成分可能产生的相互作用

中药在加工或制备过程中，由于工艺条件的影响，药物中的化学成分常因发生相互作用而出现动态变化，按现有模式进行质量控制，上述化学成分变化的信息难以捕捉，难以说明中药中化学成分的相互作用对其质量与疗效的影响。

而中药指纹图谱的建立，是从一定程度上弥补现有中药质量控制模式存在的缺陷，通过对中药所含化学成分的整体宏观的感知和认识，对反映中药内在质量特征的综合性观察、评价与分析，鉴别中药的真伪优劣并判断其质量的一致性与稳定性。这对于中药质量控制标准与中医药理论的吻合，体现中医临床用药的特点，提高中药内在质量，从而被世界上更多的人理解和使用有积极的意义。

（三）中药指纹图谱的特性

中药指纹图谱能基本反映中药化学成分及其含量的分布，是一种实现对中药多组分、多指标分析的有效方法。理想的中药指纹图谱应具有以下特性：

1. 整体性

中药指纹图谱提供的信息应该是比较全面的，它所代表或反映的化学成分应包括该中药所含的主要成分类型。大多数中药所含成分类型较多，各型成分之间的性质差异较大，在建立标准图谱时，应注意分析和检测方法的选择。同时，在利用指纹图谱进行中药鉴别时，也必须考虑其完整性，要完整地比较指纹图谱的特征面貌，而不能将图谱随意肢解后过多地注意局部和枝节。

2. 特征性

中药指纹图谱所反映或标示的化学成分种类和数量的信息应具有高度的选择性。每味中药所含化学成分种类或数量不同，建立的中药指纹图谱应有差异。可将指纹图谱中各色谱峰所包含的信息提取出来，加以综合分析比较，建立相应中药的特征性的"化学条码"，这有利于准确、快速、方便地评价中药的真伪优劣。

3. 模糊性

中药指纹图谱反映的是中药所含化学成分的整体概貌，供试品与对照品的指纹图谱的直观比较，一般可以准确地鉴别待测样品的真实性，比较指纹图谱的整体特征的相似性，一般可明确地判断待测样品的一致性，然而这种相似程度是一个模糊范围，有一个难以准确计算但可以辨认的宽容度。即中药指纹图谱的应用，要做到"能准确地辨认"，而不是"精密地测量"，强调的是相似性，而不是完全相同。

4. 稳定性

中药指纹图谱应在规定的实验方法与检测条件下建立，并在不同的操作者和不同实验室具有良好的重现性，误差控制在允许的范围内，以确保标准图谱的通用性和实用性。

（四）中药指纹图谱的辨认与判断

中药指纹图谱的基本属性决定了不能用线性思维的方式和精确计算的方法进行图谱的辨认与判断，只能通过图谱概貌的准确辨认解决待测样品与标准品的相似性问题。

中药指纹图谱的建立，首先要准确选择样品的检测方法，从理论上讲，色谱方法、光谱方法及波谱方法均可用于制定中药指纹图谱，但在实际操作中应优先考虑采用色谱方法。一般对挥发性成分可采用气相色谱检测；对非挥发性成分可采用高效液相色谱检测；对于一些成分简单、在薄层色谱上分离较好的供试品，则可采用薄层扫描检测。选择的方法必须注意样品所含化学成分的特性，并应进行相应的方法学考察，要有良好的重现性、专属性以及可行性，这样在中药质量控制中才具有推广应用的价值。

目前，中药指纹图谱的辨认与判断尚无统一的指标体系，人们正在努力探索，试图建立相应的标准，以规范指纹图谱的应用。针对图谱所具有的基本属性，在实验条件确定后，应根据图谱所提供的各种信息，如峰的位置、面积、指纹区面貌等特征，综合归纳对照分析，从而进行准确辨认与判断。最常用的方法是直观比较对照，也可引入相对保留指数及共有峰、重叠峰、N 强峰等量化参数，以提高辨认与判断的准确性。

为了更全面地体现中药指纹图谱的整体性，把图谱之间的相似性作为辨认和判断的指标具有重要意义。指纹图谱的相似性从整体出发，既考虑图谱的整体面貌，即考虑图谱中具有指纹意义峰的数目、位置和顺序、各峰之间的大致比例，并注意各峰之间相互存在的依存关系，又把图谱中具有指纹意义峰的总积分值作量化比较。这种评价方式更贴近指纹图谱在中药质量控制中应用的要求。实际应用时，相似性一般用"相似度"表达，通过相应的计算机软件，处理指纹图谱中提供的所有信息，可计算出图谱间"相似度"，作为辨认与判断的依据。具体操作可参考相关文献。

（五）中药注射剂指纹图谱的技术要求

中药注射剂指纹图谱是指中药注射剂经适当处理后，采用一定的分析手段，得到的能够标示该注射剂特性的共有峰的图谱。以有效部位或中间体投料的中药注射剂，还需制定有效部位或中间体的指纹图谱。

1. 指纹图谱的检测标准

指纹图谱的检测标准包括供试品和参照物的制备、检测方法、指纹图谱及技术参数。有关项目的技术要求如下：

(1) 供试品的制备：根据注射剂、有效部位或中间体中所含有效成分的理化性质和检测方法的需要，选择适宜的方法进行供试品制备。制备方法必须确保该注射剂、有效部位或中间体主要化学成分在指纹图谱中的再现。

(2) 参照物的制备：指纹图谱必须设立参照物。应根据供试品中所含化学成分的性质，选择适宜的对照品作为参照物；如果没有适宜的对照品，可选择适宜的内标物作为参照物。参照物的制备应根据检测方法的需要，选择适宜的方法。

(3) 测定方法：包括测定方法、仪器、试剂、测定条件等。应根据注射剂、有效部位或中间体所含化学成分的理化性质，选择适宜的检测方法。建议优先考虑色谱方法。对于成分复杂的注射剂、有效部位和中间体，特别是复方中药注射剂，必要时可以考虑采用多种检测方法，建立多张指纹图谱。制定指纹图谱所采用的色谱柱、薄层板、试剂、测定条件等必须固定。采用光谱方法制定指纹图谱，相应的测定条件也必须固定。

(4) 指纹图谱及技术参数：①指纹图谱，根据供试品的检测结果，建立指纹图谱。采用高效液相色谱法和气相色谱法制定指纹图谱，其指纹图谱的记录时间一般为 1h；采用液层扫描法制定指纹图谱，必须提供从原点至溶剂前沿的图谱；采用光谱方法制定指纹图谱，必须按各种光谱的相应规定提供全谱。对于化学成分类型复杂的中药注射剂、有效部位和中间体，特别是中药复方注射剂，必要时建立多张指纹图谱。指纹图谱的建立应根据 10 批次以上供试品的检测结果所绘出的相关参数，制定指纹图谱。②共有指纹峰的标定，根据 10 批次以上供试品的检测结果，标定共有指纹峰。色谱法采用相对保留时间标定指纹峰，光谱法采用波长或波数标定指纹峰。色谱峰的相对保留时间根据参照物的保留时间计算。③共有指纹峰面积的比值，以对照品作为参照峰的指纹图谱，以参照物峰面积作为 1，计算各共有峰面积与参照物峰面积的比值；以内标物作为参照物的指纹图谱，则以共有指纹峰中其中一个峰(要求峰面积相对较大、较稳定的共有峰)的峰面积作为 1，计算其他各共有指纹峰面积的比值。各共有指纹峰的面积必须相对固定。供试品图谱中各共有峰面积的比值与指纹图谱中各共有峰面积的比值比较，保留时间小于或等于 30min 的共有峰，单峰面积占总面积大于或等于 20% 的共有峰，其差值不得大于 ±20%；单峰面积占总峰面积大于或等于 10%，而小于 20% 的共有峰，其差值不得大于 ±25%；单峰面积占总峰面积大于或等于 5%，而小于 10% 的共有峰，其差值不得大于 ±30%；单峰面积占总峰面积小于 5% 的共有峰，峰面积比值不作要求，但必须标定相对保留时间。保留时间超过 30min 的共有峰，单峰面积占总峰面积大于或等于 10% 的共有峰，按上述规定执行；单峰面积占总峰面积小于 10% 的共有峰，峰面积比值不作要求，但必须标定相对保留时间。未达线分离的共有峰，应计算该组峰的总峰面积，以其作为峰面积，同时标定该组各峰的相对保留时间。以光谱方法制定指纹图谱，参照色谱方法的相应要求执行。④非共有峰面积，供试品图谱与指纹图谱比较，非共有峰总面积不得大于总峰面积的 5%。⑤中药、有效部位、中间体和注射剂指纹图谱之间的相关性，为了确保制备工艺的科学性和稳定性，应根据中药、有效部位、中间体和注射剂的指纹图谱，标定各图谱之间的相关性。

2. 起草说明

目的在于说明制定指纹图谱检测标准中各个项目的理由，规定各项目指标的依据、技术条件和注意事项等，既要有理论解释，又要有实践工作的总结及实验数据。具体要求如下：

(1) 供试品的制备：应说明选用方法的依据。如供试品需要提取、纯化，应考察提取溶剂、提取方法、纯化方法等，提取、纯化方法应力求最大限度地保留供试品种的化学成分。

(2) 参照物的制备：应说明参照物的选择和试验样品制备的依据。应根据供试品中所含成分的性质，选择适宜的对照品或内标物作为参照物。参照物的制备应根据检测方法的需要，选择适宜的方法进行，并说明制备理由。

(3) 检测方法：根据供试品的特点和所含化学成分的理化性质选择相应的检测方法。应说明选择检测方法的方法学考察资料和相关图谱(包括稳定性、精密度和重现性)。对于所含成分类型较多的中药注射剂，一种检测方法或一张图谱不能反映该注射剂、有效部位和中间体的所有特性，必要时可以考虑采用多种检测方法或一种检测方法的多种测定条件，制备多张指纹图谱。制定指纹图谱所采用的色谱柱、薄层板等必须固定厂家和型号、规格，试剂、测定条件等也必须相应固定。采用光谱法建立指纹图谱，其相应的检测条件也必须固定。检测方法也要进行精密度、重现性的考察，采用的方法和得到的结果均应符合有关规定的要求。

(4) 指纹图谱及技术参数：①指纹图谱，根据供试品图谱所给出的相关参数，制定指纹图谱，采用阿拉伯数字标示共有峰，用"S"标示参照物的峰。采用高效液相色谱法和气相色谱法制定指纹图谱，应提供 2h 的记录图，以考察 1h 以后的色谱峰情况。提供建立指纹图谱的有关数据，包括各共有峰的相对保留时间，各共有峰面积的比值。采用光谱方法建立的指纹图谱，也必须提供相应的数据。②共有指纹峰的标定，应根据 10 批次以上供试品图谱的检测结果，标定中药注射剂、有效部位和中间体的共有指纹峰。说明标定共有指纹峰的理由，并附各批供试品的图谱。③共有指纹峰面积的比值，应根据 10 批次以上供试品图谱中共有指纹峰面积的比值，计算平均比值，列出各批供试品的检测数据。④非共有峰面积，计算 10 批次以上供试品图谱中非共有峰面积及占总峰面积的百分比，列出各批供试品的检测数据。⑤中药、有效部位、中间体和注射剂指纹图谱之间的相关性，应根据中药、有效部位、中间体和注射剂的指纹图谱，标定各指纹图谱之间的相关性。必要时可采用加入某一中药、有效部位或中间体的供试品或制备某一中药、有效部位或中间体的供试品的方法标定各指纹图谱之间的相关性。提供相关性研究的指纹图谱。⑥中试产品的指纹图谱，申报临床的中药注射剂必须提供 3 批以上中试产品的指纹图谱，申报生产的中药注射剂必须提供 10 批以上中试产品的指纹图谱。

(5) 中药注射剂指纹图谱检测标准 (草案) 书写格式：①供试品的制备；②对照品溶液和内标物溶液的制备；③测定方法 (包括仪器、试剂、测定条件和测定方法)；④指纹图谱及各项技术参数；⑤起草说明；⑥有效部位或中间体的指纹图谱检测标准及起草说明。

第七节　眼用溶液剂

一、概述

眼用溶液剂是直接用于眼部的外用液体药剂，以澄明的水溶液为主，也有少数为胶体溶液或水性混悬液。

眼用溶液剂有滴眼剂和洗眼剂。

滴眼剂用于眼黏膜，每次用量 1 ～ 2 滴，常在眼部起杀菌、消炎、收敛、麻醉等作用。有的在眼球外部发挥作用，有的则要求主药透入眼球内才能产生治疗作用。近年来，为了增加药物在作用部位的接触时间，减少用药次数，除了适当增加滴眼剂的黏度外，还发展了一些新型的眼用剂型，如眼用膜剂等。洗眼剂是药物配成一定浓度的灭菌水溶液，供眼部冲洗和清洁用，如生理氯化钠溶液、2% 硼酸溶液等。

二、眼用溶液剂的作用机理

（一）眼的药物吸收途径

眼是视觉器官，由眼球、眼内容物、眼的附属器三部分组成。眼的药物吸收途径主要有两条，即药物溶液滴入结膜囊内通过角膜和结膜吸收。一般认为滴入眼中药物首先进入角膜内，药物透过角膜至前房，进而到达虹膜。药物经结膜吸收途径是通过巩膜，到达眼球后部。

眼用溶液剂滴入给药时，大部分药物集中在结膜的下穹隆中，借助于毛细管力、扩散力和眨眼反射等，使药物进入角膜前的薄膜层中，并由此渗入角膜中，角膜前薄膜由脂质外层、水性中层和黏蛋白层组成，它与水性或脂性药物均能相容。药物采用滴入方式给药不能透入或透入太慢时，可将药物直接注射进入结膜下，此时药物可借助于简单扩散，通过巩膜进入眼内，对睫状体、脉络膜和视网膜发挥作用。若将药物行眼球后注射，药物则以简单扩散方式进入眼后段，可对眼球后的神经及其他结构发挥作用。

此外，药物尚可通过眼以外部位给药后经分布到达眼睛，但要达到有效治疗浓度，必须加大药物剂量。因此，作用于眼部的药物，一般情况下以局部给药为宜。

（二）影响药物眼部吸收的因素

药物在眼的吸收，同其疗效有直接的关系。影响药物眼部吸收的主要因素如下：

1. 药物从眼睑缝隙的流失

人正常泪液的容量约为 7μL，若不眨眼最多只能容纳药液 30μL，若眨眼则药液的损失将达 90% 左右。溢出的药液大部分沿面颊淌下，或从排出器官进入鼻腔或口腔中，然后进入小肠道。因此滴眼剂应用时，若每次增加药液的用量，将使药液有较多的流失；同时由于泪液每分钟能补充总体的 16%，角膜或结膜囊内存在的泪液和药液的容量越小，泪液稀释药液的比例就越大。基于上述原因，若增加滴药的次数，则有利于提高主药的利用率。

2. 药物经外周血管消除

滴眼剂中药物进入眼睑和结膜囊的同时，也通过外周血管迅速从眼组织消除。结膜含有许多血管和淋巴管，当由外来物引起刺激时，血管处于扩张状态，透入结膜的药物有很大比例进入血液中。

3. 药物的脂溶性与解离度

药物的脂溶性与解离度同药物透过角膜和结膜的吸收有关。角膜的外层为脂性上皮层，中间为水性基质层，最内为脂性内皮层，因而脂溶性物质（分子型药物）较易渗入角膜的上皮层和内皮层，水溶性物质（或离子型药物）则比较容易渗入基质层。具有两相溶解的药物，容易透过角膜。完全解离或完全不解离的药物则不能透过完整的角膜。而当角膜有某种程度的损伤时，药物的透过可发生很大的改变，通透性将大大增加。结膜下是巩膜，水溶性药物易通过，而脂溶性药物则不易渗入。

4. 刺激性

滴眼剂的刺激性较大时，能使结膜的血管和淋巴管扩张，增加了药物从外周血管的消除；同时由于泪液分泌增多，不仅将药物浓度稀释，而且增加了药物的流失，从而影响了药物的吸收作用，降低药效。

5. 表面张力

滴眼剂的表面张力对其泪液的混合及对角膜的透过均有较大影响。表面张力越小，越有利于泪液与滴眼剂的混合，也有利于药物与角膜上皮层的接触，使药物容易渗入。

6. 黏度

增加黏度可延长滴眼剂中药物与角膜的接触时间，如 0.5% 甲基纤维素溶液对角膜接触时间可延长约 3 倍，从而有利于药物的透过吸收，能减少药物的刺激。

三、眼用溶液剂的质量要求

眼用溶液剂的质量要求类似于注射剂，在 pH 酸碱度、渗透压、无菌、澄明度等方面都有相应的要求。

1. pH 酸碱度

人体正常泪液的 pH 酸碱度为 7.4，正常眼可耐受的 pH 酸碱度为 5.0 ～ 9.0，pH 酸碱度为 6.0 ～ 8.0 时无不舒适的感觉，pH 酸碱度小于 5.0 或大于 11.4 则有明显的刺痛，眼用溶液剂的 pH 酸碱度应控制在适当范围。

2. 渗透压值

眼用溶液剂的渗透压应与泪液渗透压近似。眼球能适应的渗透压范围相当于浓度为 0.6% ～ 1.5% 的氯化钠溶液，超过 2% 就有明显的不适。

3. 无菌

正常人的泪液中含有溶菌酶，故有杀菌作用，同时不断地冲刷眼部，使眼部保持清洁无菌。角膜、巩膜等也能阻止细菌侵入眼球，但当眼睛损伤或眼部手术后，这些保护条件就消失了。因此，对眼部损伤或眼手术后作用的眼用制剂，必须要求绝对无菌，成品要经过严格的灭菌。这类制剂不允许加入抑菌剂，常用单剂量包装，一经打开使用后，不能放置再用。对于一般用于无眼外伤的眼用溶液剂要求没有致病菌，不得含有绿脓杆菌和金黄色葡萄球菌。滴眼剂是一种多剂量剂型，为了避免在多次使用后染菌，应添加适当的抑菌剂。

4. 澄明度

眼用溶液剂应澄明无异物，特别是不得有碎玻璃屑，混悬液型眼用溶液其混悬颗粒要求小于其中含 15μm 以下的颗粒不得少于 90%，并且颗粒不得结块，易摇匀。

5. 其他

除上述要求外，眼用溶液剂应有适当的黏度，有较好的稳定性。

四、眼用溶液剂的附加剂

为了保证眼用溶液剂的安全、有效、稳定，满足临床用药的需要，除了主药以外，还可加入适当的附加剂。

主要有以下几种：

（一）调整 pH 酸碱度的附加剂

确定眼用溶液剂的 pH 酸碱度，要结合药物的溶解度、稳定性、刺激性等多方面因素考虑，为了避免刺激性和使药物稳定，常选用适当的缓冲液做溶剂，使眼用溶液剂的 pH 酸碱度稳定在一定的范围内。

常用的缓冲液有：

1. 磷酸盐缓冲液

以无水磷酸二氢钠和无水磷酸氢二钠各配成一定浓度的溶液，临用时两液按不同比例混合后得 pH5.9～8.0 的缓冲液。其中两液等量配合制成的 pH6.8 缓冲液，最为常用。

2. 硼酸缓冲液

将硼酸配成浓度为 $1.9\%(g \cdot mL^{-1})$ 的溶液，其 pH 酸碱度为 5，可直接做眼用溶液剂的溶剂。

3. 硼酸盐缓冲液

硼酸盐缓冲液是以硼酸和硼砂各配成一定浓度的溶液，临用时两液按以下比例混合得 pH6.7～9.1 的缓冲液。

缓冲溶液贮备液，应灭菌贮藏，并添加适量抑菌剂，以防微生物生长。

（二）调整渗透压的附加剂

一般眼用溶液剂将渗透压调整在相当于 0.8%～1.2% 氯化钠浓度的范围即可。滴眼剂是低渗溶液时应调整成等渗溶液，但因治疗需要也可采用高渗溶液，而洗眼剂则应力求等渗。

调整渗透压的附加剂常用的有氯化钠、硼酸、葡萄糖、硼砂等，渗透压调节的计算方法与注射剂相同，即用冰点降低数据法或氯化钠等渗当量法。

（三）抑菌剂

眼用溶液剂属多剂量剂型，要保证在使用过程中始终保持无菌，必须添加适当的抑菌剂。单一的抑菌剂，不能达到理想效果，可采用复合抑菌剂使抑菌效果明显增强，如少量的依地酸二钠能使其他抑菌剂对绿脓杆菌的抑制作用增强，对眼用溶液剂较为适宜。

（四）调整黏度的附加剂

适当增加滴眼剂的黏度，既可延长药物与作用部位的接触时间，又能降低药物对眼的刺激性，有利于发挥药物的作用。常用的有甲基纤维素、聚乙烯醇、聚维酮、聚乙二醇等。

（五）其他附加剂

根据眼用溶液剂中主药的性质，也可酌情加入增溶剂、助溶剂、抗氧剂等。

五、眼用溶液剂的制备

（一）制备工艺流程

常用如下工艺制备此类眼用溶液剂：

药品不耐热的眼用溶液剂药品溶解，垂熔玻璃滤器或微孔薄膜滤器滤过，分装，全部制备过程均采用无菌操作法。

用于眼外伤或眼部手术的眼用溶液剂制成单剂量包装制剂，灌装后用适当的灭菌方法进行灭菌处理。

（二）容器处理

眼用溶液剂的容器有玻璃制或塑料制两种，其洗涤方法与注射剂容器相同，洗涤后应选用适当灭菌方法进行灭菌，备用。

（三）配液

配制眼用溶液剂一般采用溶解法，将药物加适量灭菌溶剂溶解后，滤过至澄明；并从滤器上添加灭菌溶剂至全量，检验合格后分装。中药眼用溶液剂，先将中药按注射剂的提取和纯化方法处理，制得浓缩液后再进行配液。

配制混悬型眼用制剂，一般先将主药在无菌乳钵中粉碎成极细粉末，另取助悬剂加灭菌蒸馏水先配成黏稠液，与主药一起研磨成均匀细腻的糊状，再添加灭菌蒸馏水至全量，研匀即可，大量配制时常用乳匀机处理。

（四）灌装

眼用溶液剂配成药液后，应抽样进行定性鉴别和含量测定，符合要求方可分装于无菌容器中。普通滴眼剂每支分装 5 ～ 10mL 即可，供手术用的眼用溶液剂可装于 1 ～ 2mL 的小瓶中，再用适当的灭菌方法灭菌。

小量生产时常用简易真空灌装器分装。大生产常用减压真空灌装法分装。分装后，经澄明度检查，并抽样做菌检，合格后即可供临床应用。

第七章　推拿手法

第一节　摩擦类手法

以手掌、手指或肘部贴实体表，做直线或环旋移动的方法，称摩擦类手法。本类手法包括推法、搓法、摩法、擦法、抹法等。

一、推法

以手指、掌或拳、肘等部位贴实于施术部位上，做单方向直线移动的方法，称推法，又称平推法。根据操作部位不同又分拇指推法、掌推法、拳推法和肘推法。

（一）操作方法

1.拇指推法

施术者以手拇指指端贴实于治疗部位或穴位上，余四指置于对侧或相应的位置以固定助力，腕关节略屈并偏向尺侧。拇指及腕臂部主动施力，进行短距离单向直线均匀缓慢推进。

2.掌推法

施术者以掌根部贴实施术部位，腕关节背伸，肘关节伸直。以肩关节为支点，上臂部主动施力，通过前臂、腕关节，使掌根部向前做单向直线均匀缓慢推进。

3.拳推法和肘推法

推法中，亦常用拳的示指、中指、环指和小指的近侧指骨间关节背侧和肘关节的尺骨鹰嘴部为着力面进行操作，前者称拳推法，后者为肘推法。拳推法除着力面与掌推法不同，其操作过程相似。肘推法则应屈肘，以尺骨鹰嘴突起部着力于施术部位，另一侧手臂抬起，以掌部扶握屈肘侧拳顶以固定助力，其操作过程与掌推法相似，但其运动方向多是向后拉推，以利于力的控制。

（二）注意事项

(1)施术部位紧贴体表，推进的速度宜缓慢均匀，压力平稳适中，单方向直线推进。

(2)用力不可过猛过快，防止推破皮肤。

(3)为保护肌肤，直接接触肌肤操作时，可配合使用冬青膏、滑石粉等介质。

（三）适用部位和特点

推法的作用较强，可适用全身各部。拇指推法接触面小，推动距离短，施力柔中含刚，易于查找和治疗小的病灶，故常用于面部、项部、手部和足部；掌推法接触面大，推动距离长，力量柔和而沉实，多用于背腰、胸腹部和四肢部。拳推法和肘推法，因施力刚猛，故一般只用于背部脊柱两侧和股后侧。

（四）功效主治

通经活络，舒筋止痛，荡涤积滞。能增高肌肉的兴奋性，促进血液循环。多用于外感发热、腹胀便秘、高血压病、头痛、失眠、腰腿痛、腰背筋膜炎、风湿痹痛、感觉迟钝等病症。

二、搓法

用双手掌面夹住肢体或以单手、双手掌面着力于施术部位，做交替搓动或往返搓动，称为搓法。以双手夹搓，形如搓绳，故名搓法。

（一）操作方法

受术者肢体放松。施术者以双手掌面夹住施术部位，以肘关节和肩关节为支点，前臂与上臂部主动施力，做相反方向的较快速往返搓动，并同时由肢体的近心端至远心端往返操作。

（二）注意事项

(1) 操作时动作协调、连贯。搓动时手掌面在治疗部位体表有小幅度位移，受术者有较强的疏松感。

(2) 搓动的速度宜快，移动速度宜缓慢。

(3) 施力不可过重。

（三）适用部位和特点

常用于四肢和胸胁部，尤以上肢部常用，通常作为推拿治疗的结束手法使用。

（四）功效主治

疏松肌筋，调和气血。常用于肢体酸痛、关节活动不利和胸胁进伤等病症，亦常作为推拿操作的结束手法使用。

三、摩法

用手指或手掌在体表做环形移动，称为摩法。分为指摩法和掌摩法两种。

（一）操作方法

(1) 指摩法施术者指掌部自然伸直，示指、中指、环指和小指并拢，腕关节略屈。以示指、中指、环指和小指指面贴实治疗部位，以肘关节为支点，前臂做主动运动，通过腕、掌部使手指指腹在治疗部位环形移动。

(2) 掌摩法施术者手掌自然伸直，腕关节略背伸，将手掌平覆于治疗部位上，其操作过程同"指摩法"。

（二）注意事项

(1) 指摩法操作时，腕关节保持一定的紧张度，掌摩法则腕部放松。

(2) 摩动的速度、压力宜均匀。一般指摩法宜稍轻快，掌摩法宜稍重缓。

(3) 根据病情的虚实来决定手法的摩动方向。就环摩而言，有以"顺摩为补，逆摩为泻"，即虚证宜顺时针方向摩动，实证则要逆时针方向摩动。现代应用时，常以摩动部位的解剖结构和病理状况来决定摩动方向。

(4) 摩动的压力适宜度、速度宜均匀和缓。《圣济总录》："摩法不宜急，不宜缓，不宜轻，不宜重，以中和之意施之。"

（三）适用部位和特点

摩法刺激轻柔和缓，适用全身各部，以胸腹、胁肋等部位常用。

（四）功效主治

和中理气，活血散结，消积导滞，调节肠胃功能。常用于胸胁胀痛、呃逆、脘腹疼痛、饮食积滞、消化不良、外伤肿痛等病症。摩法是最古老的推拿手法之一，消郁散结的作用较好。正如《圣济总录》所言："摩其壅塞，以散郁结。"

四、擦法

用手指或手掌贴附于治疗部位，做快速的直线往返运动，使之摩擦生热的手法，称为擦法。分为指擦法和掌擦法两种。

（一）操作方法

1. 指擦法

施术者指掌部伸直，腕关节平伸，以示指、中指、环指和小指指面贴附于治疗部位。以肘关节为支点，前臂为动力，通过腕、掌部使指面进行均匀的前后往返移动，以温热或透热为度。操作频率每分钟 100～120 次。

2. 掌擦法

施术者以手掌的掌面或大鱼际、小鱼际贴附于施术部位，腕关节伸直，以肩关节为支点，上臂主动运动，通过肘关节、前臂和腕关节使手掌面或大、小鱼际做前后方向的连续移动，并以温热或透热为度。操作频率每分钟 100～120 次。

（二）注意事项

(1) 施术部位紧贴体表、压力适度，必须直线往返运行。往返的距离宜长（指擦法除外），动作连续不断。

(2) 擦法操作以温热或透热为度。即施术者在操作时感觉到擦动所产生的热已进入受术者的体内，并与其体内之热产生了呼应，此时可称为"温热或透热"，一旦透热，应立即结束手法操作。

(3) 不可擦破皮肤，为保护皮肤常结合使用冬青膏、红花油等介质进行操作。

（三）适用部位和特点

擦法适用部位广泛。指擦法擦动的距离短，故擦动的范围较小，多用于颈项部；掌擦法擦动的范围大，多用于胸胁及腹部；小鱼际擦法多用于肩背腰臀和下肢部；大鱼际擦法在胸腹、腰背和四肢部均可应用。

（四）功效主治

温经通络，行气活血，消肿止痛，健脾和胃。常用于瘀血凝结、内脏虚损和气血功能失常的病症，如外伤肿痛、外感风寒、风湿痹痛、胃脘痛喜温喜按患者，以及肾阳虚所致的腰腿痛、小腹冷痛、月经不调等。

五、抹法

用拇指螺纹面在施术部位做上下、左右直线或弧形曲线往返移动的手法，称为抹法。分为指抹法和掌抹法两种。

（一）操作方法

1. 指抹法

施术者以单手或双手拇指螺纹面置于受术者一定部位上，余指置于相应的位置以固定助力。以腕关节为支点，拇指的掌指关节主动运动，拇指螺纹面在施术部位做上下、左右直线或弧形曲线往返的移动。指抹法亦可以示指、中指和环指螺纹面于额颞部操作。即受术者仰卧位，施术者置方凳坐于其头端。以两手示指、中指和环指螺纹面分置于前额部近正中线两侧，以腕关节为支点，掌指部主动施力，自前额部向两侧分抹，经太阳穴至耳上角，如此反复操作。

2. 掌抹法

以单手或双手掌面置于施术部位上。以肘及肩关节为双重支点，前臂和上臂部协调用力，腕关节适度放松，做上下、左右直线或弧形曲线往返的移动。

（二）注意事项

(1) 操作时施术部位贴紧治疗部位皮肤，用力均匀适中，动作和缓灵活。

(2) 抹法和推法的动作相似，推法是单方向直线移动，抹法可做任意往返移动。

(3) 通常抹法比推法着力重。

（三）适用部位和特点

指抹法活动范围小，多用于头面、颈项部，掌抹法抹动的范围较大，一般多用于背腰部。抹法属易学难精之法，需长期深入体会才能掌握。临床擅用者一般多取其镇静安神的作用之长。

（四）功效主治

醒脑开窍，明目安神。主要用于感冒、头痛、面瘫和肢体酸痛等病症。

第二节　振动类手法

以较高频率的节律性轻重交替的刺激，持续作用于体表的手法，称为振动类手法。包括抖法和振法。

一、抖法

(一) 定义

用双手握住患者的上肢或下肢远端，用力做连续的小幅度的上下颤动，称为抖法。

(二) 手法要领

有上肢抖法和下肢抖法两种方法。

1. 上肢抖法

患者坐位，掌心向下，术者站其侧前方，并用两手握患者前臂远端，向体外前方抬肩约 60°，然后做连续的小幅度的上下方向的抖动，使抖动波传达到肩部。

2. 下肢抖法

术者两手握患者下肢双踝部，略离开床面，先进行拔伸牵引 1 分钟左右，待肌肉放松后，做上下方向的连续抖动，使腿及腰部放松。

(三) 作用

调和气血，放松肌肉，松解粘连，理顺筋脉。

(四) 应用

主要适用于四肢，常在搓法之后使用，作为治疗的结束手法。

二、振法

(一) 定义

以掌、指着力于体表一定部位，做快速振颤动作的手法，称为振法。

(二) 手法要领

以单手或双手掌或指掌平贴于施术部位或穴位上，手部肌肉及臂部肌肉绷紧，将力量集中在手的指掌部，强力静止性用力，使着力点产生振动。

(三) 作用

镇静安神，明目益智，温中理气，消积导滞，调节肠胃蠕动。

(四) 应用

本法深透力较强，适用于全身各部位和穴位，尤其适用于头面部与胸腹部。常用于失眠、健忘、焦虑、植物神经功能紊乱、胃肠功能失调等。

第三节　叩击手法

术者用掌背、手掌、掌侧面、手指、桑枝棒或其他特制的器械有节律地叩击拍打体表的一类手法称叩击类手法。本类手法主要包括拍法和击法。本类手法操作动作虽较为简单，但多属"刚劲"手法，运用不当会给患者增添痛苦。临床应用时必须注意动作技巧，使手法刚中有柔，柔中带刚，刚柔相济，运用自如。

一、拍法

用虚掌平稳而有节奏地拍打体表一定部位的手法，称拍法。

（一）操作要领

(1) 术者五指自然并拢，掌指关节微屈，形成虚掌，腕关节放松，运用前臂力量或腕力拍打体表。

(2) 动作要平稳而有节奏，使整个掌指周边同时接触治疗部位。

(3) 腕关节要放松，施力均匀，上下挥臂时，力量通过放松了的腕关节传至掌部，使刚劲转化为柔和。

(4) 直接拍打皮肤时，以皮肤轻度充血发红为度。

（二）适用范围

本法具有舒筋通络、行气活血的作用。适用于肩背部、腰臀及卜肢部位病症，如腰背筋膜劳损、腰椎间盘突出症、急性扭伤、肌肉痉挛、风湿痹痛及局部感觉迟钝、麻木等。

（三）注意事项

(1) 拍击时力量不可有所偏移，否则易拍击皮肤而产生痛感。

(2) 要掌握好适应证，对患有肿瘤、结核、冠心病、严重骨质疏松者禁用拍法。

二、击法

用拳背、掌根、掌侧小鱼际、指尖或桑枝棒击打体表一定部位的手法，称为击法。其包括拳击法、掌击法、侧击法、指尖击法和桑枝棒击法。

（一）操作要领

1.拳击法

手握空拳，腕关节伸直，保持拳背与腕相平，击打时要有弹跳感，利用肘关节有节奏地屈伸击打体表，接触到治疗部位即弹起。以整个拳背平面接触治疗部位。一般击打3 ～ 5 次即可。

2. 掌击法

手掌自然伸直，腕关节放松，以掌根为打击的作用点。以前臂施力，用力击打治疗部位。操作时要连续而有节奏，快慢适中。

3. 侧击法

又称小鱼际击法。手掌自然伸直，腕关节稍背伸。前臂主动运力，用小鱼际部有节奏并垂直于肌纤维方向击打施力部位。

4. 指尖击法

手指半屈，如爪状，腕关节放松，前臂主动运动，以指端有节律性地打治疗部位，动作要有弹性。腕关节的屈伸幅度要小，操作时频率较快。

5. 桑枝棒击法

握住桑枝棒一端，前臂主动用力，在与肌纤维相平行的方向有节律性地击打治疗部位。击打时用力应由轻到重，击打 3 ～ 5 下即可。

（二）适用范围

本法具有舒筋通络、调和气血的作用。其中拳击法适用于大椎、腰背部，治疗颈椎病、颈肩综合征、肩胛综合征、腰背痛等症；掌击法适用于头顶、腰臀及四肢；侧击法适用于肩背部、下肢部，治疗腰背痛、腰椎间盘突出症、梨状肌损伤等症；指尖击法适用于头部，治疗感冒、头痛头晕等症；桑枝棒击法适用于肩背、腰臀、四肢等肌肉肥厚部，治疗截瘫、肌肉萎缩等症。

（三）注意事项

1. 拳击法

应注意击打时不可以拳背骨关节突起部击打，并且在击打前应告知患者，不可击打冷拳。

2. 掌击法和侧击法

操作时应快慢适中、有节律性。

3. 指尖击法

操作应轻快，一触即起，有节律性。

4. 桑枝棒击法

操作时应用棒的上半部接触治疗部位，不要以棒头击打治疗部位，并且击打动作要快速、短暂，不可有抽、拖等动作。

第四节 运动关节类手法

使关节或半关节在生理活动范围内进行屈伸或旋转、内收、外展及伸展等被动活动，称为运动关节类手法。其特点是手法节奏明快，对某些病症的治疗往往能收到立竿见影的效果，尤其受到正骨推拿流派的青睐。主要包括摇法、扳法和拔伸法。

一、摇法

使关节或半关节做被动的环转运动，称摇法。包括颈项部、腰部和四肢关节摇法。

（一）操作要领

1. 颈项部摇法

受术者取坐位，颈项部放松，术者立于其背后或侧后方。以一手扶按其头顶后部，另一手扶托于下颌部，两手协调运动，反方向施力（扶按头顶后部的一手向远心端方向施力，而托于下颌部的另一手则向近心端方向施力），令头部保持水平位运动，使颈椎做环形摇转运动。

2. 腰部摇法

包括仰卧位摇腰法、俯卧位摇腰法、滚床摇腰法和站立位摇腰法。

(1) 仰卧位摇腰法：受术者取仰卧位，两下肢并拢，屈髋屈膝。术者双手分按其两膝部或一手按膝，另一手按于足踝部，两手臂协调用力，做环形摇转运动。

(2) 俯卧位摇腰法：受术者取俯卧位，两下肢伸直。术者一手按压其腰部，另一手托抱住双下肢膝关节稍上方，两手臂协调施力，做环形摇转运动。

(3) 滚床摇腰法：受术者坐于诊察床上，两下肢沿床边下垂，助手扶按其双膝部以固定。术者立于其身后，以双手臂穿过其腋下，环抱胸部并两手锁定，两臂部同身体协调施力，做稍慢的环形摇转运动。

(4) 站立位摇腰法：受术者取站立位，双手扶墙以稳定身体。术者半蹲于侧，以一手扶按于其腰部，另一手扶按于其脐部，两手形成夹持腰腹状。两手臂协调施力，使其腰部做稍慢的环形摇转运动。

3. 肩关节摇法

包括托肘摇肩法、握腕摇肩法、握臂摇肩法、绕头摇肩法、拉手摇肩法和大幅度摇肩法等。

(1) 托肘摇肩法：受术者取坐位，术者立于其侧方。以一手按压于其肩关节上方以固定，另一手托握肘部，使其前臂搭放于术者前臂上，手臂部协调施力，使肩关节做中等幅度的环形摇转运动。

(2) 握腕摇肩法：受术者取坐位，术者立于其对面。以一手扶按肩部以固定，另一手握其腕部，使上肢外展。两手协调施力，做肩关节中等幅度的环形摇转运动。

(3) 握臂摇肩法：受术者取坐位，术者立于其身后。以一手扶按对侧肩部以固定，另一手握住肘关节下方的前臂部。两手协调用力，使肩关节做中等幅度的稍缓慢的环形摇转运动。

(4) 绕头摇肩法：受术者取坐位，术者立于其身后。以一手扶按对侧肩部以固定，另一手握住其手腕部。两手协调施力，根据肩关节的受力情况，使握腕一手逐渐向其头顶部方向环绕，从而使肩关节做小幅度的环转摇动。

(5) 拉手摇肩法：受术者取坐位，术者立于其侧方，嘱受术者握住术者的手掌部。上肢与身体协调施力，做由慢至快的环形摇转，以此带动受术者手臂运动，使其肩关节做较大幅度的环转摇动，待其不可忍受时，则会自行放开所握术者的手掌而终止运动。

(6) 大幅度摇肩法：受术者取坐位或站立位，两上肢自然下垂并放松。术者于其前外方，两足前后开立呈前弓步。令受术者一侧上肢向前外上方抬起，术者以一手反掌托于其腕部，另一手扶压其上呈夹持状。将其上肢慢慢向前外上方托起，位于下方一手逐渐翻掌，当上举至 160° 左右时，即可虎口向下握住其腕部。另一手随上举之势由腕部沿前臂、上臂外侧滑移至肩关节上方。略停之后，两手协调用力，使按于肩部的一手将肩关节略向下方按压并予以固定，握腕一手则略上提，使肩关节伸展。随即握腕一手握腕摇向后下方，经下方至其前外方 45° 稍停，此时扶按肩部一手已随势沿其上臂、前臂滑落于腕部，呈两手夹持其腕部状。然后将其手臂上抬经术者胸前运转至初始位，此过程中握腕一手应逐渐变成手掌托腕，另一手则经其腕部的下方交叉滑移回返至其腕关节的上方。此为肩关节大幅度的摇转一周，可反复摇转数次。在大幅度摇转肩关节时，要配合脚步的移动，以调节身体重心。即当肩关节向上、向后外方摇转时，前足进一小步，身体重心在前；当向下、向前外下方摇转时，前足退一小步，身体重心后移。

4. 肘关节摇法

受术者取坐位，屈肘约 45° 左右。术者以一手托住其肘后部，另一手握住其腕部，两手协调施力，使肘关节做环转摇动。

5. 腕关节摇法

受术者取坐位，掌心朝下。术者双手合握其手掌部，以两手拇指分按于腕背侧，余指端扣于大小鱼际部。两手臂协调用力，在稍牵引情况下做腕关节的环形摇转运动。另外，亦可一手握其腕上部，另一手握其指掌部，在稍牵引的情况下做腕关节的摇转运动。

6. 髋关节摇法

受术者取仰卧位，一侧下肢屈髋屈膝。术者一手扶按其膝部，另一手握其足踝部或足跟部。将髋、膝关节的屈曲角度均调整到 90° 左右，然后两手臂协调用力，使髋关节做环转摇动。

7. 膝关节摇法

受术者取俯卧位，一侧下肢屈膝。术者一手扶按股后部以固定，另一手握住其足踝部，做膝关节的环转摇动。本法亦可在仰卧位情况下操作，即使被操作下肢屈髋屈膝，以一手托扶其腘窝处，另一手握其足踝部，进行环转摇动。

8. 踝关节摇法

受术者取仰卧位，下肢自然伸直，术者坐于其足端。用一手托握其足跟以固定，另一手握住其足趾部，在稍用力拔伸的情况下，做踝关节的环转摇动。本法亦可在俯卧位情况下操作，即被操作下肢屈膝约90°，一手扶按其足跟，另一手握住其足趾部，两手协调施力，做踝关节的环转摇动。

（二）适用范围

本法具有滑利关节、强肌舒筋和一定的分解粘连作用。适用于肩关节周围炎、颈椎病、腰椎间盘突出症及各关节酸困疼痛、外伤术后关节功能障碍等病症。某些关节摇法的操作术式较多，摇动的幅度、速率有所差别，分别用于治疗不同疾病或同一疾病的不同发展阶段。

（三）注意事项

(1) 摇转的幅度应控制在人体生理活动范围内，由小到大，逐渐增加。由于人体各关节的活动度不同，故各关节的摇转幅度亦不同。

(2) 摇转的速度宜慢，尤其是在开始操作时更宜缓慢，可随摇转次数的增加及受术者的逐渐适应适当加快速度。

(3) 摇转的方向可以按顺时针方向，亦可按逆时针方向。一般情况下是顺、逆时针方向各半。

(4) 摇动时施力要协调、稳定，除被摇的关节、肢体运动外，其他部位应尽量保持稳定。

(5) 对习惯性关节脱位、椎动脉型颈椎病及颈部外伤、颈椎骨折等病症禁止使用患处关节摇法。

二、扳法

令关节做被动的旋转或屈伸、展收等，并施以"巧力寸劲"，使关节瞬间突然受力，称为扳法。扳法为推拿常用手法之一，也是正骨推拿流派的主要手法，如应用得当，效果立验。包括全身各关节部扳法及某些半关节部扳法。

（一）操作要领

1. 颈部扳法

颈部扳法包括颈部斜扳法、颈椎旋转定位扳法和寰枢关节旋转扳法。

(1) 颈部斜扳法：受术者取坐位，颈项部放松，头略前倾或置中立位，术者立于其侧后方。以一手扶按其头顶部，另一手扶托其下颌部，两手协同施力，使其头部向一侧旋转，当旋转至有阻力时，略停顿片刻，随即以"巧力寸劲"做一次突发性的快速扳动，常可听到"喀"的弹响声。本法亦可在仰卧位情况下施用，即以一手托于下颌部，另一手置于枕后部，两手协调施力，先缓慢地将颈椎向头端方向牵引，在牵引的基础上将头转向一侧，当遇到阻力时略停顿片刻，然后如上法进行扳动。

(2) 颈椎旋转定位扳法：受术者取坐位，颈项部放松，术者站于其侧后方。以一手拇指顶按住其病变颈椎棘突旁，另一手托住其对侧下颌部，令其低头，屈颈至拇指下感到棘突活动、关节间隙张开时，即保持这一前屈幅度，再使其向患侧屈至最大限度。然后将头部慢慢旋转，当旋转到有阻力时略停顿一下，随即用"巧力寸劲"做一次有控制的、增大幅度的快速扳动，常可听到"喀"的弹响声，同时拇指下亦有棘突弹跳感。

(3) 寰枢关节旋转扳法：受术者坐于低凳上，颈略屈，术者立于其侧后方。以一手拇指顶住第2颈椎棘突，另一手扶于对侧头部，肘弯套住其下颌部。肘臂部协调用力，缓慢地将颈椎向上拔伸，在拔伸的基础上同时使颈椎向患侧旋转，当旋转到阻力位时略停顿，随即以"巧力寸劲"做一次突发的、稍增大幅度的快速扳动，而顶住棘突一手的拇指亦同时进行扳动，常可闻及"喀"的弹响声，拇指下亦有棘突跳动感。

2. 胸背部扳法

胸背部扳法包括扩胸牵引扳法、胸椎对抗复位法和扳肩式胸椎扳法。

(1) 扩胸牵引扳法：受术者取坐位，两手十指交叉扣住并抱于枕后部，术者立于其后方。以一侧膝部抵住其背部胸椎病变处，两手分别握扶住两肘部。先嘱其做前俯后仰运动，并配合深呼吸，即前俯时呼气，后仰时吸气。如此活动数遍，待身体后仰至最大限度时，以"巧力寸劲"将两肘部向后方突然拉动，同时膝部突然向前顶抵，常可听到"喀"的弹响声。

(2) 胸椎对抗复位法：受术者取坐位，两手抱于枕后部并交叉扣住，术者立其后方，两手臂自其腋下伸入并握住其两前臂下段，一侧膝部抵顶其病变胸椎棘突处。然后握住前臂的两手用力下压，两前臂则用力上抬，使颈椎前屈并将其脊柱向上向后牵引，而抵顶病变胸椎的膝部也同时向前向下用力，与前臂的上抬形成对抗牵引。持续牵引片刻后，两手、两臂与膝部协同用力，以"巧力寸劲"做一次突发性的、有控制的快速扳动，常可闻及"喀"的弹响声。

(3) 扳肩式胸椎扳法：受术者取俯卧位，全身放松，术者立于其健侧，以一手拉住对侧肩前上部，另一手以掌根按压在病变胸椎的棘突旁。拉肩一手将其肩部拉向后上方，按压胸椎一手同时将其病变处胸椎缓缓地推向健侧，当遇到阻力时，略停顿片刻，随即以"巧力寸劲"做一次快速的、有控制的扳动，常可闻及"喀"的弹响声。

3. 腰部扳法

包括腰部斜扳法、腰椎旋转复位法、直腰旋转扳法和腰部后伸扳法。

(1) 腰部斜扳法：受术者取侧卧位，在上一侧的下肢屈髋屈膝，在下一侧的下肢自然伸直。术者以一肘或手抵住其肩前部，另一肘或手抵于其臀部。两肘或两手协调施力，先做数次腰部小幅度的扭转活动。即按于肩部的肘或手与按于臀部的另一肘或手同时施用较小的力按压肩部向前下方、臀部向后下方，压后即松，使腰部形成连续的小幅度扭转而放松。待腰部完全放松后，再使腰部扭转至有明显阻力位时，略停顿片刻，然后施以"巧力寸劲"，做一次突发的、增大幅度的快速扳动，常可闻及"喀喀"的弹响声。

(2) 腰椎旋转复位法：受术者取坐位，腰部放松，两臂自然下垂。以右侧病变向右侧旋转扳动为例。助手位于其左前方，用两下肢夹住其小腿部，两手按压于其左下肢股部以固定，术者半蹲于其后侧右方，以左手拇指端或螺纹面顶按于腰椎偏歪的棘突侧方，右手臂从其右腋下穿过并以右掌按于颈后项部。右掌缓慢下压，并嘱受术者做腰部前屈配合，至术者左拇指下感到棘突活动、棘间隙张开时则其腰椎前屈活动停止并保持这一前屈幅度。然后右手臂缓缓地施力，以左手拇指所顶住腰椎偏歪的棘突为支点，使其腰部向右屈至一定幅度后，再向右旋转至最大限度，略停顿片刻后，右掌下压其项部，右肘部上抬，左手拇指则同时用力向对侧顶推偏歪的棘突，两手协调用力，以"巧力寸劲"做一次增大幅度的快速扳动，常可闻及"喀"的弹响声。

(3) 直腰旋转扳法：受术者取坐位，两足分开，与肩同宽。以向右侧旋转扳动为例。术者与其同向站立，以两下肢夹住其左小腿及股部以固定，左手抵住其左肩后部，右手臂从其右腋下伸入并以右手抵住肩前部。两手协调用力，即以左手前推其左肩后部，右手向后拉其右肩，且右臂同时施以上提之力，如此则使其腰部向右旋转。至有明显阻力时，以"巧力寸劲"，做一次突发的、增大幅度的快速扳动。本法另一操作式为受术者取坐位，两下肢并拢，术者立于其对面，以双下肢夹住其两小腿及股部，以一手抵其肩前，另一手抵其肩后，然后两手协调施力，如上法要领进行扳动。

(4) 腰部后伸扳法：受术者取俯卧位，两下肢并拢。术者一手按压于其腰部，另一手臂托抱于两下肢膝关节稍上方并缓缓上抬，使其腰部后伸，当后伸至最大限度时，两手协调用力，以"巧力寸劲"做一次增大幅度的、下按腰部与上抬下肢相反方向施力的快速扳动。腰部后伸扳法，另有以下三种操作方法。一是受术者取俯卧位，术者骑坐于其腰部，两手托抱住其两下肢或单侧下肢，先做数次小幅度的下肢上抬动作以使其腰部放松，待其充分放松后，臀部着力下坐，两手臂用力使其下肢上抬至明显阻力位时，按以上要领进行扳动。二是受术者取俯卧位，术者一手按压其腰部，另一手臂托抱住一侧下肢的股前下部，两手协调施力，先缓缓摇运数次，待腰部放松后，下压腰部与上抬下肢并举，至下肢上抬到最大限度时，按以上要领进行扳动。三是受术者取侧卧位，术者一手抵住其腰骶部，另一手握住其足踝部，两手协调施力，向前抵按腰骶部和缓慢向后牵拉足踝部，至最大限度时，按以上要领进行扳动。

4. 肩关节扳法

包括肩关节外展扳法、肩关节内收扳法、肩关节旋内扳法和肩关节上举扳法。

(1) 肩关节外展扳法：受术者取坐位，术者半蹲于侧。将其手臂外展45°左右，肘关节稍上方置于术者一侧肩上，以两手从前后方将其肩部扣住锁紧。然后术者缓缓立起，使其肩关节外展，至有阻力时，略停顿片刻，双手与身体及肩部协同施力，以"巧力寸劲"做一次肩关节外展位增大幅度的快速扳动，如粘连得以分解，可闻及"嘶嘶"声。

(2) 肩关节内收扳法：受术者取坐位，一侧手臂屈肘置于胸前，手搭扶于对侧肩部，术者立于其身体后侧，以一手扶按于其肩部以固定，另一手托握于其肘部并缓慢地向对侧胸前上托，至有阻力时，以"巧力寸劲"做一次增大幅度的、内收位的快速扳动。

(3) 肩关节旋内扳法：受术者取坐位，一侧上肢的手与前臂屈肘置于腰部后侧。术者立于其侧后方，以一手扶按其肩部以固定，另一手握住其腕部将其前臂沿腰背部缓缓上抬，以使其肩关节逐渐内旋，至有阻力时，以"巧力寸劲"做一快速的、有控制的上抬其前臂动作，以对其肩关节施以极度内旋位的扳动，如粘连得以分解，可闻及"嘶嘶"声。本法近年来发展了新的术式。受术者坐式同前，术者立于其对面，身体略下蹲，稳定好重心，一手扶按其对侧肩部以固定，同时将下颌部抵在其同侧肩井部以增强固定，另一手臂托握住其患侧手臂并将其缓缓上抬，按以上要领进行扳动。

(4) 肩关节上举扳法：受术者取坐位，两臂自然下垂。术者立于其后方，以一手握住其一侧上肢的上臂下段并自前屈位或外展位缓缓向上抬起，至120°～140°时，以另一手握住其前臂近腕关节处，两手协调施力，向上逐渐拔伸牵引，至有阻力时，以"巧力寸劲"做一次较快速的、有控制的向上拉扳。

肩关节上举扳法还可于卧位情况下操作。即受术者取侧卧位，术者置方凳坐于其头端，令其上侧上肢自前屈位上举，待达到120°～140°时，以一手握其前臂，另一手握其上臂，向头端方向牵引，至有阻力时，如以上要领进行扳动。肩关节扳法于前屈位和后伸位时亦可操作。行肩关节前屈扳法时，令受术者取坐位，一侧肩关节前屈30°～50°，术者半蹲于其前以两手自前后方向将其肩部扣住、锁紧，使其上臂部置于术者的前臂上，术者手臂部协调施力，将其手臂缓缓上抬，至肩关节前屈有阻力时，按以上要领做前屈位扳动。行肩关节后伸扳法时，坐式同前，术者立于其身后，一手扶按于其肩后部以固定，另一手握住其同侧腕部，将其手臂向后伸位缓缓牵拉，至有阻力时，按以上要领做后伸位的扳动。

5. 肘关节扳法

受术者取仰卧位，一侧上肢的上臂平放于床面。术者置方凳坐于其侧，以一手托握其肘关节上部，另一手握住其前臂远端，先使肘关节做缓慢的屈伸活动，然后视其肘关节功能障碍的具体情况来决定扳法的施用。如系肘关节屈曲功能受限，则在其屈伸活动后，将肘关节置于屈曲位，缓慢地施加压力，使其进一步屈曲，向功能位靠近。当遇到明显阻力时，以握前臂一手施加稳定而持续的压力，达到一定时间后，两手协调用力，以"巧力寸劲"做一次短促的、有控制的肘关节屈曲位加压扳动。如为肘关节伸直功能受限，则向反方向依法扳动。

6. 腕关节扳法

主要分为屈腕扳法和伸腕扳法。

(1) 屈腕扳法：受术者取坐位，术者立于其对面，以一手握住其前臂下端以固定，另一手握住其指掌部，先反复做腕关节的屈伸活动，然后将腕关节置于屈曲位加压，至有阻力时，以"巧力寸劲"做一次突发的、稍增大幅度的扳动，可反复为之。

（2）伸腕扳法：受术者取坐位，术者立于其对面，以两手握住其指掌部，两拇指按于腕关节背侧，先做拔伸摇转数次，然后将腕关节置于背伸位，不断加压背伸，至有阻力时，以"巧力寸劲"做一次稍增大幅度的扳动，可反复为之。还可在受术者取坐位情况下，使其上肢上举，肘部伸直，术者一手握其前臂以固定，另一手节律性下压其指掌面进行扳动。

7. 髋关节扳法

分为屈髋屈膝扳法、髋关节后伸扳法、"4"字扳法、髋关节外展扳法和直腿抬高扳法。

（1）屈髋屈膝扳法：受术者取仰卧位，一侧下肢屈髋屈膝，另一侧下肢自然伸直。术者立于其侧，以一手按压伸直侧下肢的膝部以固定，另一手扶按屈曲侧的膝部，前胸部贴近其小腿部以助力。两手臂及身体协调施力，将其屈曲侧下肢向前下方施压，使其股前侧靠近胸腹部，至最大限度时，可略停顿片刻，然后以"巧力寸劲"做一次稍增大幅度的加压扳动。

（2）髋关节后伸扳法：受术者取俯卧位，术者立于其侧，以一手按于其一侧臀部以固定，另一手托住其同侧下肢的膝上部，两手协调用力，使其髋关节尽力过伸，至最大阻力位时，以"巧力寸劲"做一次增大幅度的快速过伸扳动。

（3）"4"字扳法：受术者取仰卧位，将其一侧下肢屈膝，外踝稍上方的小腿下段置于对侧下肢的股前部，摆成"4"字形。术者立于其侧，以一手按于屈曲侧的膝部，另一手按于对侧的髂前上棘处，两手协调用力，缓慢下压，至有明显阻力时，以"巧力寸劲"做一次稍增大幅度的、快速的下压扳动。

（4）髋关节外展扳法：受术者取仰卧位，术者立于其侧方，以一手按于其一侧下肢的膝部以固定，另一手握住其另一侧下肢的小腿部或足踝部贴靠在术者外侧下肢的股外侧，两手及身体协调用力，使其下肢外展，至有明显阻力时，以"巧力寸劲"做一次稍增大幅度的快速扳动。

（5）直腿抬高扳法：受术者取仰卧位，双下肢伸直，术者立于其侧方，助手以双手按于其一侧膝部以固定。将其另一侧下肢缓缓抬起，小腿部置于术者近侧的肩上，两手将其膝关节上部锁紧、扣住。肩部与两手臂协调用力，将其逐渐上抬，使其在膝关节伸直位的状态下屈髋，当遇到明显阻力时，略停顿片刻，然后以"巧力寸劲"做一次稍增大幅度的快速扳动。为加强对腰部神经根的牵拉，可在其下肢上抬到最大阻力位时，以一手握足掌前部，突然向下拉扳，使其踝关节尽量背伸。对于患侧下肢直腿抬高受限较轻者，可以一手下拉其前足掌，使踝关节持续背伸，另一手扶按膝部以保证患肢的伸直，然后进行增大幅度的上抬、扳扳。

8. 膝关节扳法

主要分为膝关节伸膝扳法和膝关节屈膝扳法。

（1）膝关节伸膝扳法：受术者取仰卧位，术者立于其侧方，以双手按于其一侧下肢膝部，缓慢用力下压膝关节，至有阻力时，以"巧力寸劲"做一次稍增大幅度的下压扳动。

(2) 膝关节屈膝扳法：受术者取俯卧位，术者立于其侧方，以一手扶于后部以固定，另一手握住其足踝部，使膝关节屈曲，至阻力位时，以"巧力寸劲"做一次增大幅度的快速扳动。膝关节扳法亦可一手抵按膝关节内侧或外侧，另一手拉足踝部，向其内侧或外侧进行扳动。

9. 踝关节扳法

主要分为踝关节背伸扳法和踝关节跖屈扳法。

(1) 踝关节背伸扳法：受术者取仰卧位，两下肢伸直，术者置方凳坐于其足端，以一手托住其足跟部，另一手握住其跖趾部，两手协调用力，尽量使踝关节背伸，至有明显阻力时，以"巧力寸劲"做一次增大幅度的背伸扳动。

(2) 踝关节跖屈扳法：受术者取仰卧位，两下肢伸直，术者置方凳坐于其足端，以一手托足跟部，另一手握住跖趾部，两手协调用力，尽量使踝关节跖屈，至有明显阻力时，以"巧力寸劲"做一次增大幅度的跖屈扳动。踝关节扳法还可一手握足跟，另一手握足跗部，进行内翻或外翻扳动。

(二)适用范围

本法具有舒筋通络、整复错位、松解粘连及滑利关节等作用。适用于颈椎病、肩关节周围炎、腰椎间盘突出症、脊柱小关节紊乱、四肢关节伤筋及外伤后关节功能障碍等病症。

(三)注意事项

(1) 要顺应、符合关节的各自生理功能。关节构成的基本要素虽然基本相同，但在结构上有各自的特点，其生理功能有较大差异。所以要把握好各关节的结构特征、活动范围、活动方向及其特点，应顺应、符合各关节的运动规律来实施扳法操作。

(2) 扳法操作时宜分阶段进行。第一步是做关节小范围的活动或摇动，使其放松、松弛，第二步是将关节极度地伸展或屈曲、旋转，使其达到明显的阻力位，略停顿片刻后，再实施第三步扳法。

(3) 扳法在实施扳动时，所施之力须用"巧力寸劲"。所谓"巧力"，指手法的技巧力，是与重力相对而言，要经过长期的习练和临床实践才能获得；所谓"寸劲"，指短促之力，谓所施之力比较快速，且能够充分地控制扳动幅度，作用快，消失也迅速，可做到中病即止。

(4) 发力的时机要准，用力要适当。如发力时机过早，关节还有松弛的运动余地，则未尽其法；如发力时机过迟，关节会在极度伸展或屈曲、旋转的状态下停留时间过长，变得紧张而不宜操作。用力过小则不易奏效，过大易致不良反应或出现损伤事故。

(5) 操作时不可逾越关节运动的生理活动范围。超越关节生理活动范围的扳动，易致肌肉、韧带等软组织损伤，对于脊柱而言，易伤及脊髓、马尾及神经根组织，故颈、胸部扳法操作尤当谨慎。

(6) 不可使用暴力和蛮力。不可强求关节弹响。

(7) 诊断不明确的脊柱外伤及伴有脊髓损伤的症状、体征者禁用扳法。

(8) 老年人有较严重的骨质增生、骨质疏松者慎用或禁用扳法。对于患有骨关节结核、骨肿瘤者禁用扳法。

(9) 时间久、粘连重的肩关节周围炎在实施扳法时不宜一次性分解粘连，以免关节囊撕裂而加重病情。腰椎间盘突出症伴有严重侧隐窝狭窄者，在实施直腿抬高扳法时不可强力操作，以免腰部神经根撕裂。

三、拔伸法

固定关节或肢体的一端，牵拉另一端，应用对抗的力量使关节得到伸展，称为拔伸法。拔伸法为正骨推拿流派的常用手法之一，包括全身各部关节、半关节的拔伸牵引方法。

（一）操作要领

1. 颈椎拔伸法

分为颈椎掌托拔伸法和颈椎肘托拔伸法。

(1) 颈椎掌托拔伸法：受术者取坐位，术者立于其后方，以双手拇指端及螺纹面分别顶抵住其枕骨下方的两风池穴处，两掌分置于两侧下颌部以托挟助力，两前臂置于其两侧肩上部的肩井穴内侧。两手臂部协调用力，即拇指上顶，双掌上托，同时前臂下压，缓慢地向上拔伸 1～2 分钟。

(2) 颈椎肘托拔伸法：受术者取坐位，术者立于其后方，以一手扶于枕后部以固定助力，另一侧上肢的肘弯部套住其下颏部，手掌则扶住对侧面颊以加强固定。两手臂协同用力。向上缓慢地拔伸 1～2 分钟。

颈椎拔伸法亦可在受术者仰卧位情况下操作，术者置方凳坐其头端，一手扶托枕后部，另一手托于下颏部，两手协调施力，水平方向向其头端拔伸。

2. 腰椎拔伸法

受术者取俯卧位，双手抓住床头或助手固定其肩部，术者立于其足端，以双手分别握住其两下肢足踝部，身体宜后倾，逐渐向其足端拔伸。

3. 肩关节拔伸法

分为肩关节对抗拔伸法和肩关节手牵足蹬拔伸法。

(1) 肩关节对抗拔伸法：受术者取坐位，术者立于其侧方，以两手分别握住其腕部和前臂上段，于肩关节外展 45°～60° 逐渐用力牵拉，同时嘱其身体向对侧倾斜或有助手协助固定其身体上半部，以与牵拉之力相对抗，持续拔伸 1～2 分钟。

(2) 肩关节手牵足蹬拔伸法：受术者取仰卧位，术者置方凳坐于其身侧，以近其身侧下肢的足跟部置于其腋窝下，双手分别握住其腕部和前臂部，将其上肢外展 20° 左右，身体后倾，手、足及身体协调施力，使肩关节在外展 20° 得到持续的对抗牵引，持续一定时间后，再内收、内旋其肩关节。

4. 肘关节拔伸法

受术者取坐位，术者立于其侧方，将其上肢置于外展位，助手两手握住其上臂上段以固定，术者一手握其腕部，另一手握其上臂上段进行拔伸。

5. 腕关节拔伸法

受术者取坐位，术者立于其侧方，以一手握住其前臂中段，另一手握其手掌部，两手对抗施力进行拔伸。

6. 髋关节拔伸法

受术者取仰卧位，术者立于其侧方，助手以双手按于其两侧髂前上棘以固定。使其一侧下肢屈髋屈膝，术者以一手扶于其膝部，另一侧上肢屈肘以前臂部托住其腘窝部，胸胁部抵住其小腿。两手臂及身体协调施力，将其髋关节向上拔伸。

7. 膝关节拔伸法

受术者取仰卧位，术者立于其足端，助手以双手合握住其一侧下肢股部中段以固定，术者以两手分别握住其足踝部和小腿下段，身体后倾，向其足端方向拔伸。

8. 踝关节拔伸法

受术者取仰卧位，术者立于其足端，用一手握其小腿下段，另一手握住其跖趾部，两手对抗用力，持续拔伸踝关节。

（二）适用范围

本法具有理筋整复、分解粘连、滑利关节、降低关节内压力、促使关节功能恢复等作用。适用于关节滑膜嵌顿、椎间盘突出症、关节外伤后期功能障碍、关节粘连、脱位、骨折等疾病。

（三）注意事项

(1) 在拔伸的开始阶段，用力要由小到大，逐渐加力。当拔伸到一定程度后，则需要一个稳定的持续牵引力。

(2) 动作宜稳、用力宜匀，要掌握好拔伸的方向和角度。

(3) 不宜暴力进行拔伸，以免造成牵拉损伤。

第五节　复合类手法

复合类手法是指由两种或两种以上手法有机地融合到一起而成的一种新手法，其手法结构成分较单一手法复杂。操作时，有的手法两种手法成分均等，有的是以一种手法为主，而另一种手法成分为辅。由于复合类手法构成成分的复杂性，在实际操作时有一定的难度，必须反复进行练习，才能熟练掌握。常用的复合类手法有按揉法、点揉法、搓揉法、揉捏法、推摩法、扫散法等。

一、按揉法

按揉法是由按法与揉法互相结合而成的手法，包括拇指按揉法和掌按揉法两种。

（一）操作要领

1. 拇指按揉法

拇指按揉法是以单手拇指或双手拇指螺纹面置于一定穴位或部位，余四指放于其对侧或相应位置上助力，进行节律性按压揉动。多数情况下应悬腕60°左右进行操作，以便于拇指和前臂发力，同时腕关节容易做小的旋转动作，其余四指易于助力。

2. 掌按揉法

掌按揉法是以单掌或双掌并列或重叠置于一定部位，进行节律性按压揉动。单掌按揉法主要发力部位为前臂和上臂，应以肘关节和肩关节为支点，操作时用力不可过大，以免手法产生僵硬。双掌按揉法宜巧借上半身体重，以肩关节为支点，将身体上半部重量节律性地前倾后移，但前倾后移幅度不可过大，手掌部不可离开施术部位。

3. 按揉法

在操作时应按、揉两种成分并重，将按法和揉法有机结合，做到按中有揉，揉中有按，刚柔相济，缠绵不断。

（二）适用范围

本法适用于头面、颈项、肩背、腰臀肌、胸腹部疾病，如头痛、胃脘痛、颈椎病、落枕、肩周炎、腰肌劳损、腰三横突综合征、腰椎间盘突出症等。

（三）注意事项

(1) 按揉法属于刚柔互济手法，操作时既不可偏重于按，又不可偏重于揉，应使按揉动作融为一体。

(2) 注意按揉法的节奏性，既不可过快，又不可过慢。

(3) 按揉时，部位要吸定，不可滑动或摩擦，移动要缓慢。

二、点揉法

点揉法是由点法和揉法互相结合而成的手法，包括拇指点揉法、中指点揉法、指节点揉法、肘尖点揉法等。

（一）操作要领

1. 拇指点揉法

拇指点揉法用拇指端着力于治疗穴位，腕关节伸直或屈60°～90°，拇指伸直，其余四指握拳，拇指内侧紧贴于示指桡侧并用力捏紧，前臂、拇指主动发力，进行节律性的揉动。

2. 中指点揉法

中指点揉法是用中指端着力于治疗穴位，腕关节伸直或屈 60°～90°，中指伸直，拇指、示指、无名指三指分别用力紧抵在其远侧指间关节四周，前臂、中指主动发力，进行节律性的揉动。

3. 指节点揉法

指节点揉法是分别用拇指指节、中指指节、示指指节着力于治疗穴位，其余手指握拳，夹紧操作手指指节，前臂主动用力，进行节律性的揉动。

4. 肘尖点揉法

肘尖点揉法是用肘尖部着力，肘关节屈曲至功能位，进行节律性的揉动。

5. 点揉法

在操作时应以点法成分为主，揉法成分为辅，属重刺激量手法，点揉操作时间不宜过长。

（二）适用范围

本法适用于腰骶、臀、腿部等肌肉较丰厚处，用于治疗久痹、陈旧伤、顽痛、肢体萎缩、麻木痛胀及劳损病症。

（三）注意事项

(1) 操作时间不宜过长，并应注意患者的反应，操作 1～3 分钟即可。

(2) 按点的力量较大，但揉动的范围较小，使其作用力重实宛转而集中。

三、搓揉法

搓揉法是由搓法和揉法互相结合而成的手法。

（一）操作要领

(1) 双手相对夹持住操作肢体，在来回搓动肢体的同时带动受术部位的皮下组织进行揉动。

(2) 操作时双手的夹持力要较搓法的用力大，以使受术部位产生摩擦。

(3) 搓揉时，双手用力要求均匀对称，幅度由大到小，频率由快到慢，移动速度应缓慢。

(4) 既可直接在皮肤上操作，也可隔薄层内衣操作。

（二）适用范围

本法适用于四肢、胸胁和腰部。常用于治疗上下肢肌肉痉挛、僵硬、酸痛、麻木、发凉及风寒湿痹、胸胁闷痛、脾胃不和、食积腹胀、腰肌劳损、肾虚腰痛等病症。

（三）注意事项

(1) 搓揉的速度较快、移动较慢。

(2) 搓揉时要带动皮下组织。

(3) 直接在皮肤上操作时，应以皮肤潮红、微热为度，以免使皮肤受到损伤。

四、揉捏法

揉捏法是由揉法和捏法互相结合而成的手法，可单手操作，也可双手操作。

（一）操作要领

(1) 单手手掌合拢，以拇指与其余四指指腹或螺纹面对捏于操作部位，指、掌与前臂主动运动，带动腕关节做小幅度旋转运动，使拇指与其余四指对合用力，捏中带揉、揉中有捏，进行节律性的揉捏。

(2) 操作中，拇指以揉为主，其余四指以捏为主。揉时其余四指配合，捏时拇指配合。

（二）适用范围

本法适用于四肢部、颈项部、肩背部及胸部。常用于治疗颈椎病、落枕、运动性疲劳及胸闷、胸痛等病症。

（三）注意事项

(1) 以拇指和其余四指的指腹或螺纹面为着力面，不可用指端着力。

(2) 操作时，腕关节有小幅度的、轻度的旋转运动，如此拇指和其余四指才会产生协调的揉捏复合动作。

五、推摩法

推摩法是由一指禅的偏峰推法和指摩法相结合而成的手法，即在拇指做一指禅偏峰推法的同时其余四指做指摩法。此法操作难度较大。

（一）操作要领

(1) 拇指桡侧偏峰着力于体表穴位或经络上，其余四指并拢，四指指腹着力于相应部位，腕关节放松，屈曲25°左右。前臂主动用力，腕关节做旋转运动并同时左右摆动，以带动拇指做一指禅偏峰推法，并使其余四指螺纹面在施术部位上同时做环形的摩动。

(2) 拇指以偏峰着力，其余四指要贴于施术部位皮肤摩动，不可悬空。

(3) 腕部的活动既有旋转又有摆动，如操作不当，只能形成擦动，只有旋转到一定程度才可形成四指的摩动。

(4) 推摩的速度不宜过快，用力不宜过大，以自然压力为主。

（二）适用范围

本法适用于胸胁部、胁肋部和项背部。常用于治疗咳嗽、脘腹胀满、消化不良、月经不调等病症。

（三）注意事项

推摩法操作较难，要注意动作的连贯性、协调性，应加强练习使之熟练。

六、扫散法

扫散法是以拇指偏峰及其余四指指端在颞、枕部进行轻快的推动和擦动,它实际上是一种拇指的推法和其余四指的擦法相结合的复合手法。

(一) 操作要领

(1) 一手扶住头部固定,另一手用拇指桡侧面及其余四指的指端置于头部颞、枕部。以肘关节为支点,前臂做主动屈伸,带动腕关节摆动,做快速的单向推擦。

(2) 拇指操作范围由额角到耳上,其余四指在耳后至乳突范围内运动。

(3) 操作时以肘部为支点,腕关节要保持一定的紧张度,即所谓的挺劲,有利于力的传导。

(4) 拇指偏峰与其余四指指端要紧贴皮肤,但不可施加压力。

(5) 头部左右两侧交替进行,每侧扫散 50 次。动作宜平稳,轻度刺激。

(二) 适用范围

本法适用于颞、枕部。常用于辅助治疗高血压、偏头痛、神经衰弱、外感等病症。

(三) 注意事项

(1) 手法刺激宜轻,形似扫尘。

(2) 操作时头部应固定好,以免操作时头部前后晃动,使患者产生头晕等不适。

(3) 对于头发较长者,应将手插入发间操作,以免牵拉头发作痛。

第六节　挤压类手法

以手指、手掌或肢体其他部位按压或对称性挤压受术者体表一定的穴位和部位,使之产生压迫或挤压感觉的一类手法,称为挤压类手法。包括按法、点法、拿法、捏法、捻法、拨法、理法、插法、抓法和踩蹻法等。

一、按法

以手指、手掌或肘部着力于一定穴位或部位,逐渐用力,按而留之的一种手法,称按法。有掌按法、指按法和肘按法 3 种。

(一) 操作方法

1. 掌按法

施术者沉肩、垂肘,肘关节微屈,腕关节背伸,手指伸直,以手掌为着力部,用单掌、双掌或双掌重叠按压受术者体表。

2. 指按法

施术者沉肩，垂肘，肘关节微屈或屈曲，腕关节掌屈，拇指或中指伸直，余四指屈曲，以手指螺纹面为着力部，由轻而重，持续按压受术者体表的一定部位或穴位。

3. 肘按法

施术者肘关节屈曲，以肘尖突起部位着力于受术者体表的一定部位或穴位，垂直持续按压。

（二）注意事项

(1) 操作时，施术者分别以各个着力部位为支撑，先轻渐重，缓缓向下用力。使受术者产生得气感，按而留之后，再由重而轻至起始位置，反复操作数次。

(2) 操作时着力部位紧贴体表，不可移动。

(3) 前臂静止发力，用力沉稳着实，不可用暴力猛然按压。

(4) 按压的方向与治疗部位垂直。

(5) 操作中应根据具体情况决定施力大小和操作时间。

（三）适用部位和特点

本法是临床最常用的手法之一，其刺激力较强，适用于全身各部位。指按法施术面积小，适用于全身各部经络穴位；掌按法适用于面积大而又较为平坦的部位，常用于腰背和腹部；肘按法刺激力最强，适用于腰骶和下肢后侧。按法在临床上常与揉法结合应用，组成按揉的复合手法。

（四）功效主治

放松肌肉，开通闭塞，活血止痛，理筋整复。多用于胃脘痛、头痛、肢体酸痛麻木等病症。

二、点法

以拇指指端或指骨间关节突起部着力于一定的部位或穴位上，按而压之，戳而点之，谓之点法。根据操作部位不同，又分为拇指点法和屈指点法两种。

（一）操作方法

(1) 拇指点法施术者手握空拳，拇指伸直，用拇指端着力，按压受术者体表的一定部位或穴位。

(2) 屈指点法施术者肩、肘关节放松，用拇指指骨间关节背侧突起部位或屈示指近侧指骨间关节背侧突起部按压体表一定部位或穴位。

（二）注意事项

(1) 操作时，分别以各个着力部位为支撑，先轻渐重，由浅而深缓缓地向下用力，使受术者产生得气感，维持一定时间后，再由重而轻至起始位置。

(2) 点压方向宜与治疗部位相垂直，着力要固定，不得滑移。

(3) 用力由轻逐渐加重，稳而持续，切忌暴力戳按。

(4) 本法刺激力较强，不宜长时间使用，要根据受术者体质、病情和耐受性酌情选用，并随时观察受术者反应，以免发生意外。

（三）适用部位和特点

适用于全身各部位。因其作用面积小，刺激较强，常用于腧穴和肌肉较薄的骨缝处。临床本法常与揉法、击法等结合，组成点揉、点击等复合手法应用。

（四）功效主治

开通闭塞，活血止痛，调整脏腑功能。多用于脘腹挛痛、腰腿痛等痛证。

三、拿法

用拇指与其他四指指面对称用力，相对挤压受术者一定的穴位或部位，并提起揉捏的方法，称为拿法。

（一）操作方法

施术者肩、肘、腕关节放松，以单手或双手的拇指与其他手指相配合，相对挤压治疗部位的肌肤或肢体，进行轻重交替、连续不断有节律性的捏提揉动。

（二）注意事项

(1) 操作时，以拇指与其余手指的手指螺纹面着力，忌用指端。

(2) 动作连绵不断，缓和而有连贯性。

(3) 拿取部位或穴位宜准确，用力由轻而重再由重而轻。

(4) 用力的大小根据辨证施治的原则，因人、因病而定，并随时观察受术者对手法的反应，以防意外。

（三）适用部位和特点

常用于颈项、肩部和四肢等部位。本法刺激量较强，临床应用中常作为治疗的重点手法。拿法多与揉法结合使用，组成拿揉的复合手法。

（四）功效主治

祛风散寒，开窍止痛，舒筋通络。多用于颈项强痛、风寒湿痹、肌肉酸痛、伤风感冒等病症。

四、捏法

用拇指与其余四指对称性用力，相对挤压一定部位的方法，称为捏法。有三指捏和五指捏两种。

（一）操作方法

施术者肩、肘关节放松，腕关节略背伸。

1. 三指捏法

施术者用拇指与示指、中指两指相对用力挤压受术者的治疗部位。

2. 五指捏法

施术者用拇指与其余四指相对用力挤压受术者的治疗部位。

捏法不同于拿法，拿法提起揉捏治疗部位，捏法单纯以对掌挤压为主。

（二）注意事项

(1) 施力时以拇指与其余手指指面着力，力量对称。

(2) 用力均匀柔和，连续不断，不可生硬死板。

(3) 操作时，移动要缓慢，循序而下，均匀而有节律，不可断断续续，更不能跳跃、停顿或斜行。

（三）适用部位和特点

本法是较为柔和的一种手法，主要用于颈、肩、四肢部和腰胁部。捏法常与拿法同时使用，组成拿捏的复合手法。

（四）功效主治

疏通经络，行气活血。常用于头部、颈项部、四肢和背脊等肌肉病症，有缓解痉挛、增强肌肉活力、恢复肢体疲劳的作用。

五、捻法

用拇指、示指螺纹面相对挤压治疗部位，对称用力状如捻线样快速捻搓的方法，称捻法。

（一）操作方法

施术者肩关节放松，肘关节屈曲，腕关节微背伸，以拇指、示指的螺纹面相对挤压受术者治疗部位，对称地搓揉捻动，上下往返用力来回快速搓揉，同时边捻转边向远端移动。

（二）注意事项

(1) 捻法操作时，宜固定治疗部位的近端，多配合牵拉力向远端捻动。

(2) 操作时动作灵活快速而有节律，用力均匀和缓，不可呆滞。

（三）适用部位和特点

本法多用于指、趾部的小关节和浅表肌肤，其特点为轻柔和缓、操作灵活。

（四）功效主治

理筋通络，滑利关节，促进末梢血液循环。临床常配合其他手法治疗指（趾）骨间关节的疼痛、肿胀、麻木或屈伸不利等症。

六、拨法

用指端、掌根或肘尖着力，深按于治疗部位，进行单向或往返的推动，称为拨法，亦称拨络法或弹拨法等。

（一）操作方法

施术者用拇指端着力，其他四指附着于治疗部位，先将着力的指端深按于受术者治疗部位的肌筋缝隙间或肌筋的起止点，待有酸胀感时，再做与肌纤维或肌腱、韧带垂直方向的单向或来回拨动。如单手指力不足，可以双拇指重叠操作，亦可用示指、中指二指或掌根、肘尖等部位操作。

（二）注意事项

(1) 操作时，手法深沉有力，带动深层组织一起移动。

(2) 先轻后重，弹而拨之，似弹拨琴弦状。

(3) 临床应注意掌握"以痛为腧，不痛用力"的原则，以受术者耐受为度。

（三）适用部位和特点

拨法刺激量大，适用于全身肌筋丰厚处。

（四）功效主治

舒展肌筋，松弛痉挛，行气活血，消炎镇痛。多用于肩周炎、网球肘、腰肌劳损、腰椎间盘突出症、梨状肌损伤综合征和各种外伤后期局部组织粘连等病症。

七、理法

用单手或双手相对挤压肢体，并进行有节律的一松一紧、自上而下的快速移动，称为理法。

（一）操作方法

施术者用拇指与其余四指或四指与掌根部相对挤压受术者肢体近端，指掌部主动施力，做一松一紧有节律性的握捏，并循序由肢体的近端移向远端。可单手操作，或双手交替操作。

（二）注意事项

(1) 操作时指掌部要均衡施力，体现出"握"和"捏"两种力量。

(2) 握捏要有节律性，频率稍快，动作自然流畅，使受术者有轻松舒适的感觉。

(3) 手法操作灵活，不可缓慢呆滞。

（三）适用部位和特点

适用于四肢部。理法为推拿治疗的辅助手法，轻快和缓，常作为结束手法使用。

（四）功效主治

调和气血，舒筋通络。多用于缓解其他手法的过重刺激，并可缓解软组织的紧张、痉挛。

八、插法

以手指插入背部肩胛骨内侧的方法，称为插法。

（一）操作方法

受术者坐位，肩、肘关节放松。施术者一手扶按固定受术者肩部，另一手以示指、中指、环指、小指四指伸直并拢，用指端由肩胛骨内下缘向斜上方插入，稍用力插入 1～2 寸，持续 1 分钟左右，随后缓缓收回。

（二）注意事项

(1) 双手配合施力，便于插入达及一定深度。

(2) 施术者要将指甲修齐磨平，以防戳破皮肤。

(3) 一般用左手插入右侧肩胛骨与脊柱间，右手插入左侧。

（三）适用部位和特点

本法适用于肩胛胸壁间隙。施术时，受术者腹部当有上提之感，否则可延长插入时间，并与托法配合应用。

（四）功效主治

升阳举陷，疏理中焦。多用于治疗胃下垂，也可用于治疗脾胃气血亏虚引起的脘腹坠胀、四肢乏力、体质瘦弱等症。

九、抓法

拇指与其他四指对掌用力，抓捏治疗部位肌肤，向上扯动后使局部皮肤自指间自然滑脱而出的一种手法，称为抓法。

（一）操作方法

施术者用拇指与其他四指着力，相对用力抓捏住受术者治疗部位的肌肤，向上扯动，稍停片刻，使局部肌肤借助自身弹力自指间自然滑脱而出，如此一抓一放，反复操作。

（二）注意事项

(1) 动作要灵活，应快速扯动肌肤，不可扭拧旋转。

(2) 治疗时以局部出现热感或紫红色瘀点为度。

(3) 局部操作时可配合使用推拿润滑介质。

（三）适用部位和特点

本法由捏法演化而来，常用于前额、颈项、肩背部。

（四）功效主治

祛风散寒，疏经通络，引邪外出。常与其他手法配合用于治疗头痛、咽喉肿痛、颈项强痛、肩背酸痛等病症。

十、踩跷法

用单足或双足着力，借助自身的重力踩踏受术者一定部位的方法，称踩跷法。

（一）操作方法

受术者俯卧位，在胸部和大腿部各垫 2～3 个枕头，使腰部腾空。施术者双手扶在预先设置好的横木上，以控制自身体重和踩踏时的力量，同时用脚踩踏受术者腰背或四肢部，并做适当的揉压、点颤、推搓、弹跳等动作。

（二）注意事项

(1) 临证时先要详查病情、明确诊断，从而判断是否为踩跷法适应证，做到心中有数、治疗有方。

(2) 操作力度要适中，根据受术者的体质，逐渐加重踩踏力量和幅度，以受术者耐受为度，忌用蛮力。

(3) 嘱受术者随着施术者弹跳的起落，配合呼吸。即弹跳起时吸气，踩踏时呼气，切忌屏气。

(4) 踩踏速度要有节奏。

(5) 本法刺激量较大，应用时必须谨慎。对体质过于虚弱、脊椎骨质有严重病变者不可使用本法。

（三）适用部位和特点

适用于肩背、腰骶和四肢等部。本法刺激量较大，多用于体格强壮者。

（四）功效主治

疏经通络，行气活血，理筋整复，矫正脊柱畸形。本法适用于慢性疾病和功能性疾病的治疗，对某些疾病的急性期也有良好的疗效，临床常用于腰椎间盘突出症、腰背筋膜劳损等症的治疗。

第七节　小儿推拿常用手法

一、单式手法

（一）推法

以拇指或示指、中指二指的指面着力于受术部位，做单方向的直线或旋转推动，称推法。推法可分为直推法、旋推法、分推法和合推法。该法在小儿推拿临床应用广泛，其中直推法为三字经流派常用手法，旋推法为旋推流派常用手法，故而该手法被认为是小儿推拿首要手法。

1. 操作方法

(1) 直推法：根据施术部位的不同，分为拇指直推法、示中 (剑指) 直推法。

拇指直推法：手指伸直，虎口张开，拇指桡侧缘或罗纹面置于穴位起始点，其余四指指尖置于穴位终点，拇指稍向下垂直用力，通过拇指内收和外展的主动运动，做单方向推动，频率为 200 ～ 240 次 / 分。

示中指直推法：示中二指伸直，以螺纹面着力，通过肘关节屈伸运动，带动手指做单方向的推动，频率为 200 ～ 240 次 / 分。

(2) 旋推法：拇指螺纹面着力于特定穴位或部位，做顺时针方向的环旋移动。

(3) 分推法：以双手拇指的螺纹面或桡侧缘为着力点，自穴位中央向两侧分向推动。

(4) 合推法：与分推法操作方向相反，从穴位两端向中央分向推动。

2. 动作要领

(1) 拇指直推法：操作时，肩、肘、腕关节放松，主要依靠拇指做内收和外展的主动运动；示中指直推法操作时腕及指间关节伸直，肘关节自然屈曲，通过肘关节的屈伸，带动前臂快速摆动，使手指指面做单方向的推动。直推法动作轻快连续，向下力量较轻，方向为直线性、单方向运动。

(2) 旋推法：操作时，力量较轻，由于推法从摩法转变而来，故旋推法与指摩法极为相似，但旋推法比摩法及运法力量重，练习中应仔细体会，操作时需准确掌握运用。

(3) 分推法及合推法：操作时，肘关节和拇指掌指关节协同用力，双手用力需均匀、保持协调一致，分推法操作方向可以为直线或弧线。

(二) 揉法

以手指螺纹面、掌根或大鱼际吸定于治疗部位，做轻柔和缓的环旋运动，称为揉法。根据施术部位的不同，分为指揉法、鱼际揉法、掌根揉法 3 种。揉法也是从摩法转变而来的。

1. 操作方法

(1) 指揉法：又可分为拇指揉法、中指揉法、二指揉法和三指揉法。拇指揉法操作时拇指外展，虎口张开，以拇指指面或指端着力，其余四指在一侧助力，指端发力，做环旋揉动；中指揉法操作时将中指伸直，示指指面搭在中指第二指间关节的背面，其余手指握成空拳，以中指的指端或指面向下用力，做环旋揉动；将示中二指伸直，分别以指面或指端着力进行揉动，为二指揉法；以示、中、无名指伸直，用三指的指面或指端进行操作为三指揉法。

(2) 鱼际揉法：以手掌大鱼际着力于受术部位，通过前臂主动摆动，带动腕关节、第一腕掌关节做环转运动，并带动该处皮下组织一起运动，称为鱼际揉法。

(3) 掌根揉法：以掌根部位着力于受术部位，通过前臂主动摆动，带动腕关节做环转运动，并带动该处皮下组织一起运动，称为掌根揉法。

2.动作要领

(1) 指揉法：操作时腕关节放松，肘关节屈曲 145° 左右，肩关节及上臂放松。

(2) 鱼际揉法：操作时，肘关节屈曲 120°，腕关节放松并偏向于尺侧，肩关节及上臂放松。

(3) 掌根揉法：操作时腕关节略背伸，手指自然屈曲，肩关节及上臂放松。

(4) 揉法：操作时用力轻柔，动作灵活，手法操作不离其处，不能与体表摩擦，向下按压力量不能过大，频率均为 120 ～ 160 次 / 分。

（三）按法

按法是以手指或掌面着力，并用力向下按压的方法。根据操作部位的不同，可以分为指按法和掌按法，在小儿推拿临床中，指按法应用较多。

1.操作方法

(1) 指按法

拇指按法：拇指伸直，其他四指握空拳，拇指指面紧贴于示指桡侧，以拇指指端或指面着力，逐渐用力向下按压，力量由轻到重，必要时可以将另一手拇指指面叠加其上以助力。

中指按法：中指伸直，示指指面搭于中指第二掌指关节处，以中指指端或指面着力，逐渐用力向下按压，力量由轻到重。

(2) 掌按法：双手操作较多，手指伸直，腕关节背伸，将掌面部着力，逐渐向下按压，一般右手在下，左手在上。

2.动作要领

(1) 指按法：拇指按法操作时拇指保持伸直，将前臂力量集中于指尖，用力方向与皮肤垂直；中指按法操作时中指伸直，肘关节屈曲 90°，悬腕，前臂发力，用力方向与皮肤方向垂直，拇指按法与中指按法均需使力量沿体表向深部用力。

(2) 掌按法：操作时上肢保持伸直，腕关节背伸至 90°，身体略前倾，以躯干及肩部发力，力量垂直向下，沿伸直的上肢传达至受术部位深处。

（四）运法

运法是指以拇指或中指指面在一定穴位上，做由此及彼的弧形或环形移动，临床以拇指运法较为常用。

1.操作方法

拇指做运法时，以拇指指面为着力点，其余四指可夹持受术部位，拇指端主动发力，以掌指关节为轴，带动拇指指面在体表穴位上做旋转摩擦移动；以中指指面做运法时，将中指指面为着力点，其余四指放松，以另一手握持受术部位，中指指端发力，以掌指关节为轴，带动拇指指面在体表穴位上做旋转摩擦移动。

2.动作要领

(1)运法操作时指面一定要紧贴受术部位。

(2)运法操作用力宜轻不宜重，宜缓不宜急，仅在体表旋转摩擦，不带动皮下组织，频率一般每分钟80～100次为宜。

（五）掐法

掐法是指用拇指面或指甲垂直重切穴位的方法，为孙氏小儿推拿所常用手法。

1.操作方法

拇指伸直，其余四指握空拳，拇指指端垂直向下用力，可持续用力也可节律性用力。

2.动作要领

掐法是强刺激手法之一。掐法操作时要逐渐用力，以穴位处产生酸胀感为宜，注意不要掐破皮肤，以患儿能够接受为度。

（六）摩法

以手掌面或示、中、无名指指面附着于一定部位或穴位上，以腕关节连同前臂做顺时针或逆时针方向环形移动摩擦，称摩法，可分为指摩法和掌摩法。临床以掌摩法较为常用。

1.操作方法

(1)指摩法示、中、无名、小指伸直并拢，以指面着力，掌指关节微屈，前臂发力，带动腕关节做环形移动。

(2)掌摩法手指伸直，腕关节略背伸，以掌面着力，腕关节放松，通过前臂发力带动腕关节做环形移动。

2.动作要领

(1)肩部放松，肘关节微曲，腕关节放松。

(2)用力较轻，仅在皮肤表面摩擦而不带动皮下组织。

(3)操作用力柔和，压力适当，速度平稳协调，一般以100～140次/分钟为宜。

（七）捏法

以双手的拇指与示、中指指面或拇指与示指的桡侧缘相对用力，捏拿局部皮肤并一紧一松逐渐移动者，称为捏法，小儿推拿主要用于脊柱穴，故又称捏脊法。

1.操作方法

(1)拇指前位捏脊法：示指微屈，以桡侧缘顶住皮肤，拇指前按，两指同时用力提拿皮肤，双手交替一紧一松捻动向前，自龟尾移动至大椎，一般操作5～10遍。

(2)拇指后位捏脊法：用拇指指面顶住皮肤，示、中指前按，三指同时用力提拿皮肤，双手交替一紧一松捻动向前，自龟尾移动至大椎，一般操作5～10遍。

2.动作要领

(1)肩、肘放松，以手指指端发力。

(2) 操作时提拿皮肤适中，用力适当，移动连贯，且不可带有拧转。

(3) 捻动须按直线进行，不可发生歪斜。

（八）拿法

以单手或双手的拇指与示、中指相对用力捏拿某一部位或穴位，逐渐用力内收，并持续一紧一松的揉捏动作，称为拿法。有"捏而提之谓之拿"的说法。

1. 操作方法

手指伸直，以拇指与示、中指指面相对着力，夹持住受术部位的肌筋，用力内收、捏拿，然后缓慢恢复放松，做持续的一紧一松的、轻重交替的捏提动作。

2. 动作要领

(1) 肩臂放松，蓄力于腕及掌，以指面着力。

(2) 用力由轻而重，再由重至轻，力量柔和，动作连贯。

（九）捣法

以屈曲的示指或中指的指间关节，或五指指尖做有节奏的叩击穴位的方法，称捣法。

1. 操作方法

前臂主动运动，通过腕关节的屈伸，带动示指或中指的指间关节，或五指指尖有节律地叩击相应穴位。

2. 动作要领

(1) 前臂发力，腕关节放松。

(2) 向下的捣击点位置准确，力量有弹性。

二、复式操作法

（一）水底捞明月

1. 操作部位

手指掌面至手心处。

2. 操作方法

受术者坐位，术者位于其身前，以左手握持受术者左手四指，将掌面向上，再以右手示、中二指固定受术者的拇指，然后用运法自小指尖沿小鱼际尺侧缘运至小天心处，再转入内劳宫为一遍。一般操作 30 ～ 60 次。

3. 临床作用

本法寒凉，可清心泻火、退热除烦。用于治疗一切高热神昏、热入营血、烦躁不安，便秘等病症。注意凡虚热证、寒证勿用。

（二）黄蜂入洞

1. 操作部位

两鼻孔。

2. 操作方法

受术者坐位，术者以左手扶住其头枕部，使患儿头部相对固定，右手示、中指的指端紧贴受术者两鼻孔下缘处，轻入鼻孔，用示、中二指揉法，带动着力部分做反复揉动50～100次。

3. 临床应用

发汗解表，宣肺通窍。用于治疗外感风寒，发热无汗，急慢性鼻炎，鼻塞流清涕，呼吸不畅等病症。

（三）苍龙摆尾

1. 操作部位

手及肘部。

2. 操作方法

受术者坐位。术者坐其身前，以左手托住受术者的肘穴处，右手握住受术者示指、中指、无名指、小指四指，稍向上牵拉并左右摇动如摆尾之状，一般操作30～60次。

3. 临床应用

退热通便，开胸顺气。用于治疗胸闷发热、躁动不安、大便秘结等病症。

（四）二龙戏珠

1. 操作部位

前臂之正面。

2. 操作方法

受术者坐位，术者以左手持受术者之手，使其掌心向上，前臂伸直，术者右手示、中二指指面自受术者总筋穴处，交替向前点按，直至曲池为一遍，往返30～50遍。

3. 临床应用

有调和气血、清热镇惊之功。用于治疗寒热不和、四肢抽搐、惊厥等病症。

（五）凤凰展翅

1. 操作部位

手背部。

2. 操作方法

受术者坐位或仰卧位，术者坐其身前，用两手示、中指夹持其腕部以固定，两手拇指分别掐按受术者精宁、威灵二穴，并上下摇动如凤凰展翅状，一般操作30～60次。

3. 临床应用

有祛寒解表、宣肺平喘、行痰散结之功。用于治疗寒证、寒喘、胃寒呃逆、呕吐腹泻及暴亡等病症。

（六）运水入土

1. 操作部位

手掌面。

2. 操作方法

受术者坐位，术者坐其身前，用左手夹持住其示指、中指、无名指、小指四指以固定，使掌面向上，用右手拇指指面着力，自受术者小指根推起，沿手掌边缘，经掌横纹、小天心，推运至拇指根止，呈单方向反复推运 100 ～ 300 次。

3. 临床应用

健脾助运，润燥通便。治疗脾虚腹泻、便秘、腹胀、厌食、疳积等证，也可用于久病、虚证。

（七）运土入水

1. 操作部位

手掌面。

2. 操作方法

受术者坐位，术者坐其身前，用左手夹持住其示指、中指、无名指、小指四指，使掌面向上，术者用右手拇指指面着力，自受术者拇指根推起，沿手掌边缘，经小天心、掌小横纹，推运至小指根止，呈单方向反复推运 100 ～ 300 次。

3. 临床应用

清脾胃湿热，利尿止泻。治疗小便赤涩、大便闭结、小腹胀满、泄泻、痢疾等病症，可用于新病、实证。本法是小儿推拿疗法中的一种操作方法，《按摩经》《幼科推拿秘书》《保赤推拿法》等列入复式操作法中。根据文献记载，本法有 3 种操作方法：一是从拇指根至小指根，二是从拇指脾土穴推至坎宫（小天心穴处），三是从大拇指尖脾土穴推至小指尖肾水穴止。临床以第一种操作方法为常用。

（八）飞经走气

1. 操作部位

自曲池至手指。

2. 操作方法

受术者坐位，术者先用右手握住其左手四指，再用左手四指从曲池起，按之、跳之，至总筋处数次。其后术者再以左手拇、中二指拿住受术者的阴池、阳池二穴不动，然后用右手将受术者左手四指向上向外，一握一屈，连续 20 ～ 50 次。

3. 临床应用

有行一身之气，清肺泻火、理气化痰等作用。主治肺热咳喘、痰多胸闷及失音等病症。

（九）猿猴摘果

1.操作部位

在两耳尖及耳垂部。

2.操作方法

受术者取坐位，术者以两手示、中二指夹住受术者两耳尖向上提 10 ～ 20 次，再捏两耳垂向下拉 10 ～ 20 次，如摘果之状。

3.临床应用

有调和气血、镇惊安神的作用。主治食积、寒疾、寒热往来、惊厥等病症。

（十）按弦搓摩

1.操作部位

从两肋至两肚角。

2.操作方法

受术者坐位，术者坐其身前，若受术者为患儿，则由家长将患儿抱坐怀中，最好将患儿两手交叉置于头部。术者以两手掌面着力，轻贴在患儿两侧胁肋部，呈对称性地搓摩，自两肋至两肚角 50 ～ 500 次。

3.临床应用

具有顺气化痰、除胸闷、开积聚之作用。主治积痰积滞引起的胸闷不畅、咳嗽气急、腹胀、饮食积滞等病症。

（十一）揉脐及龟尾并推七节骨

1.操作部位

在肚脐部及腰骶部。

2.操作方法

受术者仰卧，术者可一手揉脐，同时另一手揉龟尾；也可先揉脐，然后令受术者俯卧位，再揉龟尾，最后推七节骨。注意推动方向：自龟尾推至七节骨为补，反之为泻。一般操作各 10 ～ 20 次。

3.临床应用

有通调脏腑、止泻导滞之作用。主治腹泻、痢疾、便秘等病症。若治赤白痢疾，必先泻后补，首先去大肠热毒，然后方可补之。本法的补泻主要取决于推擦七节骨的方向，推上七节骨为补，能温阳止泻；推下七节骨为泻，能泄热通便。

（十二）打马过天河

1.操作部位

自掌心至洪池穴处。

2. 操作方法

受术者坐位，术者先用右手中指运其内劳宫，然后屈其四指握拳，同时以左手握住，再以示、中二指指面处用击法自总筋，沿天河水弹打至洪池，一般操作 10 ～ 20 次。

3. 临床应用

有清热通络、行气活血的作用。主治高热烦躁、上肢麻木、抽搐、神昏谵语等实热病症，虚热不用本法。

（十三）赤凤点头

1. 操作部位

中指及肘部。

2. 操作方法

术者左手点按受术者斛肘处，并用右手示、中二指捏住受术者中指并上下摇动，如赤凤点头状，一般操作 20 ～ 30 次。

3. 临床应用

本法可理气、定喘、补血、宁心、消胀。主治惊证、心悸、胸满胀痛、哮喘等。

（十四）总收法

1. 操作部位

示指、中指及肩部。

2. 操作方法

受术者坐位，术者以左手中指掐按其肩井穴，以右手拇、示、中三指紧拿受术者之示指与无名指，使受术者的上肢外展并伸直，然后摇之，一般操作 20 ～ 30 次。

3. 临床应用

本法具有通行一身之气血。临床上不论何病，推毕，均以此作为结束手法，故称总收法。

第八章 针灸处方

第一节 针灸治疗原则

针灸治疗原则就是运用针灸治疗疾病必须遵循的基本法则，是确立治疗方法的基础。在应用针灸治疗疾病时，具体的治疗方法多种多样，是用针法，还是用灸法，还是针灸并用；是用补法，还是用泻法，还是补泻兼施？从总体上把握针灸的治疗原则具有化繁就简的重要意义。针灸的治疗原则可概括为治神守气、清热温寒、补虚泻实、整体观念、治病求本和三因制宜。

一、治神守气

治神守气是针灸治病的重要原则，历来受到针灸医家的重视。《素问·宝命全形论》曰："凡刺之真，必先治神……经气已至，慎守勿失。"旨在言明治神守气是针灸施治的基础和前提，在针灸治疗原则中，应居首要地位。

（一）治神

所谓治神，一是在针灸施治前后注重调治患者的精神状态；二是在针灸操作过程中，医者专一其神，意守神气；患者神情安定，意守感传。治神贯穿于针灸治病的全过程。

《灵枢·官能》曰："用针之要，勿忘其神……语徐而安静，手巧而心审谛者，可使行针艾。"《备急千金要方》曰："凡大医治病，必当安神定志。"提示我们在施行针灸治疗之前，医者必须把针灸疗法的有关事宜告诉患者，使之对针灸治病有所了解和正确的认识，以便镇定情绪，消除紧张心理，这对于初诊和精神紧张的患者尤为重要。《素问·举痛论》曰："惊则心无所倚，神无所归，虑无所定，故气乱矣。"《灵枢·终始》说："大惊大恐，必定其气乃刺之。"《标幽赋》亦云："凡刺者，使本神朝而后入；既刺也，使本神定而气随。神不朝而勿刺，神已定而可施。"对于个别精神高度紧张、情绪波动不定以及大惊、大恐、大悲之人，应暂时避免针刺，以防神气散亡，造成不良后果；而对于一些患疑难病症、慢性痼疾或以情志精神因素致病者，还应在针灸治疗期间多做深入细致的思想工作，使他们能够充分认识机体状态、精神因素对疾病的影响和作用，鼓励他们树立并坚定战胜疾病的信心，积极配合治疗，加强各方面的功能锻炼，促使疾病的好转和身体康复。正如《圣济经》所云："治病之道，必观其态，必问其情，以察存亡得失之意。其为治也，告之以其败，语之以其善，导之以其所便，开之以其所苦。盖以神受则意诚，意诚则功倍故也。"

（二）守气

针灸疗法所言之气，主要指经气。经气即经络之气，也称"真气"，是经络系统的运动形式及其功能的总称。《灵枢·刺节真邪》曰："用针之类，在于调气。"经气的虚实是脏腑经络功能盛衰的标志。针灸治病，十分注重调节经气的虚实，也就是发挥对脏腑、经络的调节作用。经气在针灸疗法中的体现有得气、气行、气至病所等形式。而得气的快慢，气行的长短，气至病所的效应，常常又与患者的体质，对针刺的敏感度，取穴的准确性，针刺的方向、角度、深度、强度、补泻手法等因素密切相关，在这些众多因素之中，医者的治神守气，患者的意守感传往往对诱发经气、加速气至、促进气行和气至病所起到决定性的作用。《灵枢·九针十二原》曰："粗守形，上守神。"守神也即守气，守气的过程也含有治神的内容，守气必先治神。《医宗金鉴·刺灸心法要诀》曰："凡下针，要患者神气定，息数匀。医者亦如之。"可见，治神绝非只是医者治患者之神，医者自身也有一个治神、正神的问题。《素问·诊要经终论》早有"刺针必肃"之古训，医者在患者面前要庄重、严肃，不可轻浮、失态。对待患者要和蔼、亲切，如待贵人，切忌冷漠粗暴、以貌取人。在针灸施术的整个过程中，注意力必须高度集中，取穴认真、准确，操作细心、谨慎，不可粗心大意，马虎从事，特别是在行针过程中要专心致志，做到"神在秋毫，属意病者"，"必一其神，令志在针"。认真体验针下的感觉，仔细观察患者的神色和表情，耐心询问患者的主观感觉，既察言又观色。如气不至，则可适当运用扪、切、循、按等行气辅助手法，或巧妙配合语言暗示，以诱发经气的出现。一旦针下气至，就要"密意守气"，做到"经气已至，慎守勿失……如临深渊，手如握虎，神无营于众物"。从患者言，针前安定情绪，消除紧张心理，愉快接受针灸治疗，能为守气打下良好的基础。在针灸施治过程中，患者也应平心静气，放松肌肉，全神贯注，意守病所。如能在医者进针、行针过程中配合做呼吸运动，其意守感传的效果会更好。综上所述，治神与守气是充分调动医者、患者两方面积极性的关键措施。医者端正医疗作风，认真操作，潜心尽意，正神守气；患者正确对待疾病，配合治疗，安神定志，意守感传，既体现了医者的良好医德，又贯穿了"心理治疗"于其中，所以能更好地发挥针灸疗法的作用，提高治疗效果。同时，还能有效地防止针灸异常现象和意外事故的发生。治神守气作为针灸疗法的一个重要治疗原则，毋庸置疑。

二、清热温寒

"清热"就是热性病症治疗用"清"法；"温寒"就是寒性病症治疗用"温"法，均属于正治法。《灵枢·经脉》曰："热则疾之，寒则留之"，就是针对热性病症和寒性病症而制定的清热温寒的治疗原则。

（一）热则疾之

热则疾之即热性病症的治疗原则是浅刺疾出或点刺出血，手法宜轻而快，可以不留针或针用泻法，以清泻热毒。例如，风热感冒者，当取大椎、曲池、合谷、外关等穴浅刺疾出，即可达到清热解表的目的。若伴有咽喉肿痛者，可用三棱针在少商穴点刺出血，以加强泻热、消肿、止痛的作用。《灵枢·九针十二原》解释说"刺诸热者，如以手探汤"，形象地表明了针刺手法的轻巧快速。

（二）寒则留之

寒则留之即寒性病症的治疗原则是深刺而久留针，以达温经散寒的目的。因寒性凝滞而主收引，针刺时不易得气，故应留针候气；加艾灸更能助阳散寒，使阳气得复，寒邪乃散。如寒邪在表，留于经络者，艾灸法较为相宜；若寒邪在里，凝滞脏腑，则针刺应深而久留，或配合"烧山火"针刺手法，或加用艾灸，以温针法最为适宜。《灵枢·九针十二原》进一步解释说"刺寒清者，如人不欲行"，也形象地表明了针刺应深而久留。

三、补虚泻实

补虚泻实就是扶助正气祛除病邪。《素问·通评虚实论》曰："邪气盛则实，精气夺则虚。"可见，虚指正气不足，实指邪气有余。《灵枢·经脉》曰："盛则泻之，虚则补之……陷下则灸之，不盛不虚以经取之。"《灵枢·九针十二原》曰："虚则实之，满则泄之，宛陈则除之，邪盛则虚之。"这是针对虚证、实证制定的补虚泻实的治疗原则。

（一）虚则补之、陷下则灸之

"虚则补之"就是虚证采用补法治疗。针刺治疗虚证用补法主要通过针刺手法的补法和穴位的选择和配伍等而实现。对于各种气血虚弱者，诸如精神疲乏、肢软无力、贫血、气短、腹泻、遗尿、乳少以及身体素虚、大病久病后气血亏损、肌肉萎缩、肢体瘫痪失用等，常取关元、气海、命门、膏肓俞、足三里等偏补性能的腧穴和有关脏腑经脉的背俞穴、原穴，针灸并用，施行补法，能够振奋脏腑的机能，促进气血的生化，达到益气养血、强身健体的目的。

"陷下则灸之"，属于虚则补之的范畴，也就是说气虚下陷的治疗原则是以灸治为主。当气虚出现陷下证候时，应用温灸方法可较好地起到温补阳气、升提举陷的目的。如因脏腑经络之气虚弱，中气不足，对气血和内脏失其固摄能力而出现的久泻、久痢、遗尿、崩漏、脱肛、子宫脱垂、内脏下垂等，常灸百会、神阙、气海、关元、中脘、脾俞、胃俞、肾俞、足三里等穴补中益气、升阳举陷，对失血过多、大汗不止、四肢厥冷、阳气暴脱、血压下降、脉微欲绝的虚脱危象，更应重灸上述腧穴，以升阳固脱，回阳救逆。

（二）实则泻之、宛陈则除之

"盛则泻之""满则泄之""邪盛则虚之"都是泻损邪气的意思，可统称为"实则泻之"。"实则泻之"就是指实证采用泻法治疗。针刺治疗实证用泻法主要是通过针刺手法的泻法、穴位的选择和配伍等实现的。如在穴位上施行捻转、提插、开阖等泻法，可以起到祛除人体病邪的作用；应用偏泻性能的腧穴如十宣穴、水沟、丰隆、血海等，也可起到祛邪目的。例如，对高热、中暑、昏迷、惊厥、痉挛以及各种原因引起的剧痛等实证，取大椎、合谷、太冲、委中、水沟、十宣、十二井等穴，针用泻法，或点刺出血，即能达到泻实之目的。

"宛陈则除之"，"宛"同"瘀"，有瘀结、瘀滞之义；"陈"即"陈旧"，引申为时间长久；"宛陈"泛指络脉瘀阻之类的病症；"除"即"清除"，指清除瘀血的刺血疗法等，《素问·针解》曰："宛陈则除之者，出恶血也。"就是对络脉瘀阻不通引起的病症，宜采用三棱针点刺出血，达到活血化瘀的目的。如由于闪挫扭伤、毒虫咬伤、丹毒等引起的肌肤红肿热痛、青紫肿胀，即可以局部络脉或瘀血部位施行三棱针点刺出血法，以活血化瘀、消肿止痛。如病情较重者，可点刺出血后加拔火罐，这样可以排出更多的恶血，促进病愈；又如腱鞘囊肿、小儿疳证的点刺放液治疗也属此类。

（三）不盛不虚以经取之

"不盛不虚以经取之"，并非病症本身无虚实可言，而是脏腑经络的虚实表现不甚明显。主要是由于病变脏腑经脉本身受病，而未传变于其他脏腑、经脉，属本经自病。《灵枢·禁服》曰："不盛不虚，以经取之，名曰经刺。"《难经·六十九难》曰："不虚不实以经取之者，是正经自病也。"在针刺时，多采用平补平泻的针刺手法。

补虚泻实既是针灸治疗的原则，又是针灸治病的重要手段。《灵枢·九针十二原》曰："勿实实，勿虚虚，损不足而益有余，是谓甚病，病益甚。"《类经》也曰："凡用针者，但可泻其多，不可泻其少，当详察气血，而为之补泻也。"这些都明确指出补虚不可误用，不可犯"虚虚实实"之戒，否则就会造成"补泻反则病益笃"的不良后果。

四、整体观念

针灸治病，要善于处理局部与整体的关系。因为身体某一部分出现的局部病症，往往又是整体疾病的一部分，如头痛和目赤肿痛，都与肝火上炎有关；口舌生疮、小便短赤均因心和小肠有火所致；脱肛、子宫脱垂皆由中气不足引起，故《标幽赋》云："观部分而知经络之虚实。"这就是中医学的整体观念，体现在针灸医学领域尤为突出。针灸治病，只有从整体观念出发，辨证施治，才不会出现头痛医头、脚痛医脚的片面倾向。

（一）局部治疗

针灸治病，通过针刺和艾灸对经络、腧穴的刺激，直接作用于局部组织，从而产生局部治疗作用，即以局部腧穴治疗局部病症，如牙痛、面瘫取地仓、颊车；胃痛、腹泻取中脘、天枢；腰酸背痛取身柱、肾俞；手足有病取合谷、太冲等。局部治疗作用是人体所有腧穴共同具有的治疗作用，尤其是头面、躯干腧穴的主要治疗作用，体现了"腧穴所在，主治所在"的治疗特点。局部症状的解除，有助于全身性疾病的治疗。

（二）整体治疗

针灸治病，除了作用于局部组织外，还能给机体以整体性影响。尤其是四肢肘膝关节以下的腧穴，除了能治疗局部和邻近组织病变外，还能治疗头面、躯干、脏腑的病变。

部分腧穴如合谷、太冲、足三里、三阴交、大椎、百会、气海、关元等，还可防治全身性疾病。整体治疗还包括针对某一病症的病因治疗。如对肝阳上亢引起的头痛、眩晕，取太溪、太冲透涌泉以滋水涵木、育阴潜阳，肝阳平降，而头痛自止。外感发热、咳嗽，取合谷、外关、列缺发汗解表、宣肺止咳，肺气得以宣降，表热自解，咳嗽自除。

（三）局部与整体同治

在多数情况下，需要局部与整体同时调治。如脾虚腹泻，局部取大横、天枢理肠止泻，整体取脾俞、足三里健运脾胃；风火牙痛，局部取颊车、下关疏调经络之气，远端取合谷、内庭清降胃肠之火。如此将局部同整体有机地结合起来，既着眼于症状治疗，又注重病因治疗，能够明显提高治疗效果。

五、治病求本

治病求本就是在治疗疾病时要抓住疾病的根本原因，采取针对性的治疗方法。疾病在发生发展的过程中常常有许多临床表现，甚至出现假象，这就需要我们运用中医理论和诊断方法，认真地分析其发病的本质，去伪存真，只有抓住了疾病的本质，才能达到治愈疾病的目的。

"标""本"是一个相对的概念，在中医学中具有丰富的内涵，可用以说明病变过程中各种矛盾的主次关系。如从正邪双方而言，正气为本，邪气为标；从病因与症状而论，病因为本，症状为标；从疾病的先后来看，旧病、原发病为本，新病、继发病为标，等等。治病求本是一个基本的法则，但是，在临床上常常也会遇到疾病的标本缓急等特殊情况，这时我们就要灵活掌握，处理好治标与治本的关系。《素问·标本病传论》曰："病有标本，刺有逆从，知标本者，万举万当。不知标本，是谓妄行。"说明如能灵活运用标本理论指导针灸临床，就不会贻误病情。

（一）急则治标

急则治标就是当标病处于紧急的情况下，首先要治疗标病，这是在特殊情况下采取的一种权宜之法，目的在于抢救生命或缓解患者的急迫症状，为治疗本病创造有利的条件。例如，不论任何原因引起的高热抽搐，应当首先针刺大椎、水沟、合谷、太冲等穴，以泻热、开窍、息风止痉；任何原因引起的昏迷，都应先针刺水沟，醒脑开窍；当中风患者出现小便潴留时，应先针刺中极、水道、秩边，急利小便；若伴有大便秘结时，先针刺丰隆、左水道、左归来，急通大便，然后再根据疾病的发生原因从本论治。中医临证，十分强调结合大小便的通与不通判定标本缓急。《灵枢·病本》曰："大小便不利治其标，大小便利治其本。"张介宾说："二便不通，乃危急之候，虽为标病，必先治之。此所谓急则治其标也。"

（二）缓则治本

在大多数情况下，治疗疾病都要坚持"治病求本"的原则，尤其对于慢性病和急性病的恢复期有重要的指导意义。正如《素问·阴阳应象大论》所云："治病必求于本。"
正虚者固其本，邪盛者祛其邪；治其病因，症状可除；治其先病，后病可解，这就是"伏
其所主，先其所因"的深刻含义。例如，脾阳虚引起的腹泻，只需取脾俞、胃俞、足三
里等穴健脾益气治其本，脾阳健运则腹泻止，肾阳虚引起的五更泄，宜灸气海、关元、
命门。肾俞助肾阳治其本，则五更泄止。《灵枢·病本》记载："先病而后逆者，治其本；
先逆而后病者，治其本；先寒而后生病者，治其本；先病而后生寒者，治其本；先热而
后生病者，治其本；先病而后生热者，治其本；先病而后泄者，治其本；先泄而后生他
病者，治其本……先中满而后烦心，治其本……大小便利，治其本……先大小便不利而
后生他病者，治其本也。"凡此种种，都是强调求治病因这个根本。

（三）标本同治

当标病与本病俱急或俱缓时，均宜标本同治。标本俱急如本虚标实的鼓胀病，单纯
扶正或一味祛邪都于病情不利，唯取水分、水道、阴陵泉利水消肿，三阴交、足三里、
脾俞、肾俞健脾补肾，如此标本同治，攻补兼施，才是理想之策。体虚感冒，如果一味
解表可使机体正气更虚，而单纯扶正又可能留邪，因此，应当益气解表，益气为治本，
解表为治标，宜补足三里、关元，泻合谷、风池、列缺等。标本俱缓如肝病引起的脾胃
不和，可在疏肝理气的同时，理脾和胃，穴取章门、期门、太冲、阳陵泉、中脘、足三里，
可达标本同治之目的。脾虚气滞，引起腹胀，既取脾俞、胃俞、足三里健运脾阳治本，
又取大横、天枢、公孙理气消胀治标。虚火牙痛，可取太溪、然谷、涌泉、合谷、下关、
颊车清虚热、止牙痛，标本同治。

六、三因制宜

"三因制宜"是指因时、因地、因人制宜，即根据患者所处的季节（包括时辰）、地
理环境和个人的具体情况，而制定适宜的治疗方法。

（一）因时制宜

在应用针灸治疗疾病时，考虑患者所处的季节和时辰有一定意义。因为四时气候的
变化对人体的生理功能和病理变化有一定的影响。如冬季人体多感受风寒，夏季多感受
风热或湿热；春夏之季，阳气升发，人体气血趋向体表，病邪伤人多在浅表；秋冬之季，
人体气血潜藏于内，病邪伤人多在深部。故治疗上春夏宜浅刺，秋冬宜深刺。根据人体
气血流注盛衰与一日不同时辰的相应变化规律，何若愚创立了子午流注针法。另外，因
时制宜还包括针对某些疾病的发作或加重规律而选择有效的治疗时机。如精神疾患多在
春季发作，故应在春季来前进行治疗；乳腺增生症患者常在经前乳房胀痛较重，治疗也
应从经前一周开始。

（二）因地制宜

由于地理环境、气候条件，人体的生理功能、病理特点也有所区别，治疗应有差异。

如在寒冷的地区，治疗多用温灸，而且应用壮数较多；在温热地区，应用灸法较少。正如《素问·异法方宜论》指出："北方者……其地高陵居，风寒冰冽，其民乐野处而乳食，藏寒生满病，其治宜灸蒸，南方者……其地下，水土弱，雾露之所聚也，其民嗜酸而食胕，故其民皆致理而赤色，其病挛痹，其治宜微针。"

（三）因人制宜

就是根据患者的性别、年龄、体质等的不同特点而制定适宜的治疗方法。由于男女在生理上有不同的特点，如妇人以血为用，在治疗妇人病时要多考虑调理冲脉（血海）、任脉等。年龄不同，针刺方法也有差别，《灵枢·逆顺肥瘦》曰："年质壮大，血气充盈，肤革坚固，因加以邪，刺此者，深而留之……婴儿者，其肉脆血少气弱，刺此者，以毫针，浅刺而疾发针，日再可也。"患者个体差异更是决定针灸治疗方法的重要环节。如体质虚弱、皮肤薄嫩、对针刺较敏感者，针刺手法宜轻，体质强壮、皮肤粗厚、针感较迟钝者，针刺手法可重些。

第二节　针灸治疗作用

在正常的生理情况下，机体处于经络疏通、气血畅达、脏腑协调、阴阳平衡的状态。而在病理情况下，则经络壅滞、气血不畅、脏腑失调、阴阳失衡。针灸治病就是通过针刺或艾灸腧穴，以疏通经络气血，调节脏腑阴阳，达到治疗疾病的目的。

一、醒神开窍

针灸的醒神开窍作用就是恢复神的功能，使神主持人体精神意识思维活动、调节脏腑功能、气血运行、形体运动的功能得以恢复正常。"神"指"神明之主"；"窍"指"窍口"，包括"清窍"和"浊窍"。醒神开窍是针灸治疗最为主要的作用，能在关键时刻发挥重要的作用。"神"是指人体生命活动的能力，它主宰着包括精神意识思维活动在内的人体一切生命运动及变化，同时也是脏腑气血盛衰显露于外的征象。神的功能正常，则人体阴阳平和，气血运行通畅，"正气存内，邪不可干"。疾病的发生，或突然起病，或慢慢形成，多在起居失宜，情志不调，饮食不节，劳逸失衡之下造成阴阳失衡，以致积损正衰，甚至发展成急重症。"窍闭神匿，神不导气"是疾病的最终病机，即疾病重则昏迷，神无所主，轻则气血运行不畅，经络阻滞。针灸在治疗中要求"守神""治神"，以达到"调神""醒神"的目的，从而使患者恢复或增强自我调节的能力。人体诸"窍"以通为用，倘若窍口闭塞，人体正常的活动势必受到影响，甚至威胁到生命。针灸可以开窍启闭，打开人体门户，使人与自然界的交流畅通无阻。因此，针灸的"醒神开窍"

作用是十分重要的，应得到重视。

二、疏通经络

疏通经络是针灸治病最主要、最直接的作用。经络"内属于腑脏，外络于肢节"，运行气血是其主要生理功能之一。经络功能正常时，气血运行通畅，脏腑器官、体表肌肤及四肢百骸得以濡养，均可发挥其正常的生理功能。若经络功能失常，气血运行受阻，则会影响人体正常的生理功能，出现病理变化而引起疾病的发生。

经络闭阻不通，气血运行不畅，甚至气滞血瘀，可引发肢体或脏腑的肿胀、疼痛、瘀斑；气血不能正常运行到相应肢体、脏腑，又会引起肢体的麻木、痿软、拘挛或者脏腑功能活动失去平衡。凡此，均应"以微针通其经脉，调其血气"，《内经》称之为"解结"。如《灵枢·刺节真邪》曰："用针者，必夫察其经络之实虚……一经上实下虚而不通者，此必有横络盛加于大经，令之不通，视而泻之，此所谓解结也。"解结就是疏通经脉，使脉道通畅，气血畅行。经脉不通的因素是多方面的，故《内经》中又针对不同原因，提出了不同的疏通经络的方法，即"针所不为，灸之所宜"。《备急千金要方》曰："凡病皆由血气壅滞不得宣通，针以开导之，灸以温暖之。"可见，同样是经络闭阻不通，实热引起者宜用针刺，虚寒引起者宜行灸疗。对于感受风寒湿邪引起的受患经脉部位酸楚冷痛、痉挛抽痛或跌仆损伤而致的肢体红肿疼痛，针刺可起到祛风除湿、活血化瘀、通经活络而止痛的作用。对于气血不行、经脉失养引起的肢体麻木不仁、酸软无力、瘫痪失用，灸疗可以起到益气养血、温经通络而补虚的作用。务使经络通畅，气血运行正常，达到治疗疾病的目的。

三、扶正祛邪

扶正祛邪是针灸治病的根本法则和手段。《素问·刺法论》曰："正气存内，邪不可干。"《素问·评热病论》曰："邪之所凑，其气必虚。"疾病的发生、发展及其转归的过程，实质上是正邪相争的过程。正胜邪退则病缓解，正不胜邪则病情加重。因此，扶正祛邪既是疾病向良性方向转归的基本保证，又是针灸治疗疾病的作用过程。针灸治病，不外乎扶正与祛邪两个方面。扶正就是扶助正气，增强抗病能力，正气得复又有利于抗邪。祛邪就是祛除病邪，减轻疾病症状，消除致病因素，病邪得除又减轻对正气的损伤。针灸治病的过程，就是不断发挥扶正祛邪的作用。凡邪盛正气未衰者（新病），治宜祛邪为主，邪去正自安。正虚邪不盛者（久病），治宜扶正为主，正复邪自除。若正已虚而邪未衰，单纯扶正则难免助邪，一味祛邪，又更伤正气，故治宜攻补兼施。若以正虚为主者，扶正为上，兼以祛邪，或先补后攻。若以邪实为主者，祛邪为上，兼以扶正，或先攻后补。

针灸扶正祛邪作用的实现，除了与补泻手法有关外，还与部分腧穴偏补偏泻的性能有关。偏补的腧穴如关元、气海、命门、肾俞、膏肓，多在扶正时用之。偏泻的腧穴如曲泽、委中、水沟、十宣、十二井穴，多在祛邪时用之。绝大部分腧穴则具有双向调节作用，如中脘、内关、三阴交、合谷、太冲、足三里，临床既可用于扶正，又可用于祛邪。

四、调和阴阳

调和阴阳是针灸治病的最终目的。疾病的发生机理是极其复杂的，但从总体上可归纳为阴阳失调，即因六淫、七情等致病因素导致人体阴阳的偏盛偏衰，失去相对平衡，使脏腑经络功能活动失常，从而引起疾病的发生。"阴胜则阳病，阳胜则阴病。"针对人体疾病的这一主要病理变化，运用针灸方法调节阴阳的偏盛偏衰，可以使机体恢复"阴平阳秘"的状态，从而达到治愈疾病的目的。《灵枢·根结》曰："用针之要，在于知调阴与阳。"《素问·至真要大论》也曰："调气之方，必别阴阳。""谨察阴阳所在而调之，以平为期。"

针灸调和阴阳的作用，主要是通过经络阴阳属性、经穴配伍和针刺补泻手法完成的。《素·阴阳应象大论》曰："故善用针者，从阴引阳，从阳引阴。"指出针灸调和阴阳的具体方法既可以阴证治阴，阳证治阳，又可以从阴阳互根的角度考虑来取阴证治阳，阳证治阴之法。例如，肝阳上亢之头目昏痛，取太溪、照海以滋养肾阴；亡阳出现的肢体逆冷等，灸任脉之气海、关元以阴中求阳。《灵枢·终始》曰："阴盛而阳虚，先补其阳，后泻其阴而和之，阴虚而阳盛，先补其阴，后泻其阳而和之。"例如，阴盛阳虚则可见嗜睡，应补申脉泻照海；阳盛阴虚则可见狂躁、失眠，应补照海泻申脉；又如中风后出现的足内翻，从经络辨证上可确定为阳（经）缓而阴（经）急，治疗时采用补阳经而泻阴经的针刺方法，平衡阴阳。

综上所述，针灸的治疗作用，实质上就是对机体的一种良性调节作用，调节经络气血，调节脏腑阴阳。其治疗作用的发挥，与多种主观、客观因素密切相关。除了腧穴的特性、针灸补泻手法以外，还与机体状态（包括禀赋、年龄、性别、心理素质、病变表现等方面的个体差异）、治疗时间、辅助治疗措施等密切相关，其中尤以机体状态最为重要。机体在不同的病理状态下，针灸可以产生不同的治疗作用。如当机体处于虚寒、脱证状态时，针灸可以起到补虚散寒、回阳固脱的作用；当机体处于实热、闭证状态时，针刺可起到清热泻实、开窍启闭的作用。高血压者，针灸可使其降低；低血压者，针灸可使其升高。心动过速者，针灸能使之减慢；心动过缓者，针灸能使之加快。胃肠痉挛而疼痛者，针灸可以消除痉挛，使疼痛缓解；胃肠蠕动弛缓或下垂者，针灸又可使胃肠蠕动增强、胃底升高。凡此种种，均足以说明机体状态这个内在因素在针灸治疗过程中所起的重要作用。

第三节　针灸配穴处方

针灸学是一门基础理论非常严谨的学科。本节着重阐述与常见病针灸配方有关的针灸配穴原则。针灸配穴处方就是在中医理论尤其是经络学说等指导下，依据选穴原则和配穴方法，选取腧穴并进行配伍，确立刺灸法而形成的治疗方案。针灸处方包括两大要素，即穴位和刺灸法。

一、穴位的选择

穴位是针灸处方的第一组成要素，穴位选择是否精当直接关系着针灸的治疗效果。在确定处方穴位时，我们应该遵循基本的选穴原则和配穴方法。

（一）选穴原则

选穴原则就是临证选取穴位应该遵循的基本法则，包括近部选穴、远部选穴和辨证对症选穴。近部选穴和远部选穴是主要针对病变部位而确定穴位的选穴原则。辨证对症选穴是针对疾病表现出的症候或症状而选取穴位的原则。

1.近部选穴

近部选穴就是在病变局部或距离比较接近的范围选取穴位的方法，是腧穴局部治疗作用的体现。如巅顶痛取百会；胃痛选中脘；面瘫局部选颊车、地仓，近部选风池。

2.远部选穴

远部选穴就是在病变部位所属和相关的经络上，距病位较远的部位选取穴位的方法，是"经络所过，主治所及"治疗规律的体现。如胃痛选足阳明胃经的足三里；上牙痛选足阳明胃经的内庭，下牙痛选手阳明大肠经的合谷穴等。

3.辨证对症选穴

辨证选穴就是根据疾病的症候特点，分析病因病机而辨证选取穴位的方法。临床上有些病症，如发热、多汗、盗汗、虚脱、抽风、昏迷等均无明显局限的病变部位，而呈现全身症状，这时我们采用辨证选穴，如肾阴不足导致的虚热选肾俞、太溪；肝阳化风导致的抽风选太冲、行间等。另外，对于病变部位明显的疾病，根据其病因病机而选取穴位也是治病求本原则的体现，如牙痛根据病因病机可分为风火牙痛、胃火牙痛和肾虚牙痛，风火牙痛选风池、外关，胃火牙痛选内庭、二间，肾虚牙痛选太溪、行间。对症选穴是根据疾病的特殊症状而选取穴位的原则，是腧穴特殊治疗作用及临床经验在针灸处方中的具体运用，如哮喘选定喘穴；虫证选百虫窝；腰痛选腰痛点；落枕选落枕穴；崩漏选断红穴等。这是大部分奇穴的主治特点。

（二）配穴方法

配穴方法就是在选穴原则的指导下，针对疾病的病位、病因病机等，选取主治作用相同或相近，或对于治疗疾病具有协同作用的腧穴进行配伍应用的方法。临床上穴位配伍的方法多种多样，但总体可归纳为两大类即经脉配穴法、部位配穴法。

1.经脉配穴法

经脉配穴法是以经脉或经脉相互联系而进行穴位配伍的方法，主要包括本经配穴法、表里经配穴法、同名经配穴法。

(1)本经配穴法：当某一脏腑、经脉发生病变时，即选该脏腑、经脉的腧穴配成处方。

如胆经郁热导致的少阳头痛，可近取胆经的率谷、风池，远取本经的荥穴侠溪；胃火循经上扰导致的牙痛，可在足阳明胃经上近取颊车，远取该经的荥穴内庭。

(2) 表里经配穴法：本法是以脏腑、经脉的阴阳表里配合关系为依据的配穴方法。当某一脏腑经脉发生疾病时，取该经和其相表里的经脉腧穴配合成方。如风热袭肺导致的感冒咳嗽，可选肺经的尺泽和大肠经的曲池、合谷，《灵枢·五邪》载："邪在肾，则病骨痛，阴痹……取之涌泉、昆仑。"另外，原络配穴法是表里经配穴法中的特殊实例，在特定穴的临床应用中将详细论述。

(3) 同名经配穴法：是将手足同名经的腧穴相互配合的方法，是基于同名经"同气相通"的理论。如阳明头痛取手阳明的合谷配足阳明的内庭；落枕取手太阳经的后溪配足太阳经的昆仑。

2. 部位配穴法

部位配穴法是结合身体上腧穴分布的部位进行穴位配伍的方法，主要包括上下配穴法、前后配穴法、左右配穴法。

(1) 上下配穴法：是指将腰部以上或上肢腧穴和腰部以下或下肢腧穴配合应用的方法，在临床上应用较为广泛。如胃脘痛可上取内关，下取足三里；阴挺(子宫脱垂)可上取百会，下取三阴交；肾阴不足导致的咽喉肿痛，可上取曲池或鱼际，下取太溪或照海。八脉交会穴的配对应用也属本配穴法，具体配伍应用将在特定穴的临床应用中介绍。

(2) 前后配穴法：是指将人体前部和后部的腧穴配合应用的方法，主要指将胸腹部和背腰部的腧穴配合应用，在《内经》中称"偶刺"。本配穴方法常用于治疗脏腑疾患，如膀胱疾患，前取水道或中极，后取膀胱俞；肺病可前取华盖、中府，后取肺俞；临床上常见的俞、募穴配合应用就属于本配穴法的典型实例。

(3) 左右配穴法：是指将人体左侧和右侧的腧穴配合应用的方法。本方法是基于人体十二经脉左右对称分布和部分经脉左右交叉的特点。在临床上常选择左右同一腧穴配合运用，是为了加强腧穴的协同作用；如胃痛可选双侧足三里、梁丘等。当然左右配穴法并不局限于选双侧同一腧穴，如左侧偏头痛，可选同侧的太阳、头维和对侧的外关、足临泣；左侧面瘫可选同侧的太阳、颊车、地仓和对侧的合谷。

以上介绍的选穴原则和常见的几种配穴方法，在临床应用时要灵活掌握，因为一个针灸处方常是几种选穴原则和多种配穴方法的综合运用，如上述的左侧偏头痛，选同侧的太阳、头维和对侧的外关、足临泣，既包含了左右配穴法，又包含了上下配穴法，因此，选穴原则和配穴方法是从理论上提供了针灸处方选穴的基本思路。

二、刺灸法的选择

刺灸法是针灸处方的第二组成要素，包括疗法的选择、操作方法和治疗时机的选择。

(一) 疗法的选择

选择疗法是针对患者的病情和具体情况而确立治疗手段，如用毫针疗法、灸疗法、火针法还是拔罐疗法、皮肤针疗法等，均应说明。

（二）操作方法的选择

确立疗法后，要对疗法的操作进行说明。如毫针疗法用补法还是泻法；艾灸用温和灸还是斑痕灸等，尤其是对于处方中的一些穴位，当针刺操作的深度、方向等不同于常规的方法时，要特别标明。针刺治疗疾病可每日1次或每日2次等，应根据疾病的具体情况而定。

（三）治疗时机的选择

治疗时机是提高针灸疗效的重要方面。一般来说，针灸治疗疾病没有特殊严格的时间要求。但是，临床上针灸治疗部分疾病在时间上有极其重要的意义，如痛经在月经来潮前几天开始针灸，直到月经过去为止；女性不孕症，在排卵期前后几天连续针灸等，这样都能大大提高疗效，因此，也应在处方中标明。

第四节　特定穴的应用

一、五输穴的临床应用

五输穴即"井、荥、输、经、合"穴，是分布于肘、膝以下的五个特定穴，简称"五输"。历代医家把气血在经脉中运行的情况，用自然界的水流现象作比喻，对经气流注由小到大，由浅入深，分别用井、荥、输、经、合五个名称，说明经气运行过程中每个穴所具有的特殊作用。经气所出，如水之源头，称为"井"；经气所溜，如泉出微流，称为"荥"；经气所注，如水由浅入深，称为"输"；经气所经，如水入河中，称为"经"；经气所入，如百川汇海，称为"合"。

1.根据穴位主治而选穴

"井"主心下满；"荥"主身热；"输"主体重节痛；"经"主喘咳寒热；"合"主气逆而泄。

井主心下满，阴井木，内应于肝，肝气郁结，心横犯脾胃，肝脾均位于心下，故肝郁证可见心下痞满。取井穴治之效果良好，如少商、大敦、隐白等。阳井金，内应于肺，肺配五行属金，金可制木，肺可调气，故阳井金有疏肝抑木，调气解郁的功能，可以治疗痞满，如商阳。

荥主身热，荥穴可以治疗热证，如身热，咽喉干痛者，证属肺热可取手太阴经荥穴鱼际治之；若症见身热，里急后重，下痢赤白，属阳明热证，可取手、足阳明经荥穴二间、内庭治之。

输主体重节痛，阴经输穴属土，脾属土，脾主四肢，主运化，故脾失健运则水湿内停，而见体重等症；阳经输穴属木，肝属木，若肝郁气滞，则气血痹阻，不通则痛，所以输穴可用于体重节痛诸症。

经主喘咳寒热，阴经经穴属金，内应于肺，肺主皮毛，司呼吸，故肺脏受邪可见寒热咳喘；阳经经穴属火，火能克金，所以火邪犯肺引起的咳嗽哮喘可以选择经穴进行施治。

合主气逆而泄，阴经合穴属水，内应于肾，若肾阳衰微，或下元不固，则精血下泄；若肾阴不足，则虚火上扰，可见咯血干咳等症；热扰精宫，则遗精早泄。阳经合穴属土，内应于脾胃，若胃气不降，则上逆，若脾不健运则下泄，故气逆和下泄之症均可针刺合穴治疗。

2. 根据五行学说而选穴

将五输与五行、五脏相结合，制定了五输、五行配五脏的配穴法，并设立了"虚则补其母，实则泻其子"的取穴原则。根据五行相生的关系各经均有一个母穴和子穴。例如，肺经属金，土生金，金之母为土，其母穴就是本经属土的太渊；金生水，金之子为水，其子穴就是属水的尺泽。母穴有补的作用，子穴有泻的作用。运用这种方法，应首先明确病在何经、何脏，病的性质属虚属实，然后根据"虚则补其母，实则泻其子"的取穴原则进行治疗。具体运用有本经补泻和异经补泻两种。

(1) 本经补泻：如肺经的虚证，可见久病咳嗽，动则气喘，声低，多汗，脉细无力等，应取本经的母穴太渊，并用补法；肺经的实证，可见咳嗽气急，声粗，胸闷不能平卧，脉浮滑有力等，应取本经子穴尺泽，并用泻法。

(2) 异经补泻：这是结合脏腑五行关系运用的方法。如肺经疾患，属虚证的可以选取属土之脾经的土穴太白，并施用补法；属实证的可以选取属水的肾经之水穴阴谷，并施用泻法。此外，还可取相表里经的母子穴，如肺经疾患，属虚证的可取其相表里的大肠经之母穴曲池 (大肠属金，曲池属土，土能生金)，同时施用补法；属实证的可取大肠经的子穴二间 (大肠属金，二间属水，金能生水)，同时用泻法。

二、原穴、络穴的临床应用

原穴、络穴多分布于四肢腕踝关节附近。"原"即本原、原气之义，为经气所经过和留止的部位；"络"即联络之义，又为络脉别出的部位。络穴大多分布于表里两经联络之处。原穴、络穴是临床上经常选用的腧穴之一。可以单独使用，也可配合使用。

1. 原穴

原穴是本经的代表，可以反映脏腑、经络的情况。《内经》述："凡此十二原者，主治五脏六腑之有疾者也"。十二原穴可以治疗五脏六腑的疾病，也可以通过十二原穴的变化诊察五脏六腑的疾病。

2. 络穴

络穴不但可以治疗本经疾病；又可以治疗与之相表里的经病和表里同病，还可以治疗络脉疾病。

3. 原、络配穴法

原、络配穴法又称主、客配穴法。在表里两经先后发病时，可采用该两经的原穴和络穴治疗。先发病之经为主，取之原穴；后发病之经为客，取之络穴。例如，患者发热、恶寒、咳嗽，肺经先病，而后出现腹泻，大肠经后病，以原、络配穴法治疗，应先取肺经原穴太渊，后取大肠经络穴偏历；反之，若大肠经先病，患者出现腹泻，而后有肺经受邪之发热、咳嗽等症，则先取大肠经的原穴合谷，再取肺经的络穴列缺。

三、俞穴、募穴的临床应用

俞穴、募穴均分布在躯干部位，与脏腑经络有密切联系。"俞"穴是脏腑经气输注的背部腧穴，为动，为阳；"募"穴是脏腑经气汇集的胸腹部腧穴，为静，为阴。俞、募穴在临床上可以单独使用，常以五脏有病多用俞穴，六腑有病多用募穴。俞、募也可同时使用，称为俞、募配穴法，属于前后配穴法的一种，《内经》谓之"偶刺"。针灸基础理论将俞、募配穴法确定"以阴引阳，以阳引阴"为取穴原则。如果六腑有病，为阳病，应先取腹部的募穴，后取背部的俞穴；如果五脏有病，为阴病，应先取背部的俞穴，后取腹部的募穴。例如，胃脘痛为阳病，则先取中脘，后取胃俞。心之疾病为阴病，则先取心俞，后取巨阙。

四、八脉交会穴的临床应用

八脉交会穴即任、督、冲、带、阴跷、阳跷、阴维、阳维奇经八脉交会于十二正经中的 8 个腧穴。这些腧穴均分布于四肢腕踝关节上下。《医学入门》曰："周身三百六十穴，六十六穴又统于八穴。"这里的"八穴"就是指八脉交会穴，足见古人对其的重视。在临床上当奇经八脉出现相关的疾病时，可以对相应的八脉交会穴治疗。如督脉出现的脊柱强痛，可选后溪；冲脉出现的胸腹气逆，可选公孙。另外，临床上也可把公孙和内关，后溪和申脉，足临泣和外关，列缺和照海相配，治疗有关部位的疾病。

五、八会穴的临床应用

八会穴即脏、腑、气、血、筋、脉、骨、髓的精气聚会之处，多分布于躯干。"会"有会合、聚会之义。人体是由脏、腑、气、血、筋、脉、骨、髓八种成分所组成，这八种成分在十四经脉中聚会在 8 个腧穴，称为八会穴。这 8 个穴位虽属于不同经脉，但对于各自所会的脏、腑、气、血、筋、脉、骨、髓相关的病症有特殊的治疗作用，临床上常把其作为治疗这些病症的主要穴位。如六腑之病，可选腑之会穴中脘；血证可选血之会穴膈俞等。《难经·四十五难》曰："热病在内者，取其会之穴也。"提示八会穴还可治疗相关的热病。

六、下合穴的临床应用

下合穴是手三阳经合于足三阳经的三个腧穴，又称"手三阳下合穴"。足三阳经本身有三个合穴，因此，足三阳经共有 6 个合穴。《内经》云："合治内腑。"故每经的合穴、下合穴均有治疗本经腑病的作用，如肠痈取上巨虚，泻痢选下巨虚。另外，下合穴也可协助诊断。

七、郄穴的临床应用

"郄"有空隙的意思，是各经经气汇集的部位。郄穴多分布于四肢肘、膝关节以下。郄穴除了十二正经各有一个外，阴跷、阳跷、阴维、阳维也各有一个郄穴，因此，一共有 16 个郄穴。郄穴是本经气血聚集之处。脏腑、经气的变化常迅速反映到本经的郄穴，因此，郄穴也是诊察疾病的重要腧穴。同时，郄穴主要用于治疗该经和相应脏腑的急病，如急性胃脘痛，取胃经郄穴梁丘；肺病咯血，取肺经郄穴孔最等。

八、交会穴的临床应用

交会穴指两条或两条以上经脉相交会的腧穴。人体全身的交会穴约有 100 个。其中，有的是在体表交会，有的则在体内贯通。主要用于治疗交会经脉及所属脏腑的病变。例如，大椎为诸阳经之交会穴，能通一身之阳；头维是足阳明、足少阳两经的交会穴，可同时治疗阳明、少阳两型头痛；三阴交为足三阴经交会穴，调理脾、肝、肾有独到之处；关元、中极为任脉与足三阴经交会穴，故能广泛用于治疗属于任脉、足三阴经的消化系统、泌尿系统、生殖系统病变。

第五节　醒脑开窍法

醒脑开窍法是著名针灸专家、中国工程院院士 1972 年为中风病治疗创立的一种配穴法。临床应用已达 30 年之久，在中风病治疗中确实显示出其卓越的疗效。通过大量的临床观察和基础实验研究，该法对机体多系统均具备良性调节作用。当今该法已经不仅限于中风病的应用，可以说一切脑性麻痹或瘫痪（如小儿脑瘫、一氧化碳中毒、脑外伤后等）；严重的疼痛（如神经痛、内脏痛、创伤痛、癌瘤痛等）；精神科疾病（如癫狂痫、抑郁、百合、癔病等）；还有部分其他系统的疾病（如尿崩症、遗尿、二便失控等）都有非常理想的疗效。确切地讲，醒脑开窍法应归属于针刺调神之大法，《内经》中早有记载："凡刺之法，必先本于神。"

一、神的概念

中医"神"的概念有"广义"和"狭义"之分。广义之"神"是指人体一切生命活动的外在表现，视、听、味、言、感觉、运动、共济、情感、智力、表达、思维等均为"神"之主，亦为"神"所见。也就是说，以上所述的人体外在表现即为"神"所主，受"神"的调节和控制；又为"神"所见，判定"神"的常与变的临床依据。狭义之"神"是单纯指人的意识、精神、思维能力而言。因此，调神大法应用的"神"的理论是广义之"神"。

（一）脑与神

脑主神明，首先是"脑藏神"，如《备急千金要方》就曾提出："头者，人之元首，神之所注。"陈无择《三因极一病症方论·头痛证治》曰："头者……百神所集。"赵友钦《金丹正理》曰："头为天谷以藏神。"李时珍更是在《本草纲目》中强调："脑为元神之府。"

脑主神明，表现在脑主神智，如《素问·解精微论》云："泣涕者，脑也"，指出人的情志变化与脑有关。而《素问遗篇·刺法论》提到："气出于脑，即室先想心如日"，说明脑主人的思维。明代汪昂在《医方集解》提出"人之记性，皆在脑中"的观点。王清任更是在《医林改错》中专门论述了脑的功能，在"脑髓说"中明确指出"灵机记性不在心在脑"。脑主神明还表现在脑与五脏的关系。中国医学把脑主神明的功能分归于五脏，其中心的功能最为重要，如《素问·灵兰秘典论》曰："心者，君主之官，神明出焉。"脑是人体中对血液需求最多的器官，而心的主要功能为"主血脉"，所以只有心行血功能正常，脑才能发挥其正常功能，所以杨上善在《黄帝内经太素》中提出："头是心神所居"。五脏虽各有其"神"，但均为脑神所主，同时五脏六腑对脑也有滋养作用，如《类经》认为："五脏六腑之精气，皆上升于头。"所以脑是神的物质结构基础，神是脑的功能（脑神），治脑即是治神。

（二）脑神与五脏

"心主血脉"推动全身血液的运行，血由水谷精气所化生，是神的重要物质基础，正如《灵枢·营卫生会》曰："血者，神气也"，《灵枢·平人绝谷》曰："血脉和利，精神乃居"，所以"醒法"选取心包经络穴内关作为主穴，取其养心健脑、疏通气血之功。

脾主运化水谷精微，为人体气血生化之源，脑神充足还依靠水谷精微的充盛。《素问·六节藏象论》指出："五味人口，藏于肠胃……津液相成，神乃自生"，说明水谷精微是神的来源之一；《灵枢·平人绝谷》曰："故神者，水谷之精气也"；《素问·生气通天论》亦云："精气者，精则养神"，这表明神的长养必须依靠后天水谷精气的不断补充，依靠脾的运化功能。另外，脑神的生成和滋养与肾精的充足密切相关。《灵枢·本神》曰："故生之来谓之精，两精相搏谓之神。""脑为髓海"，髓是脑神的重要物质基础，脑髓的生成直接来源于肾精，正如《灵枢·经脉》论述的"人始生，先成精，精成而脑髓生"。肝主疏泄，有藏血功能，肝对人体气血运行有重要的调节作用，所以肝功能正常也是脑得到足够营养的保障之一。基于此，"醒法"用肝脾肾三经的交会穴三阴交作为主穴，具有补脾、滋肾、调肝功能，从而达到养神生髓益脑的作用。

（三）脑与阳气

脑处于人体的最高位置，而阳气主升、主动，所有阳气都在脑会合。另外，所有的阳经都直接运行到脑，孙思邈在《备急千金要方》中曰："头者，诸阳之会也"。头脑是人体阳气最充盛的地方，到脑的阳气要经过脑对他们进行控制和支配从而完成各项生理功能。脑主阳气的功能又与督脉密切相关，督脉循身之背，背为阳，督脉对全身阳经脉气有统帅督促作用，故有"总督诸阳"和"阳脉之海"的说法。督脉与脑的关系至为密切。《医学入门》曰："脑者，髓之海，诸髓者皆属于脑，故上至脑，下至骨骶，皆精髓升降之道路也"，说明脑处于身体最高的位置，内含精髓，连至骨骶，与督脉相通。人体椎管中含有脊髓与脑髓相通，脑的功能与脊髓密切相关。督脉循行于脊里入络于脑，而脊髓升降出入的信道，正是督脉循行的部位。《难经·二十八难》曰："督脉者，起于下极之俞，并于脊里，上至风府，入于脑。"我们认为整个督脉系包括脊柱、椎管、脊髓，以及脊神经根，都和脑有密切联系。体腔内的脏腑通过足太阳膀胱经背部的背俞穴受督脉经气的支配，督脉循行从两肾开始经过脏腑，向上蒸腾并旁达各个脏腑，通过脑对阳气的调节作用和两肾真阳气化作用，督脉调节并补充这些脏腑的阳气，所以说督脉总督一身的阳气。正是通过这样的功能，脑又可通过督脉来调节脏腑。"醒法"中的主穴便是处于督脉的水沟，水沟是督脉中最敏感、最容易得气的穴位，所以在本穴施用泻法可调督脉，开窍启闭以健脑宁神。

二、醒脑开窍针法的确立

中风病患者平素多存在下焦肝肾等脏的阴阳失调，又受外界各种诱因的影响，以致积损正衰，气血运行不畅，挟痰浊上扰清窍；或精血不足，阴虚阳亢，阳化风动，血随气逆，挟痰挟火，横窜经络，上蒙清窍；或外伤跌仆，气血逆乱，上冲巅顶，闭阻清窍，窍闭神匿，则神志慌乱，突然昏仆，不省人事；神不导气，则筋肉、肢体活动不利，喝僻不遂，日久气血涣散，筋肉失濡，故肢体痿软废用，经脉偏盛偏衰，故挛急僵硬。中风之所以出现半身不遂、口舌歪斜、偏身麻木、舌强语謇或不语，以及神志障碍为主要症状的疾病，其主要病理机转是窍闭神匿、神不导气。《灵枢·本神》云："凡刺之法，先必本于神"，醒脑开窍针刺法就是立足于"醒神""调神"。"醒脑开窍"是针对"窍闭神匿、神不导气"这一中风病发展的最终病机而立，针法主要强调守神、调神之重要，而"脑为神之府"，因此，对脑腑病机颇为重视，形成了"以脑统神、以神统针、以针调神"的学术思想，提出"醒脑开窍"针法治疗中风的治疗原则为醒脑开窍、滋补肝肾为主，疏通经络为辅。其中"醒脑"包括醒神、调神之双重含义，醒神调神为"使"，启闭开窍为"用"。神的功能受损，势必影响到其对五脏六腑的调控。尽管中风临床变证多端，但总的病机在于神的功能失常。因此只有"醒神、调神、开窍启闭"，才可以使诸脏恢复功能，筋、脉、肉、皮、骨的生理状态恢复正常。对于中风病，无论昏迷与否，皆可运用"醒脑开窍"而治之；醒脑开窍不仅具有恢复脑神的功能，而且还有恢复五脏的功能，使得气血生化不息，运行通畅。"滋补肝肾"是针对肝肾亏损这一最常见、最重要的基础证型而设。另外，脑窍闭塞，瘫痪之后，患侧肢体活动受限，必然导致气血运行不畅，经络阻滞，"疏通经络"可运行气血，加快肢体功能的恢复。醒脑开窍针刺法的疗效关键在于其严格的针灸处方、配穴、针刺量学手法以及其多层次、多靶点的作用途径，能够促进脑组织的代谢修复，改善大脑生理功能，在提高康复率、减少致残率、降低死亡率等方面疗效显著。"醒脑开窍针刺法"的主穴为内关、水沟、三阴交、极泉、尺泽、委中。水沟作为醒脑急救之要穴为历代医家所推崇，针之可直接兴奋上行激活系统，解除脑细胞的抑制状态，可特异性地增加颈动脉血流，纠正血流动力学紊乱，改善脑循环，因此可开窍启闭，醒元神，调脏腑。内关穴为心包经之络穴，可改善中风患者的左右心输出量，改善脑血氧供应，具有宁心调血安神之效。三阴交可补三阴，益脑髓，调气血，安神志。极泉、尺泽、委中可疏通经络，运行气血，改善肢体运动功能。其中，水沟为君，内关、三阴交为臣，极泉、尺泽、委中为佐使，以调元神，使之达明；顺阴阳，使之平衡；理气血，使之冲和；通经脉，使之畅达。共奏醒脑开窍、滋补肝肾、活血化瘀、疏通经络之功。"神"是中医学整体观念的重要内核，在《灵枢》就有"粗守形，上守神"的重要思想，认为神反映了机体高度和谐和精细调节的特点，尤其对于针灸作用而言，调神成为衡量针灸师水平的标准。对于神的生理、病理、诊断、治疗主要总结了四点：神之所在——脑为元神之府，心藏神；神之所主——人体一切生命活动过程；神之所病——百病之始，皆本于神；神之所治——凡针之法，必先调神，极大地丰富了中医学"神"的理论学说，从而使中风病的病机认识有所深化。脑藏元神，脑司控一切精神意识思维活动及脏腑功能和肢体运动，使之正常发挥功能。

三、醒脑开窍针法的组成

醒脑开窍针刺法之所以有效的重要原因之一，是其有严格的组方原则，尤其在操作上有着特殊的规定。临床应用有"大醒脑"和"小醒脑"两种方法。"大醒脑"取手厥阴心包经内关和督脉水沟二穴，主要用于心神昏聩，意识丧失及某些疾病的急性期，因患病初期，患者精神紧张，神不守舍，故应调整心神，以利疾病的治疗，如中风的脱证、闭证、惊悸、癔病、癫狂痫、中暑、中毒导致神志昏迷等。以内关、水沟为主穴，注意整体神的调整，同时根据各种疾病的临床症状不同，进行临床辨证辅穴随证加减，将整体观念与辨证论治有机地结合起来运用于临床。"小醒脑"取内关、印堂、三阴交诸穴，主要用于中风病的恢复期及非器质性的心悸、遗尿、阳痿、遗精等，三穴相配既可宁心安神，又减少了针刺水沟穴的疼痛之苦。

（一）腧穴组成

主穴：双侧内关、水沟、患侧三阴交、醒脑以印堂代替水沟。

辅穴：患肢极泉、患肢尺泽、患肢委中。

配穴：醒脑开窍法的配穴设立非常广泛，主要根据不同病症的临床表现而定。下面列举部分配穴，以示范例。

手指握固或功能障碍：合谷、透三间、八邪。

语言謇涩：金津、玉液放血，上廉泉。

吞咽困难：风池、翳风、完骨。

眼肌运动障碍：睛明、球后、承泣。

听力障碍：耳门、听宫、听会。

基底动脉供血不足：风池、完骨、天柱。

高血压：人迎、合谷、太冲。

癫痫：大陵、鸠尾。

呼吸衰竭：足三里、气舍。

足内翻：丘墟透照海。

足下垂：解溪、商丘、中封。

小便失控：关元、气海、中极。

便秘：丰隆、天枢、水道、归来、外水道、外归来。

肩凝症：肩内陵、肩外陵、痛点刺络拔罐。

（二）操作及量学规定

主穴：先刺双侧内关，直刺 0.5～1.0 寸，采用提插捻转结合的泻法，施手法 1 分钟；继刺水沟，向鼻中隔方向斜刺 0.3～0.5 寸，采用雀啄手法（泻法），以患者眼球湿润或流泪为度；再刺三阴交，沿胫骨内侧缘与皮肤呈 45° 角斜刺，针尖刺到原三阴交穴的位置上，进针 0.5～1.0 寸，采用提插补法，针感到足趾，以患肢抽动 3 次为度。印堂穴，刺入皮下后使针直立，采用轻雀啄手法（泻法），以流泪或眼球湿润为度。

辅穴：极泉穴，原穴沿经下移 1 寸的心经上取穴，避开腋毛，医者用手固定患肢肘关节，使其外展，直刺 0.5～0.8 寸，施提插泻法，患者有手麻胀并抽动的感觉，以患肢抽动 3 次为度。

尺泽穴取穴应屈肘为内角 120°，医者用手托住患肢腕关节，直刺进针 0.5～0.8 寸，施提插泻法，针感从肘关节传到手指或手动外旋，以患侧前臂及手动 3 次为度。

委中穴应仰卧位抬起患肢取穴，医者用左手握住患肢踝关节，以医者肘关节顶住患肢膝关节，刺入穴位后，针尖向外 15°，进针 1.0～1.5 寸，施提插泻法，以患侧下肢 3 次抽动为度。

配穴：合谷直刺 1～1.5 寸，刺向三间处，施提插泻法，以患侧示指伸直为度；八邪直刺 0.5～1 寸，施提插泻法，以患侧手指抽动为度；曲池刺法同前，完骨、天柱直刺 1～1.5 寸，施捻转补法 1 分钟。

（三）方义

内关穴为八脉交会穴之一，通于阴维，属厥阴心包经之络穴，有养心安神、疏通气血之功，是调神启闭的要穴。水沟穴为督脉、手足阴阳之合穴。督脉起于胞中，上行入脑达颠，故泻水沟可调督脉，开窍启闭，且以奇痛著称，是醒神开窍最好的腧穴之一。两穴合用，共奏醒脑开窍之功效。三阴交为三阴之会，有良好的调补三阴的作用，通过水火相济，也可以达到调神宁志的作用。脑为髓之海，肾主骨，生髓通脑。脑窍闭塞，神匿失权，必造成髓海不足，甚至空虚。三阴交可以直接调补肾经，益髓填精，健脑宁神，通利脑府。因此，醒脑开窍法主穴在临床上应用是非常广泛的，一切调神大法的使用均应首先采用醒脑开窍法主穴。印堂为经外奇穴，属于头面，位于督脉循行线上，具有醒神清窍之功能。极泉、尺泽、委中主要的功效是疏通经络，通过疏通经络可以治疗腧穴所在肢体的麻痹或瘫痪外，还可以有效地治疗肢体的疼痛。如极泉、尺泽治疗臂丛神经痛；委中治疗坐骨神经痛等。如前所述，我们认为中风病的关键性病理改变为中风所致的"窍闭神匿"。内关、水沟、委中、极泉、尺泽等穴可开窍醒神通络，补三阴交即可生髓醒脑，又可滋水息风，补泻兼施，则收到标本兼顾、相得益彰之效。

四、醒脑开窍针法的临床应用

在运用"醒脑开窍"针法治疗中风等急危重症的同时，在临床上强调"醒脑"即"醒神、调神、安神"的重要性，形成了以脑统神、以神统针、以针调神的学术思想。多年来对"神"的生理、病理、诊断、治疗进行研究，得出四点认识：神之所在，心藏神，脑为元神之府；神之所主，人体一切生命活动的外在表现；神之所病，百病之始，皆本于神；神之所治，凡刺之法，先醒其神。

（一）醒脑开窍治疗中风及中风并发症

基于中风病的基本病机为瘀血、肝风、痰浊等病理因素导致"窍闭神匿，神不导气"，确立中风病的治疗法则为以醒脑开窍、滋补肝肾为主，疏通经络为辅，在选穴上以阴经和督脉穴为主，强调针刺手法量学。以内关、水沟、三阴交为主穴，辅以极泉、尺泽、委中疏通经络。采用"醒脑开窍"针法治疗中风病 9005 例，经 3～5 疗程（每疗程 10 天）观察，痊愈 5337 例，占 59.27%，显效 2085 例，占 23.15%，好转 1453 例，占 16.14%，无效 40 例，占 0.44%，死亡 9 例，占 0.1%，总有效率为 99.56%。并对临床实验室有关指标进行了观察，结果表明：醒法可双向调节中风急性期患者的血流动力学指标，改善脑血流状态；提高超氧化物歧化酶（SOD）活性，降低脂质过氧化物（LPO）含量，减轻脑组织损伤；减少血栓形成的机会，从而促进脑组织的康复。出血性及缺血性中风都可使用，而且在急性期使用，应用越早疗效越好。通过大量的实验研究和临床验证，使这一学术思想成为目前指导临床治疗脑中风最为普遍的理论。配穴为吞咽困难加风池、翳风、完骨；语言不利加上廉泉、金津、玉液放血；足下垂、足内翻加丘墟透照海；手指握固或功能低下加合谷透三间、八邪；便秘加丰隆、左水道、左归来、左外水道、左外归来；肩周炎加肩中俞、肩外俞、肩贞、肩内陵、肩髎、肩谬及肩周刺络拔罐；癃闭加上星透百会、中极、关元、曲骨；视力障碍加睛明；听力障碍加耳门、听宫、听会；高血压加人迎、合谷、太冲；中枢性呼吸衰竭加气舍；颅压高、脑膜刺激征、头痛、呕吐加至阴刺络放血；共济失调加风府、哑门、颈椎夹脊；癫痫加大陵、鸠尾、风池；睡眠倒错加上星、百会。

1. 血管性痴呆

血管性痴呆系脑血管病引起的智能障碍，伴有不同程度的记忆、思维、判断力障碍。认为本病属本虚标实，病位在脑，脑为元神之府，神机、记忆皆生于脑，脑病则神机失用，记忆力减低。脑髓失养，加之痰浊内生，气滞血瘀，肝风内动，上蒙清窍，窍闭神匿，神机失用而发痴呆，治以调神益智，平肝通络，采用醒脑开窍之法。取内关、水沟、风池、百会、四神聪、丰隆、太冲，内关有调理气机的作用；针水沟穴可醒脑开窍，调理阴阳；风池穴为手足少阳之会，并在后项通于督脉，针之可疏通经络，补益脑髓；针百会能调神益智；四神聪可使心神安定，明目聪耳；丰隆化痰通络健脾；针太冲可疏肝理气，调神气机，醒脑开窍。诸穴合用使气血灌注周身，心肝脾肾功能正常，则窍开神醒，脑之元神与脏气相接，则机灵神明，以达调神益智，平肝通络之功。现代医学认为本病由于脑血管病导致脑血流量下降和脑代谢率低下所致，醒脑开窍针刺法具有如下作用。

(1) 使受损的神经细胞活性增强，使脑功能得以改善。

(2) 对异常改变的脑血流具有良性双向调节作用，从而有效地改善血流供应，增加了脑灌流量，提高了脑代谢。

(3) 通过对血液流变性的调整，可有效地改善微循环。

(4) 可显著提高自由基清除能力，从而有效地增强抗氧化能力，减轻过氧化损伤，使病灶侧神经细胞的激活性增高，兴奋了处于抑制状态的脑细胞，增强脑内神经纤维的有效联系，使脑功能得以完善，即是针刺提高智力、记忆力、生活能力，有效治疗血管性痴呆的重要机制。

2. 脑 — 心综合征

脑 — 心综合征指急性脑血管病引起心血管机能紊乱及心肌形态学改变，可表现为心律失常、心电图改变，甚则出现心肌梗死。采用醒脑开窍针刺法，心脑同治，取内关可通心脉、安心神；水沟为督脉，手足阳明之会，醒脑开窍；取三阴交以滋阴生髓，充脑窍。现代研究认为，醒脑开窍针刺法能使脑 — 心综合征患者左室搏出量增加，左室压力上升速度加快；左室舒张末期压力降低，改变左房被动强缩状态，使舒张功能异常得以恢复，并能加强心肌收缩力，使泵功能增强，并改善血管顺应性，降低后负荷。醒脑开窍针法在改善心肌收缩舒张功能，加强泵功能方面优于传统针法，对脑 — 心卒中患者异常心功能具有明显治疗效应。同时，醒脑开窍针刺法可提高中风急性期因迷走神经功能障碍所致心率变异性的降低，良性地调整心脏自主神经的均衡性，其借助神经 — 体液系统对机体独特的调节作用是任何单一药物或神经因素所无法比拟的。

3. 应激性溃疡

应激性溃疡是机体在应激状态下发生的急性上消化道黏膜损害，临床表现为急性上消化道出血，出现呕吐咖啡色液体，排柏油样便等。当窍闭神匿，神不导气而发中风时，神失调于脾，故脾气亏虚，统血无权，则血溢脉外，溢于胃肠则便血、吐血。故采用醒脑开窍之法，取内关穴可养心安神，疏通气血；泻水沟穴可开窍启闭；三阴交穴有补肾生髓益脑之功，同时脾气充则统血，肝气疏则调畅全身气机，推动血和津液运行。针刺的同时可配合中药云南白药、三七粉等。脑血管急性期，由于机体应激反应，血中儿茶酚胺增多使胃黏膜缺血，上皮细胞能量不足，覆盖于黏膜表面的碳酸氢盐 — 黏液层遭到破坏，胃腔内氢离子向黏膜内反向弥散，使黏膜损伤。中医认为治疗本病的关键在于尽快解除脑的缺氧状态，恢复正常的脑组织代谢。醒脑开窍法已为大量临床及动物实验证实可显著提高脑缺血及再灌注期脑组织超氧化物歧化酶 (SOD) 水平，降低脑缺血组织脂质过氧化物 (LPO) 含量，提高自由基消除系统的功能，抑制脂质过氧化反应，减轻脑组织细胞坏死。针刺可以降低缺血期脑组织的钙含量，减轻脑血管痉挛，则增加脑血流量，同时由于缺血期及再灌注期脑组织钙离子含量及自由基水平均与脑水肿有关，提示针刺可显著降低脑水肿，改善脑代谢和改善突触后神经递质的传递。这对延缓迟发性神经元死亡的发生，从而切断应激性溃疡源是有利的。

4. 呃逆

呃逆指气逆上冲，喉间呃呃连声，声短而频，不能自制。呃逆是由于中风时窍闭神匿，神不导气，致使胃气不降，气逆上冲。醒脑开窍针法具有调神降气之功效。针内关可达和胃降逆，宽胸理气之功；针刺水沟可调畅督脉及手足阳阴之经气，以达醒脑调神，通调阴阳经气，畅通气血，和胃止呃之效，两穴可达醒脑调神，降气止呃之功。还可配合针刺膈俞、天鼎、攒竹、公孙等穴加强疗效。脑血管急性期由于脑细胞缺血缺氧影响自主神经功能紊乱而致膈神经、迷走神经兴奋而出现呃逆。实验证明，针刺内关可兴奋丘脑内侧背核，而下丘脑是较高级的调节内脏活动中枢，能把内脏活动和其他生理活动联系起来。同时，解剖学研究表明，水沟穴分布有面神经及三叉神经的分支，面神经的蝶腭神经节与皮层神经元和脑血管密切相关。针刺水沟，一方面能兴奋神经元，使中枢神经发挥复杂的整合作用，同时又改善脑血流，提供神经元兴奋所需的能量。针刺水沟、内关可调节中枢神经，使病理神经反射恢复正常。

5. 吞咽障碍

中风后吞咽障碍发生率约 45％，有误吸的中重度吞咽障碍发生率则高达 33％，缺血性延髓麻痹是中风类疾病的一个相对独立的病候，表现为口、舌、咽喉等关窍痹阻所致的语言、吞咽障碍。临床上，一方面表现为"神"的异常，如发音、语言不能，表情淡漠或呆滞，强哭强笑；另一方面表现为关窍运动失调，如舌强口喎、咀嚼吞咽困难等。基本病机为窍闭神匿，神不导气，关窍痹阻。调神导气可调动机体内在的积极因素，使咽喉诸证由病理状态向生理功能转换。采用醒脑开窍法以调神导气，滋补三阴，通关利窍。取穴用内关，水沟以调神导气，三阴交滋补三阴，风池、完骨、翳风共奏通关利窍之效。在针刺治疗中，突出调神，强调整体与局部治疗相结合及严格的针刺手法量学规定，标本兼施，是本针刺法的主要特点之一。现代医学认为假性延髓麻痹多见于两次以上中风的双侧皮层延髓束受损，致使支配咽喉部肌群运动的疑核及支配舌肌的舌下运动神经核出现核上性损害，缺血性延髓麻痹（延髓背外侧综合征）常由小脑后下动脉闭塞所引起，现在证实也可由部分基底动脉或一侧椎动脉病变引起，导致舌咽、迷走和舌下神经的核性或核下性损害，出现以舌、咽喉为主的一组症候群。微循环障碍、血液流变学异常和椎－基底动脉硬化，脑供血不足是其发生的主要病理学基础，醒脑开窍法可有效地祛除这些病理因素，从而达到改善症状的效果。假性延髓麻痹的吞咽障碍在口腔吞咽期与构音障碍都是舌体运动不利所致，而真性延髓麻痹是在咽腔吞咽期，因咽缩肌麻痹不能舒缩所致，构音障碍是环甲肌运动不灵，使喉不能发音，因此在治疗假性延髓麻痹方案基础上加咽部点刺及廉泉刺激咽缩肌和环甲肌为最佳治疗方案。

6. 中风后抑郁

中风后抑郁是中风后一种常见的并发症，属中医"郁证"范畴，占中风患者的 20%～60%，是以精神障碍为主，表现为抑郁，焦虑，情绪低落，言语、兴趣减少，运动迟缓，认知功能损害，缺乏自知力和日常生活能力减退等，严重影响了中风患者神经功能以及认知功能等方面的恢复，直到 20 世纪 80 年代初才正式命名为中风后抑郁症。在 1989 年将其作为一个治疗学单位进行针刺治疗的临床研究，并逐渐完善其理论。提出了本病病机关键在于肝失疏泄，脾失健运，心失所养，心窍闭阻，心神郁逆，病位在脑，脑为元神之府，精髓之宅，清窍蒙浊致元神之府功能失调，窍闭神匿，神不导气，脑神聚而失展，气机不舒，日久成郁而致，治疗以醒脑开窍为主，以内关、水沟、百会为主穴，辅以辨证配穴。其中内关穴为厥阴之络，有宽胸利气，开郁调神之功，水沟为督脉之会穴，督脉为阳经之海，主一身之阳气，人体正常活动全赖阳气维持，针水沟以调督脉、振奋阳气、益气调神，三阴交为足太阴、厥阴、少阴之会，有益脑生髓之效，三穴合用共奏开窍醒神，健脑益智之效。对 500 例中风患者进行了中风后抑郁症相关因素分析及临床症状研究，发现 500 例中风患者，有 228 例患者发生抑郁症，其发病率为 45.60%，抑郁发生率的峰值在 40～50 岁，中风后抑郁的发生与病程无显著的关系，但抑郁发生的峰值在病后 3～6 个月内逐渐降低，神经功能缺损程度与中风后抑郁呈正相关，中型及重型神经功能缺损的中风患者发生抑郁的概率明显高于轻型患者。醒脑开窍针法可以通过改善中风后抑郁的各种相关因素，而有效治疗患者的抑郁状态，并可以升高患者体内低下的去甲肾上腺素、5- 羟色胺、多巴胺含量，此为治疗中风后抑郁的机理之一。现代医学认为，抑郁症状一方面是脑部病变的直接作用结果，另一方面患者本身肢体瘫痪也是刺激患者抑郁的原因。1987 年 KOSS 从神经递质功能方面解释了情感障碍的发病机制，认为临床上这些非主观意志所能控制的症状主要由大脑额叶边缘系统及前脑基底部通过间脑导水管周围的灰质 — 松果体 — 生物胺 — 下运动系统组成。颞叶边缘系统的运动区域下行通路以去甲肾上腺素和 5- 羟色胺为神经递质。5- 羟色胺和去甲肾上腺素一种或数种神经递质（生物胺）出现了神经生化上的失衡或功能缺陷，即可导致传递功能受损，从而引起抑郁症状。醒脑开窍针刺法能使 5- 羟色胺和去甲肾上腺素一种或数种神经递质出现的神经生化上的失衡或功能缺陷恢复正常，从而阻断大脑边缘系统抑郁症状发生的通路。另外醒脑开窍针刺法有利于患者肢体恢复，减少瘫痪症状对患者的刺激。

7. 癫痫

癫痫是中风后常见并发症，属中医"痫证"，发则昏不识人，卒倒无知，口噤牙紧，口吐涎沫，甚则手足抽搐，目睛上视，口作六畜之声，醒后起居饮食如常人。本病机病因主要是本虚标实，气机逆乱，元气不能上充于脑，脑失所养，风阳痰浊蒙闭心窍，流窜经络而发痫证，故采用醒脑开窍针刺法治以开窍宁神，调和气血，滋补肝肾，针水沟穴可醒神开窍，调神益智；内关穴属于厥阴经心包经，针之可调理气血，宁心安神；三阴交为足三阴经交会穴，具有益肾填髓，健脾豁痰，平肝息风调理阴阳气血之功。现代研究，醒脑开窍针法使大脑组织血流量增加，改善脑组织和营养物质及氧气的供应，促进大脑功能的恢复，调整脑内神经突触间各种神经递质（兴奋性和抑制性氨基酸、脑啡肽、单胺类物质等）的失衡，从而缓解癫痫发作。另外癫痫的发作是由于皮层病灶脑神经元过度放电所致，针刺刺激通过脊髓上达皮层中枢，在皮层建立新的兴奋灶，新兴奋灶对病理性兴奋灶产生良性诱导，从而抑制病灶过度放电，缓解癫痫的发作。同时，癫痫患者存在 IgA 缺陷和细胞免疫障碍，自身抗体阳性率也高于正常，而针刺后可使免疫球蛋白含量增高，细胞免疫功能增强。

8. 中风后肩 — 手综合征

中风后肩 — 手综合征主要表现为患肢的肩、手关节疼痛，手肿胀，功能活动受限，甚至肌肉萎缩等，严重影响上肢功能的正常康复。醒脑开窍法，调神开窍，使神能导气，气畅则道通，通则不痛。水沟穴为督脉之穴，具有醒脑调神止痛之功；内关穴为手厥阴心包经穴，具有宁心安神之功。二穴合用，辅以循经取穴，共同达到调神、通经、止痛。现代医学研究表明，人体的痛觉中枢在脑，针刺水沟穴可对神经中枢的痛觉或痛觉的传入产生抑制作用。激活一氧化氮功能，降低脊髓背角细胞兴奋性，从而减少痛觉信息，抑制伤害性反应，并调整血液中 5- 羟色胺、去甲肾上腺素水平，共同达到镇痛效果。

（二）调神益气通阳法治疗胸痹

该病症是由于气滞、痰浊、血瘀，阻遏胸阳，胸阳不展，心脉痹阻，而出现的胸闷、气短、心前区刺痛，甚则胸痛彻背，背痛彻心或疼痛牵臂的一组病症。治则：调心神、益心气；取穴内关、水沟，配郄门、膻中、厥阴俞、心俞、膈俞等。胸痹为心气不通、心阳不宣、心神不宁，应用醒脑开窍法的主要穴位内关、水沟穴来调神益气，有助于通阳宣痹。

（三）调神法治疗顽固性疼痛

顽固性疼痛，可见于多种疾病，缠绵难愈。古代医家认为疼痛为经脉气血不通，取穴多以局部为主。根据《素问·灵兰秘典论》"主不明，使道闭塞不通"之意，疼痛病机在于各种原因引起的经脉气血运行不畅，而经脉气血的流行又与心和神关系密切，神能导气，气畅则道通，通则不痛，"心寂则痛微"，故治以"调神法"，重用内关、水沟理气调神，"调其神，令气易行"，能收"以意通经"而镇痛之效。运用调神之法止痛，范围广泛，无论感冒及内伤的头疼；痹证的关节疼，肌肉疼；兼或胃痉挛、胆道梗阻、泌尿系结石甚至心绞痛等各种内脏绞疼；至于三叉神经痛、臂丛神经痛、坐骨神经痛、带状疱疹等各种神经痛，以及急性扭伤、跌打肿痛等施用本法，止疼缓急，立竿见影。

（四）醒神调气法治疗排尿功能障碍

癃闭的根本原因在于膀胱气化失权，经云："膀胱者州都之官，津液藏焉，气化则能出矣"，"膀胱不利为癃，不约为遗溺"，明确指出癃闭一证是膀胱本经发病，但此病与膀胱经气不利，神不导气有密切的关系，用醒脑开窍法先醒其神，配以有关穴位、关元、气海、秩边，促使膀胱气化功能恢复正常，尿液则自能排出。小儿遗尿，历代医家多归纳为肾气不足，下元虚冷和脾肺气虚、摄纳无权两类病机。治疗多用培元补肾、健脾益气、敛肺缩泉诸法。而据观察，精神紧张、过度疲惫是小儿遗尿的主要诱因，其病机亦应属于"心神昏聩、治理无权"，故立法以调节心神为主，重用水沟、印堂、百会等健脑宁心，安神益志之穴，临床收到很好的疗效。

（五）醒神苏厥治疗厥闭脱证

"阴平阳秘、精神乃治；阴阳离决，精气乃绝"，阴阳失和，神气逆乱而生闭厥。此时当急行醒脑开窍之法，以奏苏厥救逆之效。"醒脑开窍"法主穴之内关是手厥阴心包经之络穴和八脉穴会穴，通阴维脉，针刺可调节阴阳和脏腑功能，调整心经气血，心窍之闭，宣发心神之气；水沟穴，疏通督脉之阳，醒精明脑腑之神，奏启闭、醒神、苏厥之效。因而，诸如大厥、薄厥、煎厥等各种厥逆昏聩，现代临床各种原因所致的休克、虚脱，以及中暑、癫痫等，应用本法急救大多能起死回生。

（六）醒神通窍法

治疗耳聋、耳鸣。耳聋、耳鸣是中老年人多发病，尤其神经性耳聋、耳鸣，多顽固不愈，病之日久可使患者精神恍惚、情绪不定，对本证目前国内外尚无好的办法。根据《内经》"髓海不足，则脑转耳鸣"，"脑为之不满，耳为之苦鸣"之论，提出耳聋、耳鸣的病机为"心神昏聩、清窍不利"，故治宜健脑聪耳、醒神通窍。临床重用内关、水沟、百会等穴醒神开窍，配翳风、听宫、听会聪耳通窍，收到良好疗效。

（七）安神理气法治疗呃逆

呃逆虽属轻证，然持续频繁发作亦为顽疾。中医认为呃逆病机关键在于胃气不降，而常以情绪波动，精神刺激为诱因，故尊"制其神、令气易行"经旨，取内关、水沟为主，配天突、膻中、内庭等穴，效果理想。

(八) 调神启闭法治疗郁证、癔证等神经、精神疾患

1. 郁证

郁证是由于情志不舒，气机郁滞所致，以心情抑郁，情绪不宁，胸部满闷、胁肋胀痛，或易怒易哭，或咽中如有异物梗阻等症为主要临床表现的一类病症。其病因主要由于情志内伤，肝失疏泄，脾失健运，心失所养及脏腑阴阳气血失调而致。其治疗重点在于调神启闭，疏解肝郁。

取穴：内关、水沟，根据病症加相关穴位。

血瘀：活血化瘀加血海。

肝瘀化火：平肝息风加太冲、三阴交。

痰结：祛痰加丰隆、阴陵泉。

食滞：健脾胃加足三里等。

2. 癔证

癔证多发于女性，其发病多由情志因素所诱发，病机关键在于心窍闭阻，心神郁逆。临床表现变化多端，症状繁杂，主要包括精神意识、运动感觉及自主神经和内脏等机能障碍方面病症。

治则：调神开窍，调和阴阳。

取穴：内关、水沟。根据临床出现的不同症状及病情的程度随证加减穴位。治疗此病症的疗效如何，不但取穴要合理而且直接取决于针刺的手法、针感和刺激量。治疗重在首次治疗效果，为数不少的病例可达到针到病除之效。郁证、癔证究其病机，气机郁闭、神窍失宣，情迷志乱是为关键。正如朱丹溪所说："气血冲和，百病不生，一有拂郁，诸病生焉。"运用"醒脑开窍"针法开窍启闭、宣发神气，调神定志，可以直对病机、直达病所，使心神复明，神转志移，动则精神饱满，静则志定神宁。醒法的变通作用，对诸如神经衰弱、癔证以及强迫症、抑郁症、焦虑症等各种神经、精神疾患，主治广泛，疗效确切。

(九) 治疗各种脑病

脑病的研究是当前重要课题。"醒脑开窍"针法的创立丰富了中医脑腑理论，推动了人们对脑腑功能的探讨和认识。"脑为元神之府""得神者昌、失神者亡"，故神为脑腑功能之本。神明则制、神妄则乱、神制即为神治，系指脑的激发、制约、调整、平衡功能。只有脑神为制，才能保持五脏六腑及脑腑本身的水火相济、阴平阳秘、功能正常。在针灸临床上，以"醒脑开窍"针法之主穴化裁，凡脑腑阴阳乖戾，心肾水火失衡所致诸症，如临床常见的帕金森病、老年性痴呆、血管性痴呆、脑萎缩、脑白质稀疏、小儿脑瘫、多动症、一氧化碳中毒、耳鸣、耳聋、舞蹈病等，以及其他退行性病、脱髓鞘病变多数病例可获奇效。

（十）治疗各种疑难杂症

许多疾病的症情千变万化、错综复杂，或病因难寻，或辨证难确，或久治不愈，但探本求源，多责之于心（神），心主任万物，神主机变，故用醒法，调神醒脑，开窍启闭，使神转志移，气复神使，气血调和，机体恢复正常。"醒脑开窍"针刺法的核心在调神，中医学中"神"不仅仅指人的思维、意识、智慧，而是人体生命活动的总称，一切生命活力的外在表现。"神存""神守"则人体的生命活力正常，思维意识活动也正常；如果"失神"或"伤神"则人体出现病态或死亡。只有通过"醒神、调神、安神"，才能调和阴阳，气复神使，气血调和，机体恢复正常功能。

五、醒脑开窍针法的基础研究

该针法可提高中风病患者血中前列环素活性、降低血栓素活性，使流速减慢的动脉血流加快，使流速加快的动脉血流减慢，改善血管顺应性，降低血管阻力。

在形态学方面，研究结果显示该针法可使实验性大脑中动脉阻塞大鼠脑缺血区内代偿血管明显增多，减轻脑组织结构的疏松、神经元数量的减少、星形胶质细胞水肿等病理改变，增加神经元内核糖核酸数量，改善脑缺血后脑微血管自律运动及其能量代谢。

在病理过程方面，研究结果显示该针法可使实验性大脑中动脉阻塞大鼠异常降低的海马及皮层的乙酰胆碱、去甲肾上腺素和5-羟色胺含量升高，调节多巴胺的合成和代谢，使脑缺血再灌注，脑组织中超氧化物歧化酶活性升高，自由基含量降低，阻止钙离子内流，改善脑组织细胞内钙离子超载。可显著降低缺血脑组织及血清中肿瘤坏死因子 TNF-α 的含量，拮抗缺血区脑组织细胞因子 IL-1β 的合成和分泌，减少缺血区脑组织 IL-1β 的含量，从而减轻或抑制 TNF-α、IL-1β 造成的一系列脑缺血损害，发挥脑保护作用。

在分子生物学方面，研究结果显示该针法能够使实验性大脑中动脉阻塞大鼠脑缺血区细胞凋亡明显减少，起效快而持久，并可改善其细胞形态学异常，增强各时段热休克蛋白 (HSP70) 和早期基因 C-fos 的表达，提高神经细胞的应激能力，促进神经细胞对脑缺血损伤产生适应性变化，增强脑组织的修复能力。

对于脑出血模型鼠，该针法可以提高神经元突触体膜 NA^+-K^+-ATP 酶及线粒体膜钙 -ATP 酶活性，拮抗钙离子内流，减轻钙离子超载，防治脑水肿，保护神经元。

上述一系列从宏观到微观的针刺治疗中风病的机理研究，开辟了针灸机理基础研究的新领域，使针灸机理研究步入世界高新技术领域，丰富了传统中医针灸理论，为醒脑开窍针法奠定了坚实的理论基础，为该针法的推广和普及提供了客观的科学依据。

参 考 文 献

[1] 李明 . 中药鉴定技术 [M]. 哈尔滨：黑龙江科学技术出版社，2013.

[2] 狄留庆，刘汉清 . 中药药剂学 [M]. 北京：化学工业出版社，2011.

[3] 常忆凌，郭群 . 药剂学 [M]. 武汉：中国地质大学出版社，2005.

[4] 张廷模 . 中药学 [M]. 长沙：湖南科学技术出版社，2002.

[5] 张云霞 . 实用临床中医内科诊断治疗学 [M]. 西安：西安交通大学出版社，2015.

[6] 李振华 . 中医脾胃病 [M]. 第 2 版 . 北京：科学出版社，2012.

[7] 高建东，白志军 . 实用中西医结合肾病学 [M]. 济南：山东大学出版社，2016.

[8] 冯冬兰 . 中西医结合妇科 [M]. 北京：中国中医药出版社，2015.

[9] 黄振翘 . 实用中医血液病学 [M]. 上海：上海科学技术出版社，2005.

[10] 李元文 . 中医皮肤科临证必备 [M]. 北京：人民军医出版社，2014.

[11] 张奇文，朱锦善 . 实用中医儿科学 [M]. 北京：中国中医药出版社，2016.

[12] 于天源 . 推拿学 [M]. 北京：中国医药科技出版社，2013.

[13] 郭诚杰 . 针灸学 [M]. 北京：中国中医药出版社，2000.

[14] 程丑夫，谭圣娥 . 中医内科临证诀要 [M]. 长沙：湖南科学技术出版社，2015.

[15] 陈朝俊，杨沛群 . 实用中医内科临床方证 [M]. 广州：广东科技出版社，2017.

[16] 冀来喜 . 针灸学 [M]. 北京：科学出版社，2002.

[17] 杨金生，王莹莹 . 中医针灸传承集萃 [M]. 北京：中国中医药出版社，2015.

[18] 刘平 . 现代中医肝脏病学 [M]. 北京：人民卫生出版社，2004.